# 中医全科医学课程教学与实践

郭　栋　主审

王晓妍　谢　芳　主编

U0238937

山东大学出版社
SHANDONG UNIVERSITY PRESS

·济南·

**图书在版编目(CIP)数据**

中医全科医学课程教学与实践/王晓妍,谢芳主编
.—济南:山东大学出版社,2023.5
ISBN 978-7-5607-7790-0

Ⅰ.①中…　Ⅱ.①王…　②谢…　Ⅲ.①中医学—教学
研究　Ⅳ.①R2

中国国家版本馆 CIP 数据核字(2023)第 034826 号

策划编辑　毕文霞
责任编辑　毕文霞
封面设计　王秋忆

中医全科医学课程教学与实践
ZHONGYI QUANKEYIXUE KECHENG JIAOXUE YU SHIJIAN

| | |
|---|---|
| 出版发行 | 山东大学出版社 |
| 社　　址 | 山东省济南市山大南路 20 号 |
| 邮政编码 | 250100 |
| 发行热线 | (0531)88363008 |
| 经　　销 | 新华书店 |
| 印　　刷 | 山东蓝海文化科技有限公司 |
| 规　　格 | 720 毫米×1000 毫米　1/16 |
| | 15.75 印张　271 千字 |
| 版　　次 | 2023 年 5 月第 1 版 |
| 印　　次 | 2023 年 5 月第 1 次印刷 |
| 定　　价 | 68.00 元 |

# 《中医全科医学课程教学与实践》
# 编 委 会

# 前　言

　　全科医学是 20 世纪 60 年代末在北美兴起的一门新型医学学科。全科医学有着自己独特的医学观、方法论和学科体系，弥补了专科化医疗的不足，实现了医学模式的转变。20 世纪 80 年代末，全科医学正式引入我国。中医学本身即具有全科属性，自全科医学进入我国之后，便引起了中医学界的重视。1999 年，山东中医药大学在全国高等中医药院校中率先开设中医学专业全科医学方向，成为山东省试点专业，进行中医全科医学人才培养和学科建设探索。

　　中医学讲究整体观念，注重人体与环境的关系、疾病与情志的关系，强调"治未病"的思想，与全科医学"以患者为中心，以家庭为单位，以社区为范围"的服务模式有很大程度的相似性。中医全科医学是在保持中医学特色与优势的基础上，融合全科医学的思想及模式，集预防、治疗、保健、康复、健康教育于一体的具有中国特色的新型医学学科。中医全科医学课程帮助学生理解中医全科医学、中医全科医疗、中医全科医生的基本概念，掌握"以患者为中心，以家庭为单位，以社区为范围"的基层卫生服务内容及方法，掌握以简单、无创伤的推拿技术为主的实用中医适宜技术以及"三因制宜"的健康管理与防治措施。

　　本书基于新医科对医学人才培养提出的新要求，从中医全科医学课程发展、教学理念与教学设计、课程思政等方面分析了中医全科医学课程改革的重要内容，并且归纳整理了我们在日常教学中用于课堂学习的案例，以飨同道。

　　由于我们水平有限及经验不足，书中难免有不当之处，恳请专家及读者不吝批评指正。

编　者

2023 年 1 月

# 目　录

# 第一章　新医科背景下的课程教学改革

不同的历史时期,人类社会对人才的需求具有差异性。在适应不同历史时期社会人才需求的服务中,高等教育人才培养模式必然发生历史性变化。新医科是国家为应对新科技革命和产业变革提出的"四新"(新工科、新医科、新农科、新文科)之一,提出了"生命全周期""健康全过程"的医学新理念,要求在人工智能、大数据的背景下,发展精准医学、智能医学等医学新专业。新医科对医学教育理念、教育体系、专业结构、培养模式、教育质量提出了新的要求,引发了医学教育的重大变革。

## 一、新医科的内涵

2018 年 8 月,中共中央、国务院印发了关于新时代教育改革发展的重要文件,首次正式提出"新医科"概念。同年 10 月,中华人民共和国教育部(以下简称"教育部")印发了《关于加快建设高水平本科教育 全面提高人才培养能力的意见》等文件,决定实施"六卓越一拔尖"计划 2.0。据此,教育部、国家卫生健康委员会、国家中医药管理局发布了《关于加强医教协同实施卓越医生教育培养计划 2.0 的意见》,对新医科建设进行全面部署。文件中指出,建设"健康中国"是实现国家实力全面提升和中华民族伟大复兴中国梦的重要基础,应紧紧围绕"健康中国"战略实施,树立"大健康"理念。全方位全周期维护群众健康需要医学教育变革,健康服务业快速发展催生医学教育变革,健康领域科技进步孕育医学教育变革。医学教育要主动适应新要求,以创新促改革,以改革促发展。应推进以胜任力为导向的教育教学改革,优化服务"生命全周期""健康全过程"

的医学专业结构,促进信息技术与医学教育深度融合,深化医教协同,着力培养大批卓越医学人才,服务"健康中国"建设。

2019年4月,教育部"六卓越一拔尖"计划2.0启动大会在天津大学召开。本次会议的主题为:以习近平新时代中国特色社会主义思想为指导,深入贯彻党的十九大和全国教育大会精神,落实新时代全国高校本科教育工作会议和"新时代高教40条"要求,全面推进"六卓越一拔尖"计划2.0实施,引领推动新工科、新医科、新农科、新文科建设,深化高等教育教学改革,打赢全面振兴本科教育攻坚战,全面提高高校人才培养质量。

"健康中国2020""健康中国2030"以及"生命科学革命3.0"等战略规划都给中国医科事业的发展和医学人才的培养带来了前所未有的机遇和挑战。而且近年来,随着人工智能、大数据、机器人等新技术与医疗健康相关领域的结合日趋紧密,远程医疗、3D打印器官、机器人手术、基因测序、精准医疗和个性化医疗等都在改变着当今医学的发展,这些都超出了传统医学的范畴并给医学教育提出了新的要求,而医学体系必须做出相应的改变,才能适应当今时代的潮流,实现国家战略。为此,新医科应运而生。

新医科是国家为应对新科技革命和产业变革提出的"四新"之一,提出了从治疗为主到兼具预防治疗、康养的生命健康全周期医学的新理念,在大数据的背景下,开设了精准医学、转化医学、智能医学等新专业;通过探索全球工业革命4.0背景下的"卓越医学人才教育新模式",来实现医学从"生物医学科学为主要支撑的医学教育模式"向"医文、医工、医理、医X交叉学科支撑的医学教育新模式"的转变。新医科在"卓越医生教育培养计划"和"基础学科拔尖学生培养试验计划"的基础上,紧密结合以人工智能为代表的新一轮科技革命和产业革命,与新工科等其他体系建设交互推动,建立生物医学科学平台,培养基础医学拔尖人才;同时全面整合精准医学、转化医学等方兴未艾的医学新领域,打造中国特色的新医科教育新体系,培养能够适应以人工智能为代表的新一代技术革命和以合成生物学为代表的生命科学变革,能够运用交叉学科知识解决医学领域前沿问题的高层次医学创新人才。

发展新医科是新时代党和国家对医学教育发展的最新要求。新医科建设包含三个"新":一是理念新,医学教育由重治疗向预防、康养延展,突出"生命全周期""健康全过程"的大健康理念;二是背景新,以人工智能、大数据为代表的新一轮科技革命和产业变革扑面而来;三是专业新,医工理文融通,对原有医学专业提出新要求,发展精准医学、转化医学、智能医学等医学新专业。具体而言,新医科建设的内涵主要体现在新理念、新体系、新结构、新模式和新质量五个方面。

（一）新理念:"生命全周期""健康全过程"的新医科理念

新医科提出了"生命全周期""健康全过程"的医学新理念,在人工智能、大数据的背景下,发展精准医学、智能医学等医学新专业。新医科建设要满足新时期医学发展需求,培养创新型、科技型、复合型的医学人才。这需要对现有基础医学、临床医学培养体系进行升级,同时要加强"医学＋X"交叉学科的建设,发展创新型、科技型、综合型的医学教育,培养复合型卓越医学人才。

（二）新体系:面向未来的中国特色新医科教育体系

随着中国国际影响力、感召力、塑造力的不断提高,中国的医学教育改革也要以引领人类文明发展为目标,建立具有中国特色的医学教育"新体系",包括优化培养制度、更新课程设置、创新教学模式、注重实践教育等,以引领全球医学教育的改革方向。

（三）新结构:多学科交叉融合的新医科专业结构

医疗技术和医学科研的不断发展对未来医生的知识结构提出了新要求。新医科建设需要推动现有医学专业的改革创新,主动设置和发展新兴的医学专业,如精准医学、转化医学、智能医学等,以及与交叉学科等课程有机结合的医学专业"新结构"。

（四）新模式:医教产研协同的新医科人才培养模式

在新医科建设中,需要进一步完善多主体协同育人机制,在"医教协同"的基础上,引入"医教产研协同"机制,建立多层次、多领域的合作办学,探索多学科交叉融合的医学人才培养模式,建立跨学科的人才培养体系和项目平台,开发创新型临床及医学科研实践基地,培养引领时代、精医学、懂科技的卓越医学人才。

（五）新质量:具有国际竞争力的新医科教育质量

在当前形势下,我国的医学教育应以新医科建设为契机,立足国际医学教育改革发展前沿,加强医学人才培养质量标准体系建设,建立并完善具有中国特色、国际实质等效的医学教育专业认证制度,打造"中国理念""中国标准",不断提高专业人才培养质量,增强中国医学教育的国际竞争力。

## 二、新医科对医学教育的影响

新医科建设对我国医学教育模式、结构、质量提出了新要求,医学模式要向以多学科交叉为支撑的医学模式转变,培养能够适应以人工智能为代表的新科技革命,能够运用交叉学科知识解决医学问题的医学创新人才。

(一)提出医学教育高质量发展的新要求

医学教育涉及教育和卫生两个重要领域,推进医学教育高质量发展是新时代医疗卫生事业和教育系统高质量发展的共同要求。与此同时,人民群众对于健康的高质量需求,推动医学教育供给侧发生结构性改革。《"健康中国2030"规划纲要》中提出,以提高人民健康水平为核心,全方位、全周期保障人民健康,大幅提高健康水平,显著改善健康公平。实现"健康中国"战略需要大量优质卫生健康人力资源的支撑和保障,因此对我国医学教育规模、结构、质量提出了新要求,"高质量"是新医科的应有之义。

我国在历次的医学教育改革中多次提出了提高生源质量,建立院校教育、毕业后教育、继续教育三阶段有机衔接的人才培养体系,建立规范化、标准化人才培养体系。这些也是新医科对新时期医学教育提出的新要求,反映出未来医学教育的"三化",即精英化、终身化、规范化。精英化体现在医学教育培养人才的理念、目标与定位上,我国未来的医学教育将不断向精英教育靠拢。2020年,国务院办公厅印发的《关于加快医学教育创新发展的指导意见》提出,积极采取措施吸引优质生源报考医学专业,依托高水平大学建设一批一流医学院。终身化要求医学教育不仅包括学校教育,还包括毕业后教育和继续教育。"院校教育质量显著提高,毕业后教育得到普及,继续教育实现全覆盖"是医教协同深化临床医学人才培养改革的总体要求。规范化体现在医学教育的标准化。"具有中国特色的标准化、规范化医学人才培养体系"是新医科的关键词之一,是围绕着医学教育规范化进行的总体布局。

(二)新技术推动医学教育新业态

新一代信息技术、生物技术、新材料、智能制造等新技术推动卫生健康行业形成新业态。具体而言,主要体现在两个方面:一是卫生健康行业智能化对医学教育提出新要求。医疗装备、新药研发、临床诊疗、临床技术与决策等都呈现出智能化、精准化、数据化的特征,新一代医务工作者必须适应现代科技知识和技能发展的新要求。二是新技术正在不断改变医学教育生态。迅速发展壮大的全球化、网络化的知识学习平台,推动教的方式和学的方式更加多样化,新一代医学生和教师必须为适应这种转变而做好充分的准备。

（三）第三代医学教育改革引领世界新趋势

百年世界医学教育的发展经历了三代改革:第一代改革开始于20世纪初,其突出的标志是以科学为基础进行课程设置;第二代改革是20世纪中期开展的以问题为基础的教学创新;第三代改革是最新提出的以岗位胜任力为目标、以系统为基础的医学人才培养改革。世界医学教育改革的逻辑和趋势为我国新医科建设提供了重要参考。一方面,医学学科体系呈现整合化趋势。医学教育的改革应该遵循医学知识的内在生产逻辑,不断弥合科学与人文、宏观与微观、理论与实践之间的缝隙。另一方面,医学教育组织变革呈现系统化趋势。纵向上从大学学术中心向初级医疗保健机构、社区医疗中心拓展,横向上形成了地区或全球网络系统、医学教育联盟等联合体。新一代医学教育组织形成了全球化、多中心的医学学术系统。

（四）新健康风险亟须医学人才新思维

生态环境、工业化、城镇化、疾病谱、人口老龄化以及生活方式等一系列变化给维护和促进全民健康带来了新的挑战。因此,新医科需要树立"大健康"理念,强化"全过程""全人群""全方位"的健康思维。一是"全过程"健康思维:医学不能仅靠临床医学,还需要预防医学、护理学、药学、康复医学等健康全过程协同;医学要覆盖人类生命全周期,形成从胎儿孕育到生命终点的全过程健康服务。二是"全人群"健康思维:从关注个体健康转向关注群体健康、全人群健康。三是"全方位"健康思维:现代医学涉及环境、生物、医学、工程、心理、社会等各个方面,而且我国医药卫生体制改革后,逐步形成了公共卫生机构、综合和专科医院、基层医疗卫生机构"三位一体"的医疗卫生服务体系,医务工作者理应适应现代医学模式和卫生体系改革需要,培养"全方位"健康思维。

## 三、新医科背景下的医学教育改革

（一）新医科背景下医学教育改革的原则

1.坚持"守正创新"

新医科建设需要坚持"守正创新"。"守正"的内涵包括以下四个方面:一是守道德之正。要尊重和传承人类社会所积累的优秀道德理念和规范,教育学生形成良好的道德认知和道德自觉,并在社会上起到引导和传播优秀道德的作用。二是守学问之正。凡学问之形成,均为历代学者累加所致。而学者所为,起点必是继承。我们倡导完整地继承前人成果,准确地理解前人思想,养成严谨的学风,形成扎实、优化的知识结构和技能结构。三是守处世之正。为人处世当笃守正道,诚实平和,严于律己,宽以待人,善于与人合作,具有团队精神。四是守行事之正。倡导勇于实践、善于实践、勤于实践的作风。扎实做事,不浮不躁;严谨行事,一丝不苟。新医科的本质是创新我国的医学教育,使之适应时代发展的需求。我们要明确继承与发展的关系,既要坚持我国医学教育发展过程中所形成的中国特色医学教育体系,又要改革创新和发展医学教育,优化医学人才培养体系,完善人才的知识、能力、素质结构,以适应新的科技革命,适应新的社会发展,适应人民对健康的新需求。只有坚持守正,创新才有方向;只有不断创新,守正才有活力。

2.确立学科交叉复合型医学人才的培养目标

新医科背景下医学教育改革的人才培养目标是培养卓越医师。"六卓越一拔尖"计划2.0是"四新"建设的总抓手,虽然新医科与新工科、新农科、新文科之间存在着学科交叉,但是需要明确的是,新医科将科技革命取得的革命性成果应用于医疗领域,可进一步推动医学、教育、科研的快速发展。例如,人工智能与医学相结合的复合型人才,以卓越医师为主体,属于"新医科"范畴;以卓越工程师为主体,则属于"新工科"范畴。新医科建设的核心是培养学科交叉复合型医学人才,这需要重构医学科学知识体系,必须在卓越医师培养体系中,融入与医学相关的社会科学、人文科学、生命科学、数据科学、工程科学等知识。

3.强调各个学科协同发展

"四新"建设是中国高等教育改革的主要内容。新工科是我国为主动应对新一轮科技革命与产业变革,支撑服务创新驱动发展,"中国制造2025"等一系列国家战略而首先提出的;新医科是实现"健康中国"战略,提升全民健康水平的重要基础;新农科是对传统农林学科的"提档升级",与工科、文科、理科、信息科学相互融合,促进农业产业体系、生产体系、经营体系转型;新文科是发展社会主义先进文化,提升国家文化软实力的重要载体。在"四新"发展过程中,需要各个学科"你中有我,我中有你,交织交融,相互支撑"。"新医科"的发展和医学教育的改革必然需要借助新工科、新农科、新文科之力,也必然助推新工科、新农科、新文科之势。

（二）新医科背景下医学教育的改革实践

1.构建新型人才培养体系

以"健康中国"为目标,以"民族复兴"为引领,探索构建新型人才培养体系。一是打造世界一流人才培养平台。瞄准全球医学教育发展前沿及趋势,建设一批具有中国特色、世界领先的教学及科研平台;成立以中国为核心或主导的国际医学教育学术组织及合作组织,强化全球协同创新与经验交流;以中国专家为核心或主导,吸引全球各国专家参与,打造面向全球、顶级权威的学术刊物及学术网络等。二是培养世界一流人才队伍。追踪世界医学教育及科技发展前沿,对接精准医学、转化医学、智能医学等新领域,开展"医学＋X"复合型高层次医学人才培养改革探索,培养具有多学科背景和国际视野的医学领军人才;依托世界一流实验室或实践教学设施,开展国际联合攻关科研项目,吸引和集聚全球优秀师资及拔尖创新人才。三是引领全球医学教育发展。主动应对国际医学教育竞争,根据世界医学教育发展走势,打造可供各国借鉴或采用的中国理念、中国标准和中国范式;建设国际医学教育研究中心,积极寻求行业、学科或专业创新突破点,如以影响全球人民健康的重大疾病防治为突破点,创建可供全球推广的制度、模式、技术及方法体系。

此外,要加强人才培养顶层设计。首先,改革学制、学位、培养类型及质量结构,推进高等医学院校、学科、专业、学制、学位以及考核评价等一体化改革。其次,优化学科、专业分类及布局,特别要强调加强全科医学、儿科、精神科等学科专业人才培养。再次,更新人才培养理念,优化人才培养目标及定位,修订人才培养方案,改革教学内容,完善教学保障体系,加强师资队伍建设,优化育人环境氛围,不断提升人才培养的质量和效益。最后,更新"教"与"学"的观念及习惯,推动课堂教学内容及方法改革创新等。

为应对学科专业过度分化而带来的人的片面化发展问题,需要强化系统整合思维能力培养。未来"医学＋X"时代的医学人才不仅需要"对口专业"能力,而且需要"跨界整合"思维能力,以更好地整合利用理、工、农、文等多学科知识为人类健康服务。为此,应推进人才培养体系的系统整合再建,特别是在学科专业层面推进医学与人文、医学与工程、医学与人工智能等方面的整合建设。

2.探索人才培养实施路径

（1）"学科交叉融合育人"的人才培养路径。伴随"新医科"理念的提出,人才培养模式被赋予了全新的要求,要积极探索实现多主体、多内容以及多层次的培养方式,有效促进医学教育的多学科交叉融合。学科交叉融合已成为新时代包括医学在内的科技创新发展的主要动力。综合性高校在多学科联动方面具有优势,可通过政策鼓励、协调把控等方式,推动学科交叉融合,鼓励新兴技术行业参与教育教学,促进医教产研的协同发展。应着眼新兴学科、交叉学科及产业发展趋势,及时修订人才培养的学科门类划分,改革优化人才培养目标、内容、方式等;鼓励前沿科技和新兴行业的参与,打造医、工、理、文等多学科交叉融合,具有中国特色的"医学+X"人才培养体系,让医学汲取不同学科领域的营养,赋予医学人才扎实的理论基础、高超的医疗技能、跨学科的知识结构、广阔的全球视野以及引领科技发展的创新能力。

(2)"学赛研创"四进阶式的人才培养路径。学习是最基础的,也是最重要的,夯实学习的根基才能深入赛程中,以赛促研、以赛促创、研创结合,分层次地渗透、深入学习,做到有机联结,提高学生在新医科背景下的社会服务能力和就业竞争力。创新型的学科竞赛中有医学、计算机、人工智能和化学等不同学科的相互碰撞,可激发参赛者灵感,促使其将已学的知识进行拓展和延伸,进而使其作品或成果达到高水平、高质量、高效率、高技术含量的目标要求,更加符合新医科背景下创新型人才的培养要求。新医科的建设和发展是国家进步的体现,更是社会的需求。因此,新医科人才的培养显得尤为重要,尤其是创新型高层次复合型医学人才的培养。这就对医学院校新医科人才培养提出了新的要求和目标。"双创"教育培养的是学生敢闯、敢做的精神,会想、会创的能力以及分享、合作的意识,使其具有丰富的创新思维能力、娴熟的实践动手能力、强大的科学研究能力,这与新医科人才培养的基本素养要求高度契合。医学院校开展"双创"教育,培养具有"双创"素养的医学新型人才,是培养新医科人才的重要一环,对未来新医科的发展起着重要的支撑作用。

(3)创新校企协同培养的人才培养路径。2019年10月,随着《国家产教融合建设试点实施方案》的印发,如何充分发挥行业企业在应用型人才培养中的主体作用就成为各行业企业需要认真思考和面对的重要课题。校企协同、产教融合是我国经济强国建设发展战略的内在需求,也是高校和企业进一步深化合作、协同育人的内在动力。校企融合发展、协同育人是创新创业教育培养主体多元化、多模式发展的趋势,协同创新育人将成为校企融合不断深化的重要衔接和人才培养的重要模式,不仅能有效促进医学高校新医科建设和应用型医学人才的培养,而且能为医学行业企业注入创新发展新的人才动力。该路径将紧紧围绕促进地方医疗卫生事业发展的目标,加强学校产业教育与地方创新平台融合发展,建立学校与地方政府、科研院所、行业企业及社会共同参与的校企协同人才培养机制,促进产教学研融合发展和创新创业人才的培养,让企业参与到学校教学、科研和人才培养的全过程中。

(4)"新师承"人才培养路径。新医科强调的多学科交叉融合及岗位胜任力对中医学生的理论素质、技能素质和人文素质提出了明确的要求。过程教育哲学提倡"人"的教育,避免"无人"的教育,即鼓励教师引导,在实践中进行传承,通过直接的接触性学习来获得真实的知识与经验;仅依靠教室中的理论教学无法达成对学生综合素质的培养,还需要大量的师生共同参与的实践环节作为补充,这正是师承教育的优势所在。同时,过程教育哲学将教育分为浪漫、精确和综合运用三个阶段,分别强调维护学生的学习兴趣和对未知事物的探求欲望,通过实践中的细节领悟原理,解决问题并主动创新。这一理论较为完美地阐述了教育过程中师生间的引导者与主动学习者的关系,符合中医学生的素质建构规律,为"新师承"中医人才培养路径提供了理论依据。"新师承"中医人才培养路径的目标是在过程教育哲学理论的指导下,培养符合适应新时期社会卫生事业发展要求的、具有充分岗位胜任力的综合性创新人才。其强调学生打下扎实的理论基础,强化实践动手能力,构建临床思维,启迪创新精神,做好中医传承;同时对"新师承"团队的师资梯队进行优化,提升专业素质、教学能力和教学水平。"卓越医生教育培养计划"2.0版中指出,医生为社会提供的专业服务重心已逐渐从治疗疾病向促进健康转移。因此,可依据中医专业学生职业发展出口,以中医临床型人才培养路径为主干,设置科研、社区卫生服务、法务管理等侧路径,构成多出口的中医人才培养路径,并以此路径为基础,结合各个师承团队小组的学习方向,指导团队设计实施多样化的学习活动,在保留其流派特色的前提下,帮助其在培养路径中发挥更为有效的作用。

**3.重构教学课程体系**

课程体系是指在一定的教育价值理念指导下,将课程的各个构成要素加以排列组合,使各个课程要素在动态过程中统一指向课程体系目标实现的系统。课程体系是实现培养目标的载体,是保障和提高教育质量的关键。为了适应新医科对人才培养提出的新要求,既要注重对已有课程教学内容的优化,又要补充"医学＋X"交叉相关课程。如在原有数理化生基础上,加强数据和物质科学课程;在原有人体系统结构与功能基础上,加强生物医学科学课程;在原有思政人文课程基础上,加强人文社会科学课程。

(1)构建"纵向+横向整合"的课程体系。课程整合是将原来独立的各门课程或各教学环节中有关的教学内容重新组合,减少多余内容,优化课程结构,从而发挥整合优势。例如,潍坊医学院对医学检验技术专业课程进行整合,重点从以下几个方面着手:对基础学科与检验学科主要课程内容进行纵向整合,实现从基础医学到检验医学的贯通融合;对基础医学、临床医学与检验医学主要课程内容进行横向整合,实现不同学科之间的交叉融合;对实验教学内容进行整合,突出"早临床、多临床、反复临床";对线上与线下教学资源进行整合,构建全方位混合式教学模式;对培养方向进行优化,建立分专业方向培养的选课体系;对考核方式进行整合,建立平时测验与期末考试相结合的考核评价方式;对师资队伍进行整合,组建博学合作的教学团队。

(2)探索"宽专融"的课程体系。例如,中山大学医学院根据新时代医学信息技术专业的培养目标,在医学信息课程体系设置上,及时更新教学内容,打破了学科课程间的壁垒,将医科、工科、理科多学科的交叉与渗透体现在教学内容上,将原来的课程体系向"宽专融"体系转变。"宽"是指通识型课程内容,通过认知与理解计算机系统和基本方法,培养学生的基本信息素养。"专"是指专业型课程内容,针对医学专业学科特色,培养学生掌握应用计算机技术分析、解决问题的能力,提升学生的计算思维能力。"融"是指交叉型课程内容,从专业需求角度展现计算机应用技术和方法,培养学生成为医工文理交叉的创新型和复合型医科人才。

(3)实施"医工融合创新"的课程体系。例如,中南大学针对生物医学工程专业创新型人才的培养目标,实施课程体系改革,主要思路是两个融合:一方面是医工融合,对核心专业课程打上浓重的医学色彩;另一方面是创新创业教育和专业教育有效融合。按照医学应用需求整合教学内容,体现医工融合。同时,教学内容突出时效性和典型性,体现本硕博的多层次性。创新实践课程建设中新增了两门本科生创新实践课程,即"计算机视觉和目标检测"和"医学图像处理综合实践"。创新创业教育和专业教育融合需要专业知识、创新方法和工具、创新实践三个环节的教学。首先,创新思维体现在专业知识的日常教学中。其次,创新方法和工具教学,开设大学生创新创业教育课程"生物医学工程创新设计和创业训练"。最后,创新创业实践指导包括大学生创新创业项目、学科竞赛和创业竞赛等。

（4）探索拔尖创新人才培养的实验课程体系。例如，天津医科大学探索构建了基础医学拔尖创新人才培养实验课程体系，根据成果导向教育（outcome based education，OBE）理论，围绕动手能力、学科融合能力、自主学习能力、团队协作能力、设计与创造能力构建了实验课程体系和保障实施体系。在实验课程体系中，课题组结合布鲁姆（B. Bloom）的教学目标分类理论，将实验课程分为基础技能、验证性、综合性、创新性四个层次，按照课程内容设置了六个实验模块，改革实验教学方法，改进评价方式。为了保障实验教学的有效实施，天津医科大学在师资保障、平台保障、制度保障以及质量保障四个方面做了一系列的改革。实践表明，此教学体系能够有效培养学生的五种核心能力，实现了培养拔尖创新人才的目标。

4.优化课程教学内容

随着现代医学技术的进步，新理论、新技术得到了快速发展。教学内容应随着医学技术的发展不断更新，应反映现代新技术、新成果和前沿技术，同时在专业课程教学中有机融入课程思政。

精准医学是随着基因组测序技术快速进步以及生物信息和大数据科学的交叉应用而发展起来的突出个体化诊疗的新型医学理念与医疗模式。精准医学整合大规模组学数据和临床医学信息，在临床医学研究中具有重要作用，有助于建立基于分子表型的疾病新分类系统。另外，在疾病靶向治疗的研究中，精准医学也发挥出越来越重要的作用。在当下精准医学高度发展的态势下，医学分子生物学课程的教学应紧密结合精准医学，培养出基础医学知识扎实、创新思维能力强、掌握实践技能的医学生。因此，面对这样的新形势以及精准医学和分子生物学知识的快速更新，授课教师必须紧跟前沿，不断提高科研水平，将科研工作中的创新性用在医学分子生物学课程的授课中。同时可实时邀请专家进课堂，开展有关前沿知识和技术等的授课、讲座、培训等，为学生了解科研前沿动态提供有效途径。

齐齐哈尔医学院优化了医学细胞生物学的实验课程内容，更新了实验技术，将科研工作引入教学，增设综合性实验和创新性实验，激发了学生学习细胞生物学的热情和对科学研究的兴趣。实验课程改革后将线粒体膜电位检测引入教学。利用"翻转课堂"教学模式，学生分小组在课外搜集资料，结合理论课所讲的线粒体与细胞凋亡之间的关系，思考如何通过线粒体检测细胞凋亡程度。课上讨论实验方案后,将细胞原代培养的乳鼠肾成纤维细胞作为检测对象,用荧光探针对细胞中的线粒体进行荧光标记,置于倒置荧光显微镜下观察结果并分析,通过红绿荧光的颜色转变来检测线粒体膜电位的变化。同时,原代培养与细胞凋亡实验内容的有机结合使学生对知识的掌握更系统、更牢固。除此以外,教师在实验课授课过程中还附加了以下内容:带领学生认识实验平台的相关仪器,如倒置荧光显微镜、化学发光成像系统、流式细胞仪、活细胞工作站等仪器,选取常用设备与技术,讲述其原理与使用方法;选择难度适中的实验内容,指导学生学会搜集资料、查阅文献,引入与学科进展相关的新概念、新方法、新思路及研究热点。

石河子大学医学院对医学免疫学课程内容进行了如下改革:一是减少观察性实验,增加动手机会,使学生的主动思考和分析解决问题的能力、实验设计能力、实践能力均得到了一定程度的锻炼。二是保留经典实验,引入新技术实验。结合本校实验中心现有的设备及其他情况,石河子大学医学院从华中科技大学同济医学院引入新的实验——细胞凋亡的检测[脱氧核糖核酸(DNA)梯状条带(ladder)法],有利于学生对理论知识加深理解,使其掌握了提取 DNA 的技术,并在实验过程中检测了学生对操作使用微量移液器、高速离心机时注意事项的掌握程度。三是整合实验内容。为高效利用实验课程时间,对实验课程内容进行整合,集中教学时间,集中开展实验,集中进行实验结果观察。另外,补体结合反应中有两次 30 分钟的孵育反应时间,在此时间段内,引入新开设的实验——小鼠免疫器官的观察。这样,在时间获得高效利用的同时,又使学生掌握了新的实验内容。

昆明医科大学针对医学专业本科生开设循证医学课程,对其中循证医学的证据分类的教学内容进行了改革尝试,增加了设计方法的介绍。通过模拟个案介绍,深入浅出地解释随机对照试验、队列研究、病例对照研究、横断面调查、诊断实验研究、荟萃分析、系统评价的研究设计方案、数据分析方法、结果的解读和证据真实性评价等基础内容。这些设计方案涵盖了医学领域基本的重要问题,可为将来学生们进一步学习其他设计方案夯实基础。

除了专业知识内容的改革之外,为了迎合新医科对人才培养的新需求,在专业课程中可有机融入课程思政。"立德树人"是教育教学的中心要义,思想政治教育应当贯彻到全面教学过程中,所有课程教学不应局限于教授专业知识,同时需要注重育人要素与思想政治内容。医学院校如何系统地将思政教育与课程教学融合起来,推动课程教学向课程思政转化、专业教育向专业育人转化,实现价值塑造、知识传授和能力培养的有机统一,成为新时代医学教育面临的新问题。

应构建专业知识、育人要素、思政内容"三位一体"的科学体系,合理运用思想政治教育方式方法,做到显性教育与隐形教育有效结合,促进思想政治教育全方位开展"润物细无声"式深化渗透教育。坚持用习近平新时代中国特色社会主义思想铸魂育人,进行医学课程思政教育;坚持马克思主义基本理论与医学知识、技术和实践相结合的原则构建医学课程思政教育教学内容;坚持把马克思主义的立场、观点和方法贯穿于医学教育教学全过程进行医学课程思政教育教学;坚持"四为服务"原则进行医学教育,即坚持为人民服务,为中国共产党治国理政服务,为巩固和发展中国特色社会主义制度服务,为改革开放和社会主义现代化建设服务。将思政教育的"盐"加入专业教育的"汤",关键在思政要素与专业知识的渗透融合,渗透力越强,课程思政的教学效果越好。

(1)政策切入注重准确性。引入的政策要素严格遵循党的路线、方针和政策,结合教学内容梳理凝练,以实现在课堂教学中准确精练表达。预防医学导论课程在讲授"生物-心理-社会"医学模式时,可引入《"健康中国 2030"规划纲要》中"共建共享、全民健康,推行健康生活方式,减少疾病发生"等内容,引导学生树立大卫生、大健康的理念。

(2)人物切入注重时代性。引入的人物事迹应突出时代特征,贴近学生生活实际。发掘全国道德模范骆抗先、"模范医疗惠侨科"和抗疫请战"红手印"等先进典型,用身边的榜样诠释大医精诚。医学寄生虫学课程在疟疾相关章节中介绍了屠呦呦教授带领团队不怕困苦,坚持不懈,最终成功提取出抗疟药青蒿素,获得诺贝尔奖,为人类健康做出卓越贡献,可鼓励学生勇于创新、善于创新。内科学课程可以通过讲述抗疫英雄故事讲解课程知识,激发医学生的职业认同感。精神心理照护学课程可以从"人文关怀""心理调适""医护职业精神""健康防护""科学精神""家国情怀""珍惜感恩"等多角度体现抗疫精神,通过微信推送图片等形式向抗疫一线的工作人员、学生人群和普通民众等开展疫情期间的身心健康照护。

(3)成就切入注重比较性。引入的发展成就应注重通过国内纵向比较和国际横向比较,引导学生了解国情、社情、民情,扎根中国大地。传染病学课程介绍了中华人民共和国成立以来脊髓灰质炎、麻风病、血吸虫病、甲型肝炎和结核等疾病防治的伟大成就,充分展示了社会主义制度的优越性。将中国和西方国家的疫情防控策略进行对比,从中国"应收尽收""免费治疗""以人为本"到西方国家"选择收治""收费治疗""群体免疫",充分体现了党中央始终坚持以人民为中心,把人民身体健康和生命安全放在第一位的人民至上的根本宗旨,充分彰显了中国特色社会主义集中力量办大事的制度优越性。解剖课上向解剖大体老师的致敬活动,可培养医学生尊重生命、敬畏生命及爱惜生命的精神。

(4)理论切入注重贴切性。引入的理论要素要紧密结合学科特点升华延伸,避免生搬硬套。基础化学课程将化学的"缓冲"概念向社会生活延伸,在压力应对、情绪管理和心理调适等方面引导学生自立自强、张弛有度、积极进取。马克思主义基本原理课程安排学生围绕"人民性"制作微视频,结合唯物辩证法基本原理,开展疾病控制案例小组讨论,以"实践观"为专题研讨人类疾病预防与控制的实践历史。

5.创新教学模式

原有的医学课程教学中存在诸多痛点、难点问题,严重制约了教学质量的提升。例如,课程知识点碎片化程度高,内容欠缺吸引力,并缺乏学科间的横向联系,学生在学习过程中无法做到触类旁通。如何在新医科建设理念指导下,寻找"医教研"一体化及"医学+X"多学科交叉融合的突破口,引导学生形成"多学科知识融合网络",引领学生运用药理学思维解决临床实际复杂问题,是教学模式创新亟待解决的核心问题。此外,传统医学教育中,教师"满堂灌",学生被动听,容易割裂教和学的整体性;而新时代医学生个体意识和独立学习能力增强,易导致团队协作性、探究性学习能力欠缺。因此,如何平衡医学生个体和协作学习间的关系,增强团队合作能力和沟通技巧,改变传统教学弊端,打造师生学习共同体,突出课程挑战度和创新性,是医学课程开展教学模式改革的原始动力,也是难点问题。医学高等院校需要从改革课程教学方法、丰富课程教学资源等多个方面,进行教学模式的创新探索,提升课程高阶性,突出课程挑战度和创新性。

福建中医药大学的药理学课程以现代信息技术为载体,以多学科知识共融和师生共学共情为核心目标,开展"共融-共学-共情"教学模式的探索和实践:重组教学团队,重构药理学-内科学-化学-中医药学知识共融的教学内容;重设教学流程,打造师生"共学共情"的翻转课堂;依托信息技术开展多维评价,鼓励彰显个性、唤醒课堂。在该教学模式的探索实践中,师生通过"共融"构建知识体系,通过"共学"培养综合能力,通过"共情"内化情怀素养,以培养医德高尚、医术精湛的"五术"(救死扶伤的道术、心中有爱的仁术、知识扎实的学术、本领过硬的技术、方法科学的艺术)中医药人才。

福建医科大学契合新医科时代要求,探索"多临床、增情境、富人文"的互动式临床教学模式,在临床教学全过程中探索并不断完善"以问题为导向,以问题为抓手"的教学新模式,突出临床思维训练和情景线索分析,重视人文教育互动,强化岗位胜任力,激发学生的学习兴趣和主动性,以培育人文关怀饱满、综合素质高、职业能力强的应用型医学人才。

OBE 是以学习成果为导向的教育模式,其教学目标和教学设计是为取得最终的学习效果而设定,教学方法实施的过程是实现学习产出的手段。BOPPPS〔导入(bridge-in)、学习目标(objective)、前测(pre-assessment)、参与式学习(participatory learning)、后测(post-assessment)、总结(summary)〕教学模式是温哥华大学道格拉斯·克尔(Douglas Kerr)团队提出的一种有效的课程设计模式,强调学生在教学过程中的互动式参与,体现了以学生为中心、以教师为引导的教学理念。其教学过程分为六个阶段:导入、学习目标、前测/预评价、参与式学习、后测/后评价及总结,形成学生参与和反馈的完整闭环。该模型能够帮助教师分解教学步骤、分析教学过程、找出教学盲点,是改善并提升教学成效的工具。厦门医学院在口腔正畸学课程教学中采用 OBE＋BOPPPS 教学模式,教学活动以"课前＋课中＋课后"三部分为主线,从而实现"学生学习＋教师教学＋学习效果检测"三部分反复循环,有助于提高学生学习效果,促进其临床思维和岗位胜任力的培养,提升课程的"两性一度"(高阶性、创新性、挑战度)。

湖北民族大学在医学统计学课程教学中提出"数据素养-统计思维-分析方法"三段式的教学模式,培养学生的思维能力、数据素养、辩证思维能力和多方法思考问题的能力,有效提升了医学统计学的教学效果。

近年来,新型教学方法被广泛应用于医学课程教学改革实践中,如以问题为基础的教学法(problem based learning,PBL)、以临床案例为基础的教学法(case study based learning,CBL)、研讨会式(Seminar)教学法、微格教学法、翻转课堂、自主参与式教学法、线上线下混合式教学法等。PBL 是以具体病例或某一医学专题为先导,以问题为基础,以学生为主体,以教师为向导的小组讨论式教学方法。该模式既能培养学生的表达能力、交流沟通能力、团队协作能力,也能够充分调动学生的求知欲和课堂积极性;但该模式要求教师有足够的时间和精力安排课程,有系统的知识结构体系,并且具备洞察学生认知结构和兴趣爱好的能力。CBL 是根据我国实际情况,在高等医学教学中首次提出的一种新型教学模式。其优势在于围绕问题编制综合课程,可提高学生学习的主动性,培养创新能力,提高学生有效运用知识解决新问题的能力。研讨会式教学法是欧美大学课堂教学的一种重要形式。近年来,随着教育模式的改革创新,国内学者也将其引入我国的教学实践中。此教学法是以学生为中心,教师和学生围绕某一论题进行全方位、多层次的探讨和相互激发的一种教学方式。其目的是以学生为中心,充分调动学生的学习主动性,提高他们的参与意识,培养及训练学生探索和解决问题的能力;挖掘学生和教师两个方面的学习潜能,最大限度实现师生互动,以深化对研究问题的认识,达到教学相长的目的。微格教学法又称"微型教学",是以现代教育理论为基础,利用先进的媒体信息技术,依据反馈原理和教学评价理论,分阶段系统培训技能的活动。微格教学法的特点是训练课题微型化、技能动作规范化、记录过程声像化、观摩评价及时化,将复杂的过程分解为许多容易掌握的单一技能,对每项教学技能进行逐一研讨,并借助先进音像设备、信息技术对技能进行系统培训。翻转课堂是指学生在课前或课外观看教师的视频讲解,自主学习,教师不再占用课堂时间来讲授知识,课堂变成了教师与学生之间和学生与学生之间互动的场所,包括答疑解惑、合作探究、完成作业等,从而达到更好的教育效果。随着信息技术的发展,手机等高清摄像设备的普及,超星学习通等数字化教学平台的推广应用,有的高校尝试将患者的临床诊疗过程以视频化病例的形式移植于课堂教学中,建立起一种新的更加贴近临床实践的临床医学课堂教学法,即以视频案例为基础的教学法(video case based learning,VBL)。基于视频化病例的 VBL 是以数字化教学平台为依托,以视频化病例为基础,以患者诊疗过程为主线,对临床医学理论知识进行"视频化""故事化""系统化"传授的课堂教学方法。VBL 可以使医学生对疾病的认识不再局限于文字的描述,而是和患有相应疾病的患者联系起来,变得立体而丰满。医学生在课堂上可以了解接诊患者的各个环节,可以真实地听到患者的主诉,可以看到患者的症状和体征,可以学到临床医师对患者的检查和治疗,也可以体会患者的病痛及医生治愈疾病的欢欣,能够加强学生对临床理论知识的准确理解和牢固记忆,从而促进其将医学知识合理运用到未来的医疗实践中。

但是,每一种教学方法都不可能做到"十全十美",都具有自己的优势与局限。任何一种教学方法都不能替代其他,只能解决教学过程中的一部分问题。

随着对教学方法认识和实践的深入,人们越来越认识到单一的教学方法无法满足复杂教学的需要。在具体的实践中,应该自觉地从单一的模式建构走向多种模式的联合运用,即"混合式"教学方法。

"混合式"教学方法是把各种教学方法的优势结合起来,既发挥了教师引导、启发、监控教学过程的主导作用,又充分体现了学习者作为学习主体的积极性与创造性,如 CBL 结合 PBL 教学方法、CBL 与 Seminar 整合教学方法、基于"互联网+"的移动教学法、线上线下混合式教学法等。这些"混合式"教学模式可在一定程度上弥补每种教学方法的弊端,扬长避短。

近年来的研究显示,采用 CBL、PBL 和以团队为基础的教学法(team based learning,TBL)等教学方法有助于医学生更好地掌握理论知识,更便于培养医学生的临床思维。CBL、PBL 等教学方法在各大医学院校教学课程改革中逐渐兴起。CBL、PBL 等教学方法的联合教学在人体解剖、生理学、病理学、内科学、外科学、妇科学、五官科学、住院医师规范化培训等基础和临床教学中均得到了广泛应用。实践证实,这些教学方法的联合应用能够取得更好的教学效果。

深圳大学医学部在生理学课程教学中提出 CBL、Seminar 与讲授式教学(lecture based learning,LBL)三轨立体教学法,此种教学方法注重对学生自主学习和临床思维等能力的引导,可明显提高生理学课程的课堂教学效果,加深学生对专业知识的掌握,并培养其团队合作能力、分析问题和解决问题的能力。海南医学院将 CBL 与 Seminar 整合方法应用于临床医学概论课程的教学中,构建了"案例研究-讨论"的二元结构模式,探索"知识、能力、素质培养"并重的教学方法。此方法以案例为基础,以问题为导向,通过学生与学生、学生与教师之间的交互式讨论来达到让学生主动学习的目的,并激发其学习兴趣,培养其终身学习能力,取得了良好的教学效果。辽宁中医药大学在中医诊断学课程中开展基于 PBL 的对分课堂(presentation assimilation discussion,PAD)与标准化患者(standardized patients,SP)相结合的教学实践,研究表明,此方法有助于学生掌握中医理论知识,并可提高学生的临床思维与实践能力,提升教学质量。

6.改进评价方式

过去,我国大多数医学院校的考核与评价模式以应试教育模式为主导,限制了医学教育改革的深入和教学质量的提升,其弊端主要表现在以下几个方面:①知识再现式的考试内容限制了学生自主性学习和对知识应用能力的考查;②评价形式和评价内容单一,难以客观、全面地反映学生的真实水平;③"一考定乾坤"的评价模式无形中增加了学生的考试压力；④准答案式的评价方法束缚了学生的创新思想、求异思维和个性发展。同时，当前新医科对临床医生职业胜任力提出了新的要求，特别强调医生的核心价值观与职业素养、团队合作能力、科研能力、医学知识与终身学习能力、临床技能与临床思维能力等。基于此，我国部分医学院校对本科临床医学教育进行了形成性评价的探索。

形成性评价具有评价方法和主体多样化的特点，可给教师及学生提供教学信息反馈。通过这种模式的评价，教师可在教学实践的各个阶段实时评价学生的学习情况，及时发现教学过程中出现的问题，有利于教师对教学活动的方法与内容做出及时的调整，从而提高学生的学习兴趣、学习质量及学习效果。在临床医学专业领域，我国各医学院校在借鉴国外先进考核与评价模式的基础上，除了传统的笔试、口试等侧重于知识掌握的传统考核与评价方式外，在临床医学专业不同教学阶段也尝试探索和建立了成绩结构多元化、考核形式多样化、考试内容科学化和考试题型多样化的考核模式。同时，借助计算机网络和多媒体技术，操作技能直接观察评估、迷你临床演练评量表（Mini-CEX）评价与反馈等侧重于突出学生能力和表现的形成性评价方式逐渐得到广泛应用。

理论学习以课堂教学为主，形成性评价注重对学生理论知识的积累以及自主学习能力、合作学习能力的养成。在理论教学中，部分医学院校教师通过学生课堂学习态度（出勤、提问、纪律等指标）评价学生的平时表现；通过综合性问题讨论、病例分析、幻灯片（PPT）演讲或翻转课堂等方式评价学生的自主学习能力和团队合作能力；通过理论知识测试与反馈，考查学生对医学知识的掌握及运用情况，使学生能够及时查缺补漏，提高学习效果。实验学习的形成性评价注重学生在实验过程中的成长。文献研究表明，部分医学院校在实验教学中，借助实验报告、实验教学形成性评价表等形式，将形成性评价的理念贯穿到实验理论知识、实验准备、实验过程、实验成果等各个环节，有效提升了学生的实验技能水平和实验科学素养。在临床见习教学中，除了传统的病例讨论、临床活动观察等评价方式外，医学院校还应用了 Mini-CEX、档案袋评价等多种形式，推动了临床见习阶段考核评价模式的变革，取得了较好的效果。临床实习阶段的形成性评价注重对学生医学知识、技能、核心价值观和职业素养的全面指导和管理。一些医学院校在毕业实习阶段采取了多样化的形成性评价方式，如临床情景模拟评价、临床实习手册评价、床边考核等。

学生成绩多元化评价体系是对医学生知识、能力、素质综合评价的多元系统,反映了评价内容、过程、方式、方法、手段及其管理等环节的多样性。佳木斯大学医学院以能力培养和素质培养为导向,构建了评价方式多样化、评价主体和评价标准多元化的多元化医学生成绩评价体系;以外语类课程、社科类课程以及医学专业基础课程为试点,进行了初步探索和实践,在促进学生学习的积极性和主动性、培养学生的实践能力和人文素养、提升教师教学能力和促进学科的发展等方面取得了显著成效。广东医科大学针对全面开展的临床医学线上教学活动,制订了线上教学多元化评价方案,通过双向主线(教师评价、学生评价)、多维度、多层面对教学及学习过程进行了实时、系统、详细、客观的评价。多元化评价体系使评价内容多元化,包括学习知识、自主学习力、课堂参与情况等;评价主体转变,被动接受者转变成主体参与者,激发了学生学习的主动性和积极性;评价过程监控的动态化、信息化、科学化为教学提供了及时、真实、全面的反馈信息,有利于课后总结和反思,可促进教学质量的提高。

**7.丰富教学资源**

教学资源是人才培养的有利条件,既要依托创新交叉师资团队加强课程相关教学资源建设,又要加快实践教学基地建设。加强对现有医学相关学科师资"医学＋X"理念与知识体系的培训,同时要组建和优化与新医科建设相适应的教学组织,构建跨校、跨院、跨学科、跨领域的创新交叉师资团队,强化深入交叉合作,丰富与新医科相配套的教学资源。此外,要加快科研和医疗两大支撑体系建设,即医学院校应设立交叉教研课题,促进新医科科学研究和教学研究,以研促教,以教带研,也为医学生提供"医学＋X"创新实践项目;加快以信息化建设为主的"智慧医院"建设,包括面向医务人员的"智慧医疗"、面向患者的"智慧服务"以及面向医院管理的"智慧管理",作为新医科人才培养的实践教学基地,促进医疗服务和实践教学。近年来,医学高等院校不断致力于开发优质的教学资源,具体包括以下几个方面。

(1)建设数字化课程资源。医学高等院校从满足学习者微型学习、按需学习、聚焦学习、个性化学习的诉求出发,实施专业群核心课程微化、知识点微化、技能点操作微化的开发策略,规范文本、图形图像、视频、虚拟仿真等各类素材制作,持续推进原有普通资源的二次微型开发和优质微型资源的接续建设。

(2)打造中国医学教育慕课联盟优秀在线课程。围绕课程的知识、技能和素质培养目标,以科学合理的信息化教学设计为基础,制作课堂实训及床边教学视频,以系列公开课的形式建成中国医学教育慕课平台合作课程,为教师开展线上线下混合教学,学生和其他社会学习者进行自主学习提供支持服务。

（3）制作立体化教材。主持开发依托二维码,融合微课、图片、视频、课件等数字资源在内的立体化教材,将纸质教材链接到手机可视资料上,进行扩展学习,并提交出版社发行。

（4）建设专业群共享视频库。选择专业群核心课程,针对课程重要知识点、技能点,设计开发以微型视频为主要载体和表现形式,集成小粒度的多种数字资源和 10 分钟以内在线教学活动的微课,将讲解具有连贯性知识点、技能点的微课构建成系列微课。以此为基础,建成以技能操作微视频为主体的专业群共享视频库。

（5）建设并完善案例库。建设并完善案例库亦是提供优质教学资源的有效途径。案例教学是一种以学生为中心,以建构主义理论为基础,以特定真实情境为背景,以培养、提高学生的独立分析能力和解决实际问题的能力,加强对专业知识、理论的认知与掌握为目标的教学方法。案例教学应用于高校教育始于 20 世纪 20 年代的哈佛大学法学院,之后被广泛运用于各学科教学中。其内容、方法和经验日趋丰富和完善,已成为世界各知名高校的一种重要教学方法。近年来,美国、英国、法国和挪威等很多西方国家的大学建立了在线教学案例库,对案例教学的兴趣也在不断增长。哈佛大学的案例教学主要是以提高学生解决问题的能力和判断力为目的,重点在于解决问题的过程,参与者自己充当案例中的当事人,身临其境地进行分析和决策,其中所运用的案例也都是现实发生的问题。从类型来看,哈佛的案例教学一般分为三类:一是问题评审型,即给出问题和解决问题的方案,让学生去评价;二是分析决策型,即不给出方案,要求学生通过讨论分析提出决策方案;三是发展理论型,即通过案例发现新的理论生长点,发展并不断完善理论体系。

目前在我们国家,越来越多的教育人士重视案例教学,各高等院校都陆续将其列入教学改革计划当中。随着其教学效果逐渐显现,案例教学被应用到法律、企业管理、医学等各个学科。在医学教育中,案例教学法备受青睐,无论是在基础医学教学还是在实践性强的临床医学教学中,均体现出案例教学的优势,很多临床课程都开展了构建案例库的尝试。虽然案例教学在我国取得了一定的成果,但是在案例挖掘、搜集、整理与分析等方面还相对滞后,目前仍缺乏系统、规范的案例库建设模式及参考蓝本。就医学教学案例库建设来看,尚属起步阶段,有待进一步的构建和发展。目前,医学案例库存在的问题主要有以下几个方面。

第一，案例数量不足，质量不高。虽然理想中的案例教学会使学生获得更好的课堂体验，强化实践能力和临床思维，但基于学生基础不同、对疾病认知程度不同等原因，结合实际情况，难以建设高质量的案例库。如果选用国外案例，会因国情和思维模式不同使学生难以理解。国内的案例教学尚处于发展阶段，多数专业还未建成案例教学所需要的成熟案例库。

第二，针对性和适用性不足。各大高校的教学案例主要从一些基层单位的典型实例中提炼而来，往往具有篇幅过长、背景过于复杂、问题难度过大以及不符合教学对象的年龄特征、认知水平和知识结构等特点，而且案例内容不能够与所学知识点有机地结合，做不到有的放矢。

第三，与实际有一定差距，时效性欠缺。典型案例大多借鉴于国外类似学科，虽然已经过了检验，具有一定的价值，但与我国实际仍有一定的差距；或是有些案例经过有目的性的改写，已缺乏真实性，所涉及的知识深度很难用当前学习的理论进行分析。对案例的加工不能做到细化，导致所选案例涉及的范围太广，没有突出教学重点，增加了学生从理论高度准确把握现实的难度，降低了学生深入思考的积极性，影响了案例教学的效果。

案例教学成功的关键在于案例的选择和编排，而建立适合教学要求的案例库则是开展案例教学的基础工作。案例库能为案例教学提供基本教学材料。高质量的案例教学依托于高质量的案例库，只有拥有量足质优、符合我国实际的医学案例库，才能实施行之有效的案例教学。案例库建设的过程也是对知识凝练的过程。案例的研发要结合某一鲜明的主题进行理论的逻辑匹配和知识的实践检查，从而使师生都可以更方便地使用大量临床实践素材进行课程学习和学术探讨。案例库可以实现资源共享。案例不仅要有鲜活的"中国故事"，还要对临床实践进行总结，对其进行理论解读、剖析和创新，这样才能形成强有力的经验借鉴和启发效应。通过建立共建、共享机制，可以实现案例库之间、高校之间、基层医疗机构之间的交流和共享，增强案例库的时效性和覆盖性。

（王晓妍）

# 第二章 中医全科医学课程介绍

产生于 20 世纪 60 年代的全科医学(general/family medicine)提出了新的医学理念与医疗服务模式,属于临床医学的二级学科,是一门综合了生物医学、行为科学及社会科学的特殊的医疗专科,是一个新兴的交叉学科,也是代表了医学发展方向的一个前沿学科。20 世纪 80 年代末,全科医学正式引入我国。中医学本身即具有全科属性,自全科医学进入我国之后,便引起了中医学界的重视。目前我国专门开设临床医学(中医学)全科医学方向本科教学的医学高等院校有 10 余所,各院校的总体培养目标虽然不尽相同,但均着重提出要培养毕业后能够在基层医疗机构中从事预防、保健、医疗、康复、健康教育和计划生育指导服务,"六位一体"的全科医学人才。中医学讲究整体观念,注重人体与环境的关系、疾病与情志的关系,强调"治未病"的思想,与全科医学"以患者为中心,以家庭为单位,以社区为范围"的服务模式有很大程度的相似性。中医全科医学课程教学需要采取针对性较强、形式多样的教学手段和教学内容,主动适应中医全科医学教育发展的需求。

## 一、中医全科医学学科发展

全科医学是 20 世纪 60 年代末在北美兴起的一门以人为中心,以维护和促进健康为目标,向个人、家庭与社区提供连续、综合、便捷的基本卫生服务的新型医学学科。全科医学有着自己独特的医学观、方法论和学科体系,弥补了高度专科化的生物医学的不足,实现了医学模式的转变,在合理利用卫生资源,降低医疗费用,满足社区居民的健康需求等方面,起到了重要的作用。

全科医学正式引入我国是在 20 世纪 80 年代末。1986~1989 年,世界家庭医生组织(the World Organization of National Colleges,Academies and Academic Association of General Practitioners/Family Physicians,WONCA)专家几次来华访问,建议我国开展全科医疗。1989 年,中华人民共和国卫生部(以下简称"卫生部")在首都医科大学成立了国内首家全科医学培训中心,北京市成立了北京全科医学会。在 WONCA 的支持下,1989 年年底,卫生部、中华医学会等单位举办了第一届国际全科医学学术会议,促进了全科医学在国内医学界的传播。1993 年,中华医学会全科医学分会正式成立,成为我国全科医学发展的标志性事件。

1997 年 1 月,《中共中央、国务院关于卫生改革与发展的决定》中明确提出"加快发展全科医学,培养全科医生""改革城市卫生服务体系,积极发展社区卫生服务,逐步形成功能合理、方便群众的卫生服务网络"。1997 年 11 月,首次全国社区卫生服务工作现场研讨会在济南召开,要求全国各地总结经验、深化改革,积极发展社区卫生服务全科医学模式。1999 年 7 月,卫生部等 10 个部委(局)印发《关于发展城市社区卫生服务的若干意见》,这是我国第一个关于社区卫生服务的全国政策指导性文件。2000 年,卫生部印发《发展全科医学教育的意见》,提出"发展全科医学教育,建立适合我国国情的全科医学教育体系,造就一支高素质的社区卫生服务队伍,是贯彻落实《决定》,建设面向 21 世纪的社区卫生服务体系的重要保障"。党的二十大报告指出,"加强重大慢性病健康管理,提高基层防病治病和健康管理能力",同时要求"发展壮大医疗卫生队伍,把工作重点放在农村和社区"。基层是中医药传承创新发展的根基,也是实现人人享有中医药健康服务的重要途径。强化中医全科医学学科,有助于扭转基层中医药乏人乏术、机制不完善的局面,有利于发挥全科医学的中国特色和中医学的全科特色,从而建设符合中医发展规律、体现中国智慧的基层中医药服务体系。

中医学本身即具有全科属性,自全科医学进入我国之后,便引起了中医学界的重视。1997 年,山东中医药大学成立全科医学研究室。1999 年,山东中医药大学在全国高等中医药院校率先开设中医学专业全科医学方向,成为山东省试点专业,进行中医全科医学人才培养和学科建设的探索。2008 年,山东中医药大学编写了国内首部《中医全科医学概论》,构建了中医全科医学学科基本框架,被指定为国家中医全科医师培训专用教材。2009 年,中医全科医学先后成为首个"十一五"国家中医药管理局、山东省重点学科。山东中医药大学于 2011 年承担国家中医临床研究基地高血压社区防控工作;2012 年,成立社区中医药卫生服务研究中心,创新学科建设模式;2016 年,与上海中医药大学共同筹建成立中华中医学会全科医学专业委员会;2016 年,成立中国中医药信息学会社区信息化分会;2017 年,成立山东省中医适宜技术推广培训中心。2018 年以来,山东中医药大学的全科医学概论课程获评首批"国家级一流本科课程",《中医全科医学概论》获批山东省"省级一流教材";学校牵头制定了国家中医全科医师规范化培训、考核等标准,"中医全科医学专业硕士人才培养模式创建与实践"获山东省教学成果一等奖。中医全科医学学科不断完善体系建设,形成了院校教育-毕业后教育-继续教育的教育体系,建立了相应的培养方案、规范和标准。

　　中医学之所以历经数千年而不衰,至今仍在人类的医疗保健中发挥着不可替代的作用,是其自身哲学思想、医学理论、诊疗方法的科学性、先进性和优势所决定的。随着疾病谱的变化、老龄化社会的到来和健康观念的转变,中医学的优势与特色日益凸显。产生于 20 世纪 60 年代的全科医学有别于现代医学专科化发展的趋势,提出了新的医学理念与医疗服务模式,与中医学十分相似,这就给中西医结合与发展带来了新的契机。中医全科医学的建立和发展,是中医学适应时代和民众需要,发扬其特色和优势的又一次机遇。中医学的基本理论与诊疗方法重视整体性、全面性和实用性,如天人合参的整体观、阴平阳秘的健康观、内外相因的疾病观、辨证论治的诊疗观、未病先防的预防观、药食并重的营养观、形神并调的养生观等。这些都在全科医学的体系中有所体现甚至基本一致,如"以人为中心""以社区为范围""以预防为导向""个体化照顾"等。全科医学的兴起,不但指导着现代医学从局部走向整体、从整体走向系统、从疾病走向健康,而且在很多方面与中医学逐步达成共识。因此,结合全科医学研究中医学,有助于加深对中医学的理解;同样,结合中医学研究全科医学,也能促进现代医学包括全科医学的发展,二者相得益彰。应深入学习贯彻党的十九届五中全会精神和中共中央、国务院《关于促进中医药传承创新发展的意见》精神,加强中医全科医学学科建设,提升基层中医药服务能力,创新中医药人才培养新模式。

## 二、中医全科医学人才培养

（一）时代呼唤中医全科人才

当前,由于我国基层医疗服务保障体系尚不完善,且过度分化的医学分科带来了医者视野局限、医疗成本增加等许多弊端,不能满足广大基层群众巨大的就医需求。加之人民群众不信任基层医疗服务体系,往往治疗常见病、多发病也去"挤"大医院,导致了公共医疗资源的极大浪费。2009年4月,《中共中央、国务院关于深化医药卫生体制改革的意见》的出台是我国医疗卫生事业发展从理念到体制的重大变革,其中提出了加快推进基本医疗保障制度建设,初步建立国家基本药物制度,健全基层医疗卫生服务体系,促进基本公共卫生服务逐步均等化,推进公立医院改革试点,完善以社区卫生服务为基础的新型城市医疗卫生服务体系,建立健全覆盖城乡居民的基本医疗卫生制度,为群众提供安全、有效、方便、价廉的医疗卫生服务。为深入贯彻医药卫生体制改革精神,2011年7月,国务院颁布《国务院关于建立全科医生制度的指导意见》,指出"到2020年,在我国初步建立起充满生机和活力的全科医生制度,基本形成统一规范的全科医生培养模式和'首诊在基层'的服务模式,全科医生与城乡居民基本建立比较稳定的服务关系,基本实现城乡每万名居民有2～3名合格的全科医生,全科医生服务水平全面提高,基本适应人民群众基本医疗卫生服务需求",使我国全科医生的培养和全科医疗的发展愈加规范。2018年1月,国务院办公厅印发了《关于改革完善全科医生培养与使用激励机制的意见》,提出全科医生培养的工作目标是到2020年基本建立适应行业特点的全科医生培养制度,到2030年城乡每万名居民拥有5名合格的全科医生,全科医生队伍基本满足"健康中国"建设需求;并明确提出,医学高等学校应面向全体医学类专业学生开展全科医学教育,加强全科临床见习实习。此外,一些中医专家也积极呼吁在中医院校探索开设全科医学专业,培养"下得去、留得住"的合格的中医全科医师,从而让农民、社区居民能够就近就医,以解决基层群众医疗问题。可见,培养全科医师已经成为缓解基层群众看病难、看病贵的必要选择和有效途径。

（二）传承精华,守正创新,打造"新型中医人才"

21世纪是人类社会的新纪元,是医学和生命科学的新纪元,也是中医学发展的新纪元,对中医专业人才的知识、能力、素质都提出了新的更高的要求。21世纪对中医人才类型需要的多样化,决定了中医人才培养模式的多样化。中医学经过数千年的发展,建立了完整的理论体系,积累了丰富的临床经验。但是,近些年来中医学一直沿用西医学的诊疗模式,在追求规模的同时,分科越来越细,在很大程度上抹杀了中医学的"全科"特色,甚至导致中医药疗效不断降低,中医教育、医疗、科研等走入了误区。要改变当前中医教育和医疗不尽如人意的现状,中医学必须走多元化的发展道路,这就要求中医教育不仅要培养更多的专科人才,而且要培养更多的全科医学人才;中医医疗不仅要有更多的专科性和综合性医院,而且要发挥自身特色,成为社区医疗的主流服务手段之一。

中医全科医学是在保持中医学特色与优势的基础上,融合全科医学的思想及模式,集预防、治疗、保健、康复、健康教育于一体的具有中国特色的新型医学学科。本专业人才既要具备专业基础知识,又要具备现代科学知识;既要具备中国的传统文化知识,又要学习国外的先进技术;既要具备深厚的文化功底,又要具备科学的思维方法;既要具备实验和实践能力,又要具备哲学、文学、心理学、社会学等相关知识。学校教育必须注重"全人"教育,设置合理的知识结构和课程体系,最终培养出知识广、能力强、素质高的,具有真才实学、专业精深的复合型中医全科专业人才,给古老的中医注入现代科学的新鲜血液,使其焕发出青春的勃勃英气。古老的中医渴望着现代科技,现代科技呼唤着古老的中医,能够促进其衔接和融通的只能是中医专业人才的培养模式的转变。

(三)突出中医"全科"特色,深入社区基层卫生服务

2006 年 2 月,国务院下发《关于发展城市社区卫生服务的指导意见》,我国的基层卫生服务工作全面提速,文件中强调"在预防、医疗、康复、健康教育等方面,充分利用中医药和民族医药资源,充分发挥中医药和民族医药的特色和优势"。为了进一步落实国务院精神,卫生部、国家中医药管理局制定了《关于在城市社区卫生服务中充分发挥中医药作用的意见》,指出要在"城市社区卫生服务网络建设中,合理配置和充分利用中医药资源,完善社区中医药服务功能"。2008 年,全国中医药工作会议把中医药"进农村、进社区、进家庭"作为重要内容,让农村、社区、家庭等基层也能方便地获得中医药医疗和保健服务。

中医全科医生是有着完整的中医全科理念、知识、技能和态度的高素质医生,是掌握中医全科医学理论和思维,熟练运用中医全科医学知识和技能,为社区群众提供连续的、综合的、可及的中医药服务的新型医生。

中医全科医生的核心任务是发挥中医药优势为社区居民提供综合的、连续的、以中医药为主的全科医疗服务,因此必须具备深厚的中医理论功底、精湛的中医诊疗技术、全面的卫生服务能力、良好的人文素养和管理能力。同时,中医全科人才在基层医疗机构中从事预防、保健、医疗、康复、健康教育和计划生育指导服务,是具备"六位一体"知识结构的合格中医人才,在深入基层卫生服务中发挥着重要作用。

1.社区居民健康的服务者

中医全科医生是社区居民健康的服务者,时时刻刻关注居民的健康状况,以便全程、全面地实现中医在预防、治疗、保健、康复、健康教育等服务中的一体化效用。

2.社区卫生服务的管理者

中医全科医生作为中医药进社区的核心人物,与中医专科医生的区别在于他不仅是一个服务者,而且也是一个管理者。其管理职能至少体现在:①服务不再局限于个人,而是延伸至家庭和社区,做好人、财、物管理,发挥中医药应有的最大效益。②协调社区卫生服务团队、医患之间及社区与各方关系,包括中医药照顾和其他医学的关系。③作为医疗保险部门的"守门人",做好各种保险服务的管理。④结合中医药特色,协助建立和管理社区健康网络,建立各类健康档案资料,做好健康监测和统计工作。

3.中医理论与技术的继承者

中医全科医生必须是中医学理论和技术的最佳继承者。中医全科医生既要通医道,又应明药理,会诊脉辨证、针灸推拿甚至中药加工炮制,做到"医知药情,药知医用"。

4.中医药文化的传播者

中医药文化的传播是中医复兴的重要途径。中医药知识的传播决定了中医药对社区居民健康的影响力,中医全科医生应该承担中医药文化传播的责任。

(四)面对困难与挑战,探索中医全科人才培养模式

1.人才培养方案存在的问题

目前的中医全科人才培养方案不可避免地存在着若干问题:①招生规模不足。该专业招生时间不长,招生规模也不大,致使我国专业的全科医生来源不足。②部分院校没有设置全科医学院系或者教研室,致使全科医学的学科骨干

队伍尚未形成。③全科医学人才培养基地建设尚未形成一定规模,全科师资队伍比较匮乏,尤其缺乏基层医疗实践基地中的带教师资。④课程体系设置存在问题。在所有高校的培养方案中,鲜少有明确提出按照全科医学预防、保健、医疗、康复、健康教育和计划生育指导的"六位一体"的知识结构来设置专业课程模块的,基本还是沿用以前临床医学(中医学)旧有的专业基础课、专业课的培养方案,加入全科医学的教学要素而形成新的培养方案。因此,这些方案并没有体现出全科医学本科教育鲜明的特色,更多的是对旧有医学专业培养方案的改良。⑤实习实践环节未能完全体现全科医学的培养特色,大部分高校仍旧主要安排到综合医院进行临床实习,安排到社区医院或卫生服务中心进行专业实习或见习的高校较少。

2.各院校探索中医全科人才培养模式

从全国情况来看,目前我国专门开设临床医学(中医学)全科医学方向本科教学的医学高等院校有10余所(如复旦大学、浙江大学、温州医科大学、南通大学杏林学院、南京医科大学康达学院、西安医学院、吉首大学、齐齐哈尔医学院、成都医学院、徐州大学、江汉大学、石河子大学、广州医科大学、山东中医药大学、贵州中医药大学、湖北中医药大学),各院校的总体培养目标虽然不尽相同,但均着重提出要培养毕业后能够在基层医疗机构中从事预防、保健、医疗、康复、健康教育和计划生育指导服务"六位一体"的全科医学人才。

## 三、中医全科医学专业人才培养方案

中医全科医学专业人才以"培养具有较强可持续发展能力的应用型人才"为总体培养目标,强调"厚实基础,加强实践,强化能力,突出特色,因材施教"的原则,坚持"满足个体需求,引导个性发展"的培养理念,突出"以文化人,厚重基础"的人才培养特色,着力加强并切实提升学生的创新精神和实践能力,促进学生知识、能力和素质协调发展。中医全科人才培养方案应围绕设置合理可行的培养目标、课程体系、实习见习环节等,培养适应基层需要的中医全科医生。

(一)培养目标与基本要求

1.总体培养目标

培养适应我国经济社会和中医药事业发展需要的,德、智、体全面发展的,具备良好的人文职业素养,较为深厚的中国传统文化底蕴;掌握较为全面的中医基础理论与基本知识,以及全科医学的相关知识;具备临床实践能力、中医思维与传承能力,具有一定的创新创业能力以及自主学习和终身学习能力,最终达到知识、能力、素质协调发展的,能够在各级医院、社区等基层卫生单位从事中医医疗以及预防、保健、康复工作的应用型中医人才,并为其将来在中医教育、科研、对外交流、文化传播以及中医药事业管理等方面的工作奠定基础。

2.基本培养要求

(1)知识要求:掌握相关的自然科学、人文社会科学基本知识和科学方法,掌握具有中国传统文化特色的哲学、文学、史学等基本知识,并能用于指导未来的学习和医疗实践。掌握中医学基础理论与中医诊断、中药、方剂、针灸、推拿等基本知识。掌握中医经典理论,了解中医学术思想发展历史和主要学术观点。掌握中医药治疗各种常见病、多发病的临床诊疗基本知识。掌握养生、保健、康复等基本知识。掌握全科医学知识,熟悉中医全科医生的工作任务、方式。掌握必要的基础医学、临床医学基本知识。掌握必要的药理学知识及临床合理用药原则。熟悉必要的心理学与医学伦理学知识,了解减缓病痛及心身康复、生命关怀的有关知识。熟悉预防医学,了解常见传染病的发生、发展、传播的基本规律和防治原则。熟悉卫生法规,了解国家有关卫生工作的方针、政策。

(2)能力要求:具有运用中医理论和技术,全面、系统、正确地进行病情诊察、病史采集、病历书写及语言表达的能力。具有正确运用中医理法方药,运用针灸、推拿等治疗方法,对常见病、多发病进行辨证论治的能力。具有运用临床医学知识和技术进行系统体格检查的能力。具有合理选择现代临床诊疗技术、方法和手段,对常见病、多发病进行初步诊断、治疗的能力。具有对常见危急重症进行判断以及初步处理的能力。具有与患者及其家属进行有效沟通的能力,具有与同事及其他卫生保健专业人员等交流沟通、团结协作的能力。具有对患者和公众进行疾病预防、健康管理等方面知识宣传教育的能力。具有信息管理能力,能够利用图书资料和计算机数据库、网络等现代信息技术研究医学问题及获取新知识与相关信息。具有阅读中医药古典医籍以及搜集、整理、分析临床医案和医学相关文献的能力。具有运用一门外语查阅医学文献和进行交流的能力。

(3)素质要求:具有正确的世界观、人生观和价值观,具有爱国主义、集体主义精神,诚实守信,忠于人民,志愿为人类健康事业而奋斗。热爱中医事业,积极运用中医药理论、方法与手段,将预防疾病、祛除病痛、关爱患者与维护民众的健康利益作为自己的职业责任。重视患者的个人信仰、人文背景与价值观念差异。尊重患者及家属,认识到良好的医疗实践取决于医生、患者及家属之间的相互理解和沟通。尊重生命,重视医学伦理问题。在医疗服务中,贯彻知情同意原则,为患者的隐私保密,公正平等地对待每一位患者。具有终身学习的观念,具有自我完善意识与不断追求卓越的精神。具有实事求是的工作态度,遇到自己不能胜任和安全处理的医疗问题,能主动寻求其他医师的帮助。尊重同事和其他卫生保健专业人员,具有团队合作精神。具有依法行医的观念,能够运用法律维护患者与自身的合法权益。在应用各种可能的技术去追求准确的诊断或改变疾病的进程时,能够充分考虑患者及家属的利益并发挥中医药卫生资源的最大效益。具有科学的态度,具有批判性思维和创新精神。

3.课程体系

(1)主干学科:中医学、基础医学和临床医学。

(2)核心课程:中医基础理论、中医诊断学、中药学、方剂学、中医经典背诵、中医证治概要、内经选读、伤寒论选读、金匮要略选读、温病学、针灸学、中医全科医学概论、中医临床概论(中医内科、外科、妇科、儿科)、中医医案与临证思维。

(3)独立设置的实训课:中医技能实训Ⅰ、中医技能实训Ⅱ、中医技能实训Ⅲ、中医技能实训Ⅳ、中医技能实训Ⅴ、中医技能实训Ⅵ、临床能力综合实训。

4.实习见习

(1)专业见习:第一学年小学期,安排中医基础理论认知见习。第二学年小学期,安排中医诊断和中药认知见习。第三学年小学期,安排中医临床见习。第四学年小学期,安排中医临床见习。

(2)中医思维训练:目的是强化"早临床、多临床、反复临床",强化中医思维,强化规范化门诊病历书写训练,在假期小学期见习中同时安排中医思维训练。要求学生在见习中选择一个病案,撰写中医辨证论治内容,并完成分析。要求密切结合已学专业知识:已学习"中医诊断学",需要收集四诊资料,完成中医四诊和辨证内容;已学习"中药学",需要在完成中医辨证的基础上,结合中药学知识,拟定主要治疗中药;已学习"方剂学",需要在完成中医辨证的基础上,拟定中医处方(需附加减);已学习"中医内科学",需要根据中医诊断,进行辨病与辨证结合;如已经学习中医经典课程,需要利用所学中医相关理论知识进行辨证论治。

（3）毕业实习：中医内科（包括中药房）、西医内科（包括急症）、中医外科、中医妇科、中医儿科、中医骨伤科、针灸科、中医眼科、中医耳鼻喉科、推拿科、社区门诊。

## 四、中医全科医学课程的发展概况

**（一）课程性质**

中医全科医学课程为中医学（五年制全科医学方向）、中医学（五年制）、中西医临床医学等专业的必修课程，属于专业课。开设本课程的目的是使学生深化中医全科医学的思想、观念、原则以及核心知识和技能，掌握中医全科医学概念形成的背景与现实意义，理解中医全科医学与传统中医学的异同；培养学生对中医全科医学的兴趣，真正理解"以人为中心"以及"防治结合"的医疗照顾新观念；使学生懂得全科医疗服务在国家卫生服务体系中的重要功能、地位。全科医生是高素质的基层医生，是国家最急需的人才，医学生应初步认识到自己为满足国家和人民健康的需要负有相应的职责；期望其将来能认同全科医生的工作，与全科医生密切合作；更期望其毕业后能选择中医全科医疗服务、中医全科医学研究作为自己的终身职业。

**（二）教材建设**

2009 年，山东中医药大学姜建国教授主编的《中医全科医学概论》（中国中医药出版社出版）为国内首部关于中医全科医学的教材，其明确了中医全科医学的内涵和外延，开启了中医全科医学的理论研究，已由国家中医药管理局列为中医类别全科医师岗位培训规划教材。该书着眼于中医全科医学理论及相关知识的培训，注重体现中医特色；围绕中医学和全科医学的特点，运用中医学独特的理论与技术去丰富全科医学，同时运用全科医学的服务理念与模式去发展中医学，适合中医全科医学方向的学生使用。此后，教材编写不断完善，先后出版了姜建国主编的卫生部"十二五"规划教材《中西医全科医学导论》（人民卫生出版社 2012 年版），姜建国主编的全国中医药"十三五"规划教材《中医全科医学概论》（中国中医药出版社 2016 年版），郝微微、郭栋主编的全国高等中医药"十三五"规划教材《中西医全科医学导论》（人民卫生出版社 2020 年版）。

**（三）课程特色**

全科医学属于临床医学的二级学科，是一门综合了生物医学、行为科学及社会科学的特殊的医疗专科,是一个新兴的交叉学科,也是代表了医学发展方向的一个前沿学科。中医学讲究整体观念,注重人体与环境的关系、疾病与情志的关系,强调"治未病"的思想,与全科医学"以患者为中心,以家庭为单位,以社区为范围"的服务模式有很大程度的相似性。中医全科医生在社区卫生服务工作中发挥着独特作用。社区门诊的中医全科医疗面对的是最基层的普通百姓,他们有着多种多样的需求,中医全科医师必须掌握一定的中医全科医学、全科医学的理论和实践技能,充分发挥中医学简便验廉、兼通各科的优势,才能更好地给广大人民群众提供便捷而全面的服务。医学高等院校应从社区卫生服务工作的实际出发,采取针对性较强、形式多样的教学手段和教学内容,主动适应中医全科医学教育发展的需要。

1.中医学是具有全科特性的医学体系

中医医疗虽然有"通科"的特点,但在传统中医学术体系中缺乏对全科的系统认识。中医学的基本理论与诊疗方法十分重视整体性、全面性和实用性,其中蕴含着丰富的全科医学思想。虽然中医学不是全科医学,但其中含有全科思想。中医学的"整体观念"和"三因制宜"的诊疗思想,与全科医学的服务理念有很大程度的相似性。

传统中医学的基本理论与诊疗方法十分重视整体性、全面性和实用性,诸如天人合参的整体观、内外相因的疾病观、辨证论治的诊疗观、未病先防的预防观、注重先天和后天的体质观、讲究药疗与食疗的营养观、强调形神并调的养生观等,都具有显著的综合服务特点,而这些都可以在全科医学中找到相应的吻合点。

传统中医理论与现代全科医学的密切吻合,显示出中医学在当前医学领域中新的发展空间和在社区卫生服务中明显的学科优势。

2.中医全科医学是对中医的丰富和发展

全科医学是一种崭新的医学模式,不是现代医学所特有的。中医全科医学的内核是中医学和全科医学的密切融合,而不是简单的结合。中医学的整体观念、辨证施治、未病先防等医学思想,同样是中医全科医学的精髓所在。中医学的优势不仅是在其诊疗特色上,而且突出表现在其服务模式上,全科医学为中医学服务模式的回归和提升提供了新的理念和空间。全科医学的兴起引发了医学观的革命,从而使现代医学与中医学在理念上有了更多共同的语言,为在更高层面上的中西医结合带来了可能,也为中医走向世界提供了新途径。

3.社区是中医全科医学应用的天地

中医学在整体观念思想指导下,讲求辨证论治、三因制宜,强调精神、社会、自然因素之间的相互作用和影响,可满足和实现社区卫生服务个性化、人性化的需要。中医诊疗疾病简便易行,方便实用,无需昂贵的设备、精密的仪器,且疗效明显,十分适宜在社区开展工作。中医药学的理论体系和诊疗手段来自于实践,来自于基层,目前的医疗服务模式严重掩盖了中医学个体化服务的优势,中医药进入社区是其理论体系和服务模式的一次回归和飞跃。

(四)课程设置

1.注重中医全科医学人才综合能力的培养

中医以"因人制宜""以人为本"为开展医疗服务的宗旨。要做到"以人为本",必须具有四种能力,即服务能力、协调沟通能力、管理能力和创新能力。服务能力是进行卫生服务的前提。中医全科医生不仅要有临床疾病处置能力,更要有"下得去、留得住、用得上"的服务精神,体现在"大医精诚""医者仁心"的高尚医德医风,体现在为社区和基层人民提供优质、方便、经济有效、一体化的医疗保健服务,体现在以德育为先导、以素质教育为主线的全科医学教育理念。在课程设置方面,可以增设老年护理学、社区护理学、社区康复医学、社区急救医学等实用性较强的选修课程,学生根据自己的兴趣进行选修,从而提高服务能力。协调沟通能力是一切服务的前提,好的协调沟通能力可以提高服务效率。尤其在与患者进行沟通时,不仅需要良好的专业知识,还需要给予患者更多的理解与耐心。管理能力和创新能力是全科医学人才所必备的能力,为了更好地对基层卫生服务和社区卫生服务进行管理,以及应对社会对全科医生的多样需求,高校应该加强对学生这方面能力的培养,因此在课程设置方面,可增设卫生事业管理、医院管理、大学生创新创业培训等课程,丰富学生的知识并提高其素质。

2.核心课程"中医全科医学概论"

(1)教学对象:中医学、中西医临床医学专业学生在第三学年的第一学期开设中医全科医学概论课程。此时学生已学完医学基础课及大部分临床专业课,对疾病知识有了一定的掌握和了解,在教授过程中学生易于理解,同时还可增加他们对全科医学临床思维的认识。

(2)教学目标:专业知识教学目标是通过基础课程的学习,使学生对中医全科医学、中医全科医疗、中医全科医生的基本概念和以家庭为单位、以社区为范围的基层卫生服务形成基本认知,了解中医全科医学概念形成的背景与现实意义,理解中医全科医学与传统中医学的异同,体会与时俱进,关注并了解相关学科的发展与变化的必要性。

专业技能教学目标是结合实训,使学生初步具备在整体观念指导下的辨证论治思维,掌握以简单、无创伤的推拿技术为主的实用中医适宜技术,并训练学生初步的三因制宜的健康管理与防治实践能力。

(3)教学内容:以山东中医药大学为例,教学中采用姜建国主编的《中医全科医学概论》(中国中医药出版社 2016 年版)作为教材,针对学生特点和岗位需求制订了教学大纲和授课计划,共 48 学时,教学内容包括中医全科医学基础知识,因人制宜的诊疗,以家庭为单位、以社区为范围、以预防为导向的中医全科医生工作模式,健康档案建立,社区中医药服务等。

(4)教学方法:教学中充分调动学生学习的积极性和兴趣,教学方法上采用多元化教学,结合传统理论学习、中医标准化患者、案例讨论、角色扮演和社区实践调研等多种形式,让学生更充分地了解中医全科医学在医疗实践中的地位、作用和现实意义。

(5)考核形式:为了测试学生的社区实践学习效果,山东中医药大学在理论知识考核的基础上,增加了实用性和灵活性知识考核,如要求学生绘制所调查的家庭或自己家庭的家系图,针对社区的健康危险因素制订社区健康教育计划等。

## 五、"中医全科医学概论"课程内容

### (一)内容特点

中医全科医学是一门新兴学科,是以中医学为核心,结合全科医学的特点,融合其他学科的最新研究成果而形成的一门综合性的临床医学学科。其内容包括三方面:深化中医学的特色和优势,如治未病、整体观念、辨证论治等;移植全科医学的理论、方法和技术,如家庭、社区健康照顾观念的引入等;构建具有中医特色的社区医疗卫生服务体系和中医学临床二级学科。

全科医学与中医学一样,重视临床各科的兼通,重视医疗技术的全面掌握。《黄帝内经》提到的治疗手段和方法就涵盖了针灸、砭石、导引、按跷、祝由、汤液等,内容非常丰富。

中医全科医学与传统中医学的不同之处,不在于其所秉持的医学观与方法论,而在于其引入全科医学的家庭、社区健康照顾的理念与服务模式,以适应新时期的老龄化、城镇化等基本国情,为中医学更好地在社区基层应用提供理论支撑、诊疗思维和服务方法。全科医学诊疗方法与中医学有着相似性,主要表现在以下几个方面。

1.整体性照顾

在中医学的整体治疗观与全科医学的生物-心理-社会医学模式的指导下,全科医疗与中医临床就不只是着眼于"病",而是着眼于"人"。疾病是受个体体质禀赋、季节气候、地理区域等多种因素制约和影响的复杂过程,因此,治疗时除了必须通过对症状、体征及实验室检查等有关资料进行分析,以找出和抓住疾病的主要矛盾外,还需进一步考虑各种影响因素,对处方用药做出适当调整,以提高治疗效果。这也就是中医所强调的因人制宜、因时制宜、因地制宜。另外,整体医学观认为健康的定义为阴阳的动态协调平衡,疾病则是这种平衡被破坏。因此,治疗从总体上说就是通过调整阴阳,以达到新的动态平衡,即《素问·至真要大论》所言"谨察阴阳所在而调之,以平为期"。

2.基层门诊治疗

全科医学提出"以家庭为单位""以社区为范围"的诊疗特点,与中医学一样,均以基层门诊为主,同为基层百姓真正需要的医学,对于基层百姓有着同样的亲和力。不可否认的是,中医学在现代发展中出现了本位特色缺失等现实问题。全科医学的理念趋向中医学,而中医学在现代却向生物医学靠拢,这是值得我们反思的。社区基层是彰显中医诊疗特色的最佳场所,开展社区中医药卫生服务也正是中医回归本位的最佳机遇。

3.个性化诊疗

中医学认为人处于自然界和社会的动态变化中,影响其健康和疾病的因素是多方面的、十分复杂的,因此发病也因人而异。既然发病因人而异,那么治疗就不能千篇一律,所以中医学强调辨证论治,并在这种诊疗思维的指导下提出"因人制宜"的治疗原则。全科医学在临床实践中也逐渐发现了生物医学的局限性,承认个体发病的特异性,提出"以人为中心"及人性化照顾的原则,并且在这种原则的指导下,主张个性化诊疗。显然,在这方面中医学与全科医学趋向同一。

4.兼通各科

清代医家徐大椿指出,凡学医者要以"通科"为目标。中医最重要的治病手段是中药和针灸,历代都是药石并举、针灸并用。宋代校正医书局所刊《新校备急千金要方·序》云:"后之留意于方术者,苟知药而不知灸,未足以尽治疗之体,知灸而不知针,未足以极表里之变,如能兼是圣贤之蕴者,其名医之良乎。"《史记·扁鹊仓公列传》记载:"扁鹊名闻天下,过邯郸,闻贵妇人,即为带下医;过雒阳,闻周人爱老人,即为耳目痹医;来入咸阳,闻秦人爱小儿,即为小儿医。随俗为变。"可知中医历来主张各科兼通,而分科施治只是在具体临床时有所侧重。

(二)教学内容

教学内容涉及绪论、中医全科医学的基本概念、以人为中心的健康照顾、以家庭为单位的健康照顾、以社区为基础的健康照顾、以预防为导向的卫生服务、健康档案的建立与管理七个章节。同时,根据各章节教学内容的特点和联系,将课程教学资源进行整合重构,内容分为基础理论、中医全科医疗照顾、社区中医药卫生服务等教学模块,强化中医全科医疗的服务模式,突出中医全科医学的服务方法、中医全科医学的预防保健、中医全科医疗中的医患关系与沟通,补充中医全科医疗中的伦理问题和法律问题、中医全科医学的教育与科研、社区中医药卫生服务等。每部分的主要内容如下:

1.基础理论

基础理论部分包括全科医学和中医全科医学的基本概念和学科特点、医学模式的转变、发展全科医学的重要意义。在此基础上,理解全科医学的研究对象和研究方法,理解全科医学与有关领域和学科的关系以及学习全科医学的意义,了解中医全科医学产生和发展的背景、中医全科医疗的基本特征、中医全科医疗的原则,知道中医全科医生的素质要求、角色及应具备的知识和能力。医学生应认识到全科医生是高素质的基层医生、国家最急需的人才,初步认识到自己为满足国家和人民健康的需要负有相应的职责。

2.中医全科医疗照顾

该部分内容包括因人制宜、以家庭为单位、以社区为基础服务的内涵,以预防为导向的健康照顾等服务内容。

(1)因人制宜(以人为中心)的服务:了解背景资料,分析求医因素,理解患者期望,尊重人的需要,采用适宜技术,开展个体化、整体性服务,运用沟通技巧

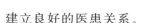

建立良好的医患关系。

（2）以家庭为单位的服务：了解家庭系统理论，进行家庭生活周期评价，合理开展家庭评估，提供家庭咨询支持，加强家庭健康教育，规范家庭预防服务，适时家访干预。

（3）以社区为基础的服务：了解社区的概念与社区资源、社区常见的健康问题、社区诊断与治疗策略。

（4）以预防为导向的健康照顾：了解中医治未病理论和养生方法、三级预防的原则与策略、全科医学的预防保健服务方法。

3.中医全科医疗中的伦理问题

预防与健康教育（预防医学工作者的道德要求、健康教育的伦理原则），计划生育与护理（计划生育中的伦理原则、护理中的伦理原则），重症监护与临终关怀中的道德要求，用药与转诊中的道德要求，医学研究中的道德规范。

4.中医全科医疗中的法律问题

（1）相关法律制度包括以下几方面：人口与婚育法律（《中华人民共和国婚姻法》《中华人民共和国人口与计划生育法》《婚姻登记管理条例》）、特殊人群健康权益保护法律（《中华人民共和国母婴保健法》《中华人民共和国未成年人保护法》《中华人民共和国老年人权益保障法》《中华人民共和国残疾人保障法》等）、疾病预防控制法律（《中华人民共和国职业病防治法》《中华人民共和国传染病防治法》）、突发公共卫生事件应急法律（《突发公共卫生事件应急条例》）、健康相关产品卫生法律（《中华人民共和国药品管理法》《中华人民共和国食品卫生法》《中华人民共和国献血法》《医疗器械监督管理条例》）、卫生技术人员管理法律（《中华人民共和国执业医师法》《中华人民共和国护士管理办法》《执业药师资格制度暂行规定》《执业中药师资格制度暂行规定》）、医疗事故处理法律（《医疗事故处理条例》）。

（2）中医全科医疗中常见的法律问题：医疗事故与医疗纠纷，销售假劣药品罪，非法提供麻醉药品、精神药品罪，侵犯患者隐私权问题。

5.中医全科医学的教育与科研

我国中医全科医师的培养包括院校教育、规范化培训、岗位培训。中医全科医学的科研包括科研范畴、科研设计的基本要素、科研的主要内容、科研的具体步骤。

6.社区中医药卫生服务

该部分包括社区中医药卫生服务的定义、社区中医药卫生服务的发展历程、发展社区中医药卫生服务的基本原则和目标、社区中医药卫生服务的基本内容。

（三）课程衔接

先修课程：中医基础课程、西医基础课程。

后续课程：中医内外妇儿各科、西医内外妇儿各科。

教师通过基本知识及理论的讲授，结合单元课程设计训练，使学生从专业角度提高对整体医学观与系统整体方法论的基本认识，培养专业的思维方式和学习能力，掌握基本的专业技能，培养对学习的兴趣与热情，为高年级专业课程训练和社区见习实习奠定基础。

（四）学时分配

课程学时分配如表 2-1 所示。

表 2-1　课程学时分配

| 章节 | 教学内容 | 讲授时数 |
| --- | --- | --- |
| 绪论 | 绪论 | 4 |
| 第一章 | 中医全科医学的基本概念 | 4 |
| 第二章 | 以人为中心的健康照顾 | 6 |
| 第三章 | 以家庭为单位的健康照顾 | 6 |
| 第四章 | 以社区为基础的卫生服务 | 6 |
| 第五章 | 以预防为导向的卫生服务 | 4 |
| 第六章 | 健康档案的建立与管理 | 2 |
| 合计 | 七章 | 32 |

（五）教材

主要教材：全国中医药行业高等教育"十三五"规划教材，姜建国主编的《中医全科医学概论》（中国中医药出版社 2016 年版）。

参考教材：郝微微及郭栋主编的《中西医全科医学导论》（人民卫生出版社 2020 年版）、姜建国主编的《中医全科医学概论》（中国中医药出版社 2009 年版）、姜建国主编的《中西医全科医学导论》（人民卫生出版社 2012 年版）、祝墙

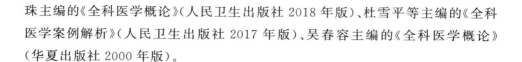

珠主编的《全科医学概论》(人民卫生出版社 2018 年版)、杜雪平等主编的《全科医学案例解析》(人民卫生出版社 2017 年版)、吴春容主编的《全科医学概论》(华夏出版社 2000 年版)。

(谢芳)

# 第三章　教学理念与教学设计

本章从教学目标、教学策略、教学改革与创新及教学成果推广四个方面介绍中医全科医学课程的教学设计。

## 一、教学理念

为了适应新医科提出的医学人才培养的新要求,中医全科医学教学应当从传统的"传授范式"向"学习范式"转变,坚持"以学生学习为中心、以学习效果为中心、以学生发展为中心",突出"立德树人、自主学习、高阶能力、终生成长"的教学理念,通过课程内容的整合、知识迁移和深度学习,使学生成长为具备坚定的文化自信、高尚的医德医风、扎实的专业素养、良好的临床思维能力、创新的学术传承能力、高效的团队协作能力,符合新医科发展需求的中医全科医学人才。

课程教学理念具体可以概括为四个方面:"一个核心",即立德树人,润物无声,将医学生的担当使命融入课程,让其学会尊重生命,并热爱医学;"两种能力",即全科思维能力和社区实践能力,树立"大健康"理念,帮助学生走好接触基层卫生的第一步;"三种关系",即处理好全科与中医、健康与疾病、基层和医改之间的关系,重新审视学习目的,找到学习动力和职业定位;"四个融合",即从课程建设角度,协调好师资队伍、课程内容、教学策略和社区基地,形成立体综合的教学新环境。

## 二、教学目标

（一）总体教学目标

了解中医全科医学产生的背景，掌握中医全科医学的基本特征，在此基础上理解中医全科医学的基本概念与性质，了解中医全科医生应具备的知识和能力。增强全科医学理念，掌握中医全科医学的相关知识、技能和态度，熟悉基层卫生服务的内容。了解全科医学的研究对象，熟悉研究方法，了解全科医学与有关领域和学科的关系以及学习全科医学的意义。了解中医全科医学与新医改的关系，增进学生对基层卫生的情感，认识到全科医生是高素质的基层医生，是国家最急需的人才。医学生应初步认识到自己对满足国家和人民健康的需要负有相应的职责。

1.知识目标

掌握全科医学理念，以人为中心、以家庭为单位、以社区为范围的服务策略，中医全科医学的特点。

熟悉社区卫生服务的基本内容以及中医药在其中的作用。

了解中医学与全科医学的相关性，新医改对基层卫生服务的要求。

2.能力目标

能够运用生物-心理-社会医学模式和中医全科医学的方法，分析处理社区常见健康问题；掌握家庭评估的常用方法，掌握医患沟通的基本技能。

3.情感目标

树立"大医精诚"的职业道德，以维护健康为己任，增强中医药自信，坚定文化自信。

（二）绪论的教学目标

绪论部分的教学目标如下。

1.知识目标

掌握全科医学和中医全科医学的学科特点、医学模式的转变和发展中医全科医学的重要意义。

熟悉全科医学及中医全科医学产生和发展的背景、全科医学与中医学的同一性、全科医学的医学观。

了解中医全科医学的思维模式以及三维的健康观。

2.能力目标

建立中医全科医学的思维模式,能够分析归纳出全科医学与中医学的区别与联系。

3.情感目标

通过了解"健康中国"战略、新医改、国家医保制度变迁和医学教育制度改革等,树立服务社会的责任感,坚定制度自信、文化自信,增强专业认同感。

（三）第一章的教学目标

第一章"中医全科医学的基本概念"的教学目标如下。

1.知识目标

掌握全科医学与中医全科医学的定义、基本特征,全科医疗与中医全科医疗的定义、基本特征。

熟悉全科医学的基本原则与特点、全科医疗与专科医疗的区别与联系,熟悉全科医生与中医全科医生的素质要求。

了解全科医生与中医全科医生的定义、角色特点和应具备的知识及能力。

2.能力目标

能够分析归纳出全科医疗与专科医疗的区别与联系,能够说出中医全科医生的素质要求。

3.情感目标

通过学习医学模式的转变、中医全科医生的角色特点和应具备的素质等内容,增加对中医的热爱,增强中医药传承的使命感,并具有团队合作精神。

（四）第二章的教学目标

第二章"以人为中心的健康照顾"的教学目标如下。

1.知识目标

掌握全科医师应诊的主要任务,问诊的方式,医患沟通与接诊技巧,慢性病的管理以及患者功能状态的评估。

熟悉以问题为导向的系统思维、以证据为基础的辨证思维以及医患关系和医患沟通的概念。

了解健康信念模型以及以人为中心的整体照顾原则。

2.能力目标

能够分析健康信念模型,能够与患者进行良好的沟通,具备临床辨证思维能力。

3.情感目标

通过学习以人为中心的照顾模式和医患沟通,强化对生命的尊重,培养医学人文精神,树立大医精诚、医者仁心的职业信仰。

（五）第三章的教学目标

第三章"以家庭为单位的健康照顾"的教学目标如下。

1.知识目标

掌握家庭的定义、结构、功能,家庭生活周期,家庭保健的原则和家庭评估的工具。

熟悉家庭对健康的影响,家庭资源,不同家庭生活周期面临的家庭问题及保健服务的重点。

了解家庭压力事件、家庭危机、家庭保健服务项目。

2.能力目标

能够利用家庭评估的工具,绘制家系图和家庭圈,分析家庭生活周期,开展以家庭为单位的健康服务。

3.情感目标

通过学习家庭对健康和疾病的影响,开展以家庭为单位的健康照顾,提升家国情怀,注重家庭文化传统。

（六）第四章的教学目标

第四章"以社区为基础的卫生服务"的教学目标如下。

1.知识目标

掌握社区的概念,以社区为基础的卫生服务的要素、实施,社区诊断的内容,社区诊断与临床诊断的比较,社区重点人群(老年人、婴幼儿、孕产妇)的健康管理。

熟悉社区中医药服务的意义、特点及内容,社区环境与健康,社区健康照顾团队。

了解社区诊断的资料来源,社区卫生服务及其管理,社区导向的基层保健。

2.能力目标

能够利用以社区为基础的卫生服务的理论和方法开展社区诊断,能够为社区的重点人群制订健康管理方案。

3.情感目标

通过了解国家基层医疗制度和全民健身公共服务体系,加强政治认同感,坚定制度自信和文化自信,树立务实严谨的科学精神。

（七）第五章的教学目标

第五章"以预防为导向的卫生服务"的教学目标如下。

1.知识目标

掌握中医"治未病"理论的内容和方法,社区常见慢性疾病（冠心病、高血压、糖尿病、肿瘤）的中医药预防方法。

熟悉三级预防的内涵以及预防保健服务的方法。

了解中医"治未病"理论的形成与发展,健康教育与健康促进的概念。

2.能力目标

能够提供健康教育与咨询、健康危险因素评估、化学预防和中医药预防等预防保健服务。

3.情感目标

通过了解全科医生提供预防服务的优势、以预防为先导的卫生服务等内容,强化职业使命与责任担当,强化职业认同感,树立实事求是的科学精神。

（八）第六章的教学目标

第六章"健康档案的建立与管理"的教学目标如下。

1.知识目标

掌握个人健康档案、家庭健康档案、社区健康档案的主要内容。

熟悉居民健康档案的分类、管理及维护。

了解居民健康档案的背景、特点、内容、建立流程及意义。

2.能力目标

能够规范地记录个人健康档案、家庭健康档案、社区健康档案的内容。

3.情感目标

通过了解我国居民健康档案产生及发展的背景、居民健康档案对我国医疗卫生事业的重大意义,强化职业使命感,树立奉献社会的责任感和团队协作精神。

## 三、教学策略

中医全科医学课程教学应从以"教"为中心向以"学"为中心转变,强调"以学生为本"。为应对新时代对人才培养提出的新要求,应当完善课程教学资源,有机融入课程思政,重构教学内容,创新教学方法,开展多元化考核评价,提高学生的人文素养、中医全科医学理论知识水平和临床技能,培养学生的中医临床思维能力。同时,强化实践实训基地建设,建立"校内外"人才培养的联动机制,提高中医全科医学人才的培养水平。

（一）丰富课程教学资源

充分利用海量的课程教学资源,深入挖掘与中医全科医学相关的思政资源,整合成为具有中医全科医学特色的课程资源。在教学活动中全程融入家国情怀、医德医风、人文关怀等思政元素,润物无声地培养学生的制度自信、责任担当以及对基层的情感。完善多元化案例库建设,并注重更新维护。最大化发挥信息科技对教学的支撑作用,赋予在线课程趣味化、智能化的生长力。通过游戏通关式的学习体验,激发学生的学习兴趣。搭建课程资源分享平台,坚持开放共享的理念,形成相应的课程资源"校内外"分享机制,"以学生为中心"构建适用性更为突出的学习机制,充分满足学生的多元化学习需求。

（二）创新课程教学形态

1.重构教学内容

根据新医科对人才培养提出的新要求,课程教学内容紧密围绕岗位胜任力中的八大核心能力,即职业道德与素养、临床技能与医疗服务能力、医患沟通能力、疾病预防与健康促进、医学知识与终生学习能力、信息与管理能力、学术研究能力、团队合作能力,将课程教学资源整合重构为基础理论模块、社区常见病的中医全科医学照顾模块、社区实践模块,并优化教学策略,改革教学方法。

2.创新教学方法

（1）基础理论模块:学习掌握中医全科医学、中医全科医疗、中医全科医生等相关理论知识。教学策略是教师引导学生开展自主学习。可以借鉴当前的"互联网＋"教育理念,利用网络平台实现高校间教学资源及优质课程的互通,在教学实践中把网络信息技术与中医全科医学课程特点相结合,充分发挥网络平台优势,制订个性化的学习计划及方案,给学生提供与当前学习阶段相适应的文字、视频等辅助课程资源,以及临床医学文献、著作、病例讨论视频与讲座等海量的教学资源,辅助学生自主学习。积极开展慕课、翻转课堂等以拓展学生的学习空间。为学生提供个性化的自主学习方案,培养其自主学习能力,开拓其创造性思维能力,帮助学生储备丰富的知识,优化知识结构,培养学生终身学习的能力。具体做法是"课下"学生利用在线学习资源、人工智能辅助教学技术，自主学习知识，教师"线上"督导、"线下"答疑。这样可以加强师生"课上、课下"交流互动，帮助学生实现深层次的知识探究，形成高阶思维。

（2）社区常见病的中医全科医学照顾模块：基于新医科对人才培养提出的新要求，以岗位胜任力为目标，培养学生的医患沟通能力、健康教育能力，提升学生利用中医全科医学知识和技术处理社区常见病的能力。教学策略是典型案例＋SP教学法。学生们在CBL、PBL、SP等多元化案例讨论中，不断探索新的知识点。SP呈现典型社区疾病案例，可以更好地帮助学生融入情境，在实践中获得新知。此外，学生"课上"开展合作式学习，"课下"查找"线上、线下"资料，进行知识探究。

（3）社区实践模块：掌握社区常见病的中医全科医学诊疗方案，突出临床思维和人文素养。结合"六位一体"的工作实际，设置实践教学环节。教学策略是"校内＋校外"的实践学习或调研。在临床实训安排方面，除了在校内实训中心或模拟医院锻炼临床技能外，还需要分配一部分学时，或者通过暑期"三下乡"、寒假期间的社会实践等活动，安排学生到附近的社区卫生服务中心见习，也可以开展居民健康教育、社区中医药保健服务等活动。此外，安排学生到"校外"基地开展实践性活动，或者结合"线上"远程合作的实践教学。引导学生开展社区调研，使社区成为学生深化学习的大课堂。在掌握一定临床知识技能的基础上，提高学生对社区常见病的中西医诊断治疗、常见传染病的预防、居民中医药保健、慢性病康复、健康教育、健康档案建立等能力。

3.完善评价体系

以能力培养为导向，重建多元化考核评价体系，注重价值观、医学人文素养考核，实现评价内容、评价方法、评价主体的多元化。评价的方法包括过程性评价、形成性评价、终结性评价。评价的内容包括中医全科医学的基础知识、临床技能和思维能力、价值观、职业道德、沟通能力、团队协作能力等。评价的主体包括学生自评、学生互评、教师评价、SP评价等。

教学评价需建立在岗位胜任力的基础上，制定有效的过程性评价、形成性评价与终结性考核指标体系，及时监测及反馈学生学习中的问题，帮助学生提高学习效果。首先，注重采用平时考核、综合考试、客观结构化临床考试（objective structured clinical examination，OSCE）以及多元化的评价考核方式，综合评价学生的职业素质。其次，要完善教学评价标准，通过学生评价和大数据资源，对教学过程进行监测，实现教学工作的可量化与精确化评价。

在中医全科医学理论和实践教学活动中全面推行过程性评价、形成性评价与终结性评价。在临床实践过程中广泛开展操作技能直接观察法（direct observation of procedural skills，DOPS）和迷你临床演练评估，在专业技能考核中采用 OSCE 考核，在病史采集、体格检查等考试中应用标准化患者，全面、客观评价学生的中医全科临床思维、临床技能和职业素质。完善网络教学平台、网络题库和考试系统的功能，积极推行网络在线考试，加强课堂练习、课后布置作业、开展阶段测试等。此外，还要注重考试结果的分析与反馈。考试结束后，及时对考试结果进行分析，将结果反馈给学生、教研室、学院和教务处，使学生、教师和教学管理人员及时发现教学中的不足，总结经验，改进学习和教学方法。

（三）加强实践实训基地建设

在实践基地建设方面，首先要加强实践教学基地的遴选。社区教学基地应该遴选教学条件比较好的社区卫生服务中心、卫生监督所、疾控中心、妇幼保健院等，并且配备充足的中医全科医学的兼职师资。其次要提升实践实训基地的教学条件，加强对基地教学的监督与管理，规范师资培养，组建"高校-社区"联合教学团队。最后要建设"虚拟教研室"，建立"校内外"中医全科医学人才培养的联动机制。开展远程协作的中医全科医学人才培养，最大限度利用基地师资为教学服务，以满足学生社区专业实践的需要，并能有效指导学生掌握社区基本中医药服务技能。

## 四、教学改革与创新

"健康中国"建设需要大量优质卫生健康人才的支撑和保障，人民群众对于卫生健康有着高质量需求，从而推动了医学教育供给侧的结构性改革，"高质量"是新医科的应有之义。在中医全科医学课程的教学改革过程中，要始终以提高人才培养质量为目标，坚持"以学生为中心"，开展探究式学习，不断思考如何激发学生的学习兴趣，如何助力学生的自主学习，如何促进学生能力的发展；着力培养学生"珍爱生命、大医精诚"的救死扶伤精神，引导学生将预防疾病、解除病痛和维护群众健康权益作为从医的神圣职责；实现素质教育与专业教育的有机结合，增加学生所学知识的深度和广度，激发学生的创新思维；加强对学生交流沟通能力的培养，提升学生的团队合作能力；加强对学生职业能力的培养，提升学生促进健康和解决临床实际问题的能力、批判性思维能力、信息管理能力以及终身学习能力。

（一）发挥中医优势，践行守正创新

中医全科医学课程教学应该立足于基层中医药的发展，以培养中医全科人才为目标。首先要厘清全科医学与中医学的关系，坚持"全科医学的中国特色"和"中医学的全科特色"，创新中医全科人才的培养理念。在中医全科人才培养过程中，强调理念上的整体性、服务方法上的多样性、服务内容上的全面性、服务技能上的适宜性，只有坚守住全科的"根"，中医发展才能"枝繁叶茂"。同时，要培养医学生深厚的中医经典功底，建立传统中医思维，还要协调传统中医和现代医学的关系，借助全科医学的优势，把中医继承好、发展好。教师应该强化新医科提出的"全过程、全人群、全方位"的"大健康理念"，努力实现全科医学和中医学理念上互鉴、内容上互融，培养学生全方位的健康思维。

中医全科医学应当着重培养医学生用中医全科医学的理念和方法解决社区常见健康问题的能力，在全科医疗中发挥中医特色是全方位和全周期保障人民健康的重要抓手。中医全科医学教育承担着培养全生命周期、全人群健康服务和管理、疾病预防和控制人才的责任，只有守住中医的"正"，守住全科医学的"正"，才能有创新。

（二）重构教学内容，突出人文情怀

应以提升岗位胜任力为目标，以学生的发展为导向，对教学内容进行整合重构，在原有的中医全科医学课程教学内容的基础上，突出中医全科医学思维，强化实践实训学习，重点培养学生解决社区常见健康问题的能力，以适应新医科对医学人才培养的需求。

中医全科医生除了需要掌握一般的专业知识外，还要提高人文素养。要加强职业道德教育，提升学生的人文关怀能力，纠正"重临床，轻人文"的思想。要了解学生的真实想法，充分挖掘课程的思政资源，找到课程教学内容与价值观引领的结合点，定期举办专题讲座，引导学生正确认识我国医疗卫生工作的重要地位和自己肩负的责任，激发学生的学习热情，培养使命感以及坚定为基层医疗服务的决心。发挥课程优势，立足"健康中国"，着力培养学生全方位、全周期健康服务的态度、知识和能力。围绕中医特色、大医精诚，指导学生理解中医全科属性，把握中医思维特点。强化医学本位，拓展医学国际发展趋势、医改目标方向、医学使命担当等内容，激发学生的学习兴趣和献身医学的精神。同时，将当前政治、经济、社会热点问题与全科领域内重点关注的问题进行创新融合，帮助学生建立与基层的情感联系。教师要进行正确引导,帮助学生树立正确的人生观和价值观,建立和谐的医患关系,具备良好的医德医风。

（三）创新教学模式,适应岗位需求

应注重在全方位、全周期健康服务中发挥中医特色,培养学生的中医全科医学理念和思维,构建符合全科医学特色的、适应新医科人才培养需求的教学新模式和新方法;"知识＋思维＋能力"并重,开展多维度、多层次的学习实践,培养学生的自主学习能力和高阶思维能力,提升其解决社区常见健康问题的能力。

结合传统教学与现代教学技术方法,积极推行"以学生为中心"的课堂教学模式。采取情景参与式教学、案例式教学、讨论式教学等方法,结合数字化网络平台,建设高质量的慕课、微课程和翻转课堂,构建"教与学""学与练""线上和线下"相结合的开放式教育模式,以提高教学效果。组建科研兴趣小组,开展"以任务为驱动、项目为导向"的科学研究活动,强化专业基础知识,提高学生的动手操作能力,促进学生知识、素质、能力的协调发展。

（四）丰富课程资源,融合多元方法

丰富课程资源,构建并完善教学案例库。中医全科医学案例库能为案例教学提供基本的教学资料。高质量的案例教学依托于高质量的案例库,只有拥有量足、质优、符合中国实际的中医全科医学案例库,才能实施行之有效的案例教学。中医全科医学案例不仅要有鲜活的"中国故事",还要对全科临床实践进行总结,对其进行理论解读、剖析和创新,从而形成强有力的经验借鉴和启发效应。同时,通过建立共建、共享机制,实现案例库之间、高校之间、基层医疗机构之间的交流和共享,增强案例库的时效性和覆盖性。

创新课程教学模式,突出以学生的学习为中心,以问题为导向,以兴趣为切入点,强化其自主学习能力。课堂教学加入情景模拟,融合 PBL、角色扮演等形式;实践教学引导学生走进社区,了解基层群众的健康需求,使学生具备从事社区卫生服务的基本能力。

（五）重视实践能力,强化技能考核

作为社区居民健康的守门人,中医全科医生必须具备扎实的综合临床实践技能。中医全科医学教育必须注重对全科医学生临床技能的培养,增设早期临床实践培养计划,合理安排学生到社区卫生服务中心、乡镇卫生院等基层医疗机构进行临床实践,开展以大卫生、大健康理念为导向和以疾病预防为核心的学习指导及危急重症急救技能训练。这样不仅可以促进基础与临床、理论与实践的早期结合，使学生在实践中逐步形成临床思维能力，而且可以培养学生的人际沟通能力以及对医疗卫生事业的情感、团队精神和社会责任感。为强化临床技能和实践操作技能，需要构建科学的临床技能考核体系和评价体系，开展临床基本技能多站式综合考核与评价。积极引导、鼓励全科医学生参加各级各类临床技能竞赛，激发学生的学习兴趣，提升学生的实践能力、创新能力和综合素质。

（六）加强师资培训，助力人才培养

中医全科医学师资队伍综合能力的提高是开展高质量中医全科医学教育的根本保障。当前，临床医学专职教师是开展全科医学人才培养的主要力量，部分附属医院的医生在高校担任了兼职教师。但是，无论是专职教师还是兼职教师，都缺乏全科医学方面的教育培训，缺乏全科医学的教学理念与思维。全科医学相对专科医学有着自身独特的观念和方法，而且基层医疗机构的工作内容同综合医院专科相比有着很大不同。因此，应根据人才培养的要求开展中医全科医学的教师队伍建设，安排教师参加专业化培训，并加强全科医学人才的引进，完善教师队伍。

应多渠道加强全科医学师资队伍建设。一是建设多元化中医全科教学团队，满足中医全科人才培养的特殊需求。以学校专任教师、附属医院一线兼职教师、社区卫生服务中心带教老师组成多元化的中医全科教学与研究团队。根据学校规范社区带教教师的选拔机制，严格制定全科医学教学团队的准入标准。学校协助基地全面加强师资培训，临床培训基地管理人员参与、指导社区实践培训计划的落实与实施，指导和督查社区教学基地中医全科医学日常教学等工作，鼓励附属医院的全科师资进入社区教学基地，以教学门诊、教学查房、全科沙龙等形式开展中医全科医学教育，同时示教并指导社区师资，切实提高其带教能力。二是有计划地定期开设培训班。由大学和附属医院的优秀临床医生担任主讲教师，分阶段集中进行培训，定期下沉到附近社区医疗机构，重点在于全科观念、思维方式的转变和社区医疗技能的训练。注重教学规范、教学方法与手段的跟进培训，注重学科新理论、新进展的更新培训，注重教学新理念、教改新目标、教学管理新规定的拓展培训。同时，在基层长期工作的社区医生虽然临床经验丰富，但是大部分社区医生的带教能力有待加强。对于这部分兼职师资力量，应开展相关培训，使其掌握中医全科医学的理论和方法，提高其教学能力,打造一支专业的兼职师资队伍。三是定期开展教学检查和教学督导。学校教学检查组和督导团专家定期到各实践实训基地开展示范性讲课和示范性教学查房活动,或组织听课并进行详细讲评,不断完善师资队伍建设。四是借助全科医生临床培养基地国家级平台,开展统一模式、统一准入、统一考核的全科住院医师规范化培训,扩大全科医学师资队伍。

(七)完善管理体系,保障教学质量

构建完善的中医全科医学教学质量和监控体系是实现教学同质化和中医全科医学人才培养目标的重要保障。为建立健全教学质量监控体系,培养符合岗位需求的高素质中医全科医学人才,高等医学院校应成立教学质量监控与评估中心,并组建校院两级教学督导团,采用教育测量、教学督导、教学检查、教学评价、教学评估五法并举的质量监控形式,确定教学实施过程、教学条件、教学结果三面兼顾的监控内容,以各个教学环节质量标准为依据,对各教学环节实施实时、全程的管理和监控。同时开展职能部门与督导专家、定期定点监控与不定期随机抽查、全面检查监控与专项分散监控三结合的策略,对教学资料、教学内容、病历质量、科室轮转时间、基层医疗常见病种的技能操作、服务态度和医患沟通等多个环节进行全面的质量评估,保证教学质量。需要强调的是,必须加强对实践实训基地带教师资临床带教工作的督导、监控及考核,确保实践教学的质量。

## 五、教学成果推广

近年来,我国高等医学院校持续进行中医全科医学课程的教学改革和实践,积累了丰富的中医全科人才培养经验,取得了丰硕的成果。优秀教学成果的推广应用具有启迪智慧、共创未来的重要意义。通过成果推广与应用,可以实现资源的有效互通,促进教育生态的整体优化与高质量发展。同时,优秀成果的复制推广,又能够不断激活创新资源,培育壮大自身发展的新动能。

教学成果推广由一校到多校、由点到面、由典型性到普遍性,辐射、移植、落地、生根,有利于成果得到反复验证和创新实验,在因地制宜的推广辐射中,不断赋能增值、迭代升级。教学经验和成果可以通过以下途径进行推广:第一,通过一流课程、精品课程、中国大学慕课、智慧树等在线课程平台进行应用推广,发挥课程的示范与辐射作用。第二,通过学术会议交流、发表学术论文,使教学改革方法和人才培养模式得到推广和应用。在成果推广使用中,可以根据不同高校的特点,采用"一校一策"的个性化方案。第三,通过编写课程教学策略与方法的专著,扩大课程改革成果的影响力和辐射力。第四,通过建设"虚拟教研室"、打造在线课程资源网站,建立相应的课程资源校内外分享机制,为学生开展自主探究学习提供网络资源,并通过微信公众号、QQ 公众号等平台,促进其应用推广。第五,高等医学院校教学团队还应积极同其他兄弟院校交流,提高新理念、新方法在全国高等医学院校的影响力及辐射力。

(王晓妍)

# 第四章  课程思政教学实践

2016 年,习近平总书记在全国高校思想政治工作会议上强调,要坚持把立德树人作为中心环节,把思想政治工作贯穿教育教学全过程,实现全程育人、全方位育人,努力开创我国高等教育事业发展新局面。[①] 2020 年教育部印发的《高等学校课程思政建设指导纲要》提出,全面推进课程思政建设是落实立德树人根本任务的战略举措,帮助学生塑造正确的世界观、人生观、价值观。对于医学类专业课程,应在课程教学中注重加强医德医风教育,在培养精湛医术的同时,教育引导学生始终把人民群众生命安全和身体健康放在首位,尊重患者,善于沟通,提升综合素养和人文修养,做党和人民信赖的好医生。加强中医全科医学课程的思政教育不仅能充分发挥全科医学课程的育人作用,而且能提升高校毕业生对全科医学职业认识的深度和广度,提升学生全科医学职业信仰,为基层医疗培养技术精良、品德高尚的全科医学人才。

## 一、课程思政与中医全科医学教学

2019 年 3 月 18 日,习近平总书记在主持召开学校思想政治理论课教师座谈会时强调,用新时代中国特色社会主义思想铸魂育人,引导学生增强中国特色社会主义道路自信、理论自信、制度自信、文化自信,厚植爱国主义情怀,把爱国情、强国志、报国行自觉融入坚持和发展中国特色社会主义事业、建设社会主

---

① 参见习近平:《习近平谈治国理政(第二卷)》,外文出版社 2018 年版,第 376 页。

义现代化强国、实现中华民族伟大复兴的奋斗之中。①

立德树人是教育的根本任务。贯彻落实习近平总书记关于教育的重要论述、全国教育大会精神以及中共中央办公厅、国务院办公厅《关于深化新时代学校思想政治理论课改革创新的若干意见》，要把思想政治教育贯穿人才培养体系，全面推进高校课程思政建设，发挥好每门课程的育人作用，提高高校人才培养质量。教育部《高等学校课程思政建设指导纲要》指出，全面推进课程思政建设是落实立德树人根本任务的战略举措，必须将价值塑造、知识传授和能力培养三者融为一体、不可割裂，要寓价值观引导于知识传授和能力培养之中，帮助学生塑造正确的世界观、人生观、价值观，这是人才培养的应有之义，更是必备内容。这项战略举措，影响甚至决定着接班人问题，影响甚至决定着国家长治久安，影响甚至决定着民族复兴和国家崛起。

抓好思想政治理论课的改革创新，是新时代我国教育事业发展的重要使命。课程思政教育理念作为贯彻"三全育人"的重要手段，作为高校思想政治教育工作的重要抓手，在推动思想政治理论课改革创新中显得尤为重要，能进一步增强思想政治理论课的思想性、理论性、亲和力和针对性。

（一）课程思政的内涵与外延

2016 年 12 月，习近平总书记在全国高校思想政治工作会议上发表重要讲话。他强调："要坚持把立德树人作为中心环节，把思想政治工作贯穿教育教学全过程，实现全程育人、全方位育人，努力开创我国高等教育事业发展新局面。""要用好课堂教学这个主渠道，思想政治理论课要坚持在改进中加强，提升思想政治教育亲和力和针对性，满足学生成长发展需求和期待，其他各门课都要守好一段渠、种好责任田，使各类课程与思想政治理论课同向同行，形成协同效应。"②这是党中央在新形势下针对思想政治理论课提出的具有重大指导意义的原则和方针，也对明确高校思想政治理论课和其他课程之间的关系提出了新的具体要求。

思想政治教育是学校德育的重要组成部分，是进行马克思主义、共产主义思想和社会主义核心价值观教育的主渠道，是对大学生进行理想、信念、世界观、人生观与价值观教育的重要途径与手段。课程思政是高校思想政治教育教

---

① 参见习近平：《习近平谈治国理政（第三卷）》，外文出版社 2020 年版，第 329 页。
② 习近平：《习近平谈治国理政（第二卷）》，外文出版社 2018 年版，第 376～378 页。

学改革的内在要求,其核心在于挖掘不同学科和专业课程的思想政治教育资源,建立有机统一的课程体系,形成全学科、全方位、全功效的思想政治教育课程体系。课程思政是通过运作整个课程(而不仅仅是思想政治理论课程),在全员参与下(而不仅仅是思想政治理论课教师),对学生予以全方位、全过程的思想政治教育的活动与过程。构建高水平人才培养体系,必须将思想政治工作体系贯通其中,必须抓好课程思政建设,解决好专业教育和思政教育"两张皮"的问题。课堂教学是教书育人最重要的途径,知识传授与价值引领是育人的基本实现形式,也是学校最具效能的实现形式。在教育教学中,既要注重在价值传播中凝聚知识底蕴,又要注重在知识传播中强调价值引领,突出显性教育与隐性教育相融通,实现"思政课程"向"课程思政"的创造性转化。课程思政不是增开一门课程,也不是增设一项活动,而是将高校思想政治教育融入课程教学和改革的各个环节、各个方面,实现让立德树人"润物细无声"的目标。

课程思政应包含以下要点:在坚持以传统思政课程为核心的基础上,结合各高校的办学特色,通过教育内容和模式的改革与创新,拓宽思想政治教育的渠道,将思想政治教育渗透到其他课程中去,实现全员育人、全过程育人、全方位育人。简言之,就是围绕"知识探究"和"价值引领"相结合的课程目标,发掘专业课思想政治教育资源,深入挖掘各类专业课的思想政治教育元素,适时融入中华优秀传统文化,实现价值引领、知识探究、能力建设、人格养成"四位一体"的人才培养目标。

高校思想政治理论课是对大学生进行社会主义核心价值观教育的核心课程,是显性课程,在大学生思想政治教育中发挥价值引领作用;综合素养课程(通识教育课、公共基础课等)和专业教育课程则是隐性课程。我国高校课程思政的实践可能还存在两种误区:一是将课程思政简单地理解为道德与价值观知识的传授,主要强调"教"的作用,一厢情愿地认为学生思想政治素质的生成与发展是"教"的结果,而不是通过教育者的指导与帮助,在课程的作用下内化的结果;二是片面追求所谓的学科知识的"客观、中立与价值无涉",遮蔽了学科知识所蕴含的精神价值,造成知识传播与价值引导的疏离。因此,从课程思政的外延上而言,实施课程思政还应明确以下三个重点。

首先,就定位而言,课程思政的理念需要课程作为载体,成为专业课教学的一种模式。具体而言,课程思政是依托课程这一载体,以隐性教育的方法,将思想政治教育的原则、要求和内容,与课程设计、教材开发、课程实施、课程评价等有机结合起来的一种思想政治教育形式。它不仅仅在于将思想政治教育的原则、核心内容与要求融入课程教学之中，更在于在思想政治教育原则指引之下对专业课程进行深度开发，充分挖掘和激发其中的思想政治教育内涵，科学规划和有序开展思想政治教育，有效地推动思想政治教育活动，最终实现高校思想政治教育、通识教育、专业教学的融会贯通，充分将思想政治教育的浸润作用与知识传授中的主流价值引领相融合。

其次，就目标而言，课程思政应与思想政治理论课同向同行。习近平总书记在全国高校思想政治工作会议上指出：使各类课程与思想政治理论课同向同行，形成协同效应。[①] 一方面，思想政治理论课是思政育人体系中不可或缺的一部分（也有界定为核心的部分），发挥着主渠道作用。但是，思想政治理论课是有边界的，这种边界在某种程度上影响了思想政治理论课育人功能的发挥。课程思政理念的提出，就是对这种边界的有效补充。另一方面，从培养学生的思维方式和创新能力方面而言，高校要培养社会主义建设者和可靠接班人，不仅要讲政治、讲立场，还要讲能力、讲智慧、讲德才兼备。新时代，中国在世界舞台上将扮演更加重要的角色，意味着需要国际化的人才培养，这要求人才培养必须要有新的理念、思维方式，要有适合全球化进程的创新能力等。课程思政在一定程度上弥补了思想政治理论课的相对不足之处。教育部《高等学校课程思政建设指导纲要》要求紧紧抓住教师队伍"主力军"、课程建设"主战场"、课堂教学"主渠道"，让所有高校、所有教师、所有课程都承担好育人责任，守好"一段渠"、种好"责任田"，使各类课程与思政课程同向同行，将显性教育和隐性教育相统一，形成协同效应。因而，推动课程思政与思想政治理论课同向同行，能够有效实现合力育人、全员育人、全过程育人。

最后，就方法论而言，把思想政治教育的相关内容渗透到学生的生活、学习、工作和实践中，使其在无意识状态下潜移默化地接受教育。因此，课程思政往往采取隐性的形式，渗透于专业课的教学过程当中，学生于潜移默化中接受主流价值观念的熏陶。课程思政要求教师不仅要有丰富的专业知识储备，而且要牢记课程育人的根本任务，在课程教学的过程当中运用恰当的方法将专业知识与思想政治教育的内容联系起来，在专业知识的传授过程中关注学生的情感反应，用教师的人格魅力与渊博学识活跃课堂气氛，让学生在行为体验与情感

---

① 参见习近平：《习近平谈治国理政（第二卷）》，外文出版社 2018 年版，第 378 页。

体验中产生共鸣,让知识的传授更有温度,在潜移默化中提升教学效果,实现思想政治教育"润物细无声"的效果。当然,将思想政治理论课的内容通过隐性的形式贯穿于其他课程的教学当中,目的在于扩大思想政治理论课的影响力,并不是要削弱思想政治理论课在整个思想政治教育体系中的地位与作用,应该坚持思想政治理论课的主体地位不动摇。思想政治理论课仍是引领主流价值观的中流砥柱,坚持思想政治理论课的主体地位,实质是坚守社会主义意识形态的主阵地,始终服务于党和国家的发展目标。

(二)课程思政建设在高等教育中的价值

课程思政理念的提出是改进和加强高校思想政治工作的需要,对于落实教书育人的主体责任,确保全员、全过程、全方位育人要求的实现具有重要的推动作用,也有助于全面提高高校思想政治工作的水平和质量。在高等教育中加强课程思政建设,可以强化政治引领、壮大育人力量,对塑造大学生的世界观、人生观、价值观具有重要的作用。

1.强化政治引领

课程思政是强化党对青年学生政治引领的有效途径。党对青年学生的政治引领是指党引导广大青年养成听党话、跟党走的政治自觉。课程思政有助于强化党对青年学生的政治引领,主要体现在以下几个方面。

第一,形成政治认同。政治认同是指社会成员对政治观点、立场与行为的赞同态度。课程思政有助于青年学生形成政治认同。它可以从多学科中获取资源,从多角度提供生动典型案例以及多样丰富的数据,帮助学生在具体的、科学的数据和事例中认识党的理论方针的必要性、正确性,从而树立正确的价值观,达成政治共识。

第二,炼就政治"慧眼"。当前学生所处的思想环境充满挑战,面临着思想意识多样化、价值追求物欲化、舆情汇聚网络化、社会思潮聚集化等复杂问题。文化多元主义、历史虚无主义与民粹主义等多种社会思潮潜藏于学生周边,侵蚀着学生的思想健康。面对如此形势,不仅需要外在力量进行引导,而且需要学生在内在政治素养方面下功夫,提高政治辨别力,树立正确的政治是非观。课程思政具有潜移默化塑造学生政治素养的功能。它帮助学生从专业视角、微观视野切换到政治视角、宏观视野来审视问题,提高了学生的政治敏锐性;通过将"读万卷书"与"行万里路"结合起来,用理论指导实践,提升了学生的政治辨别力;通过关注学生的政治立场、政治选择等内在气质性、根本性问题,潜移默化地塑造了学生的政治是非观。从这个角度而言,课程思政具有炼就学生政治"慧眼"的功能。

第三,强化政治担当。从根本上来说,课程思政服务于"两个大局"的宏观视野、"后继有人"的长远事业、"民族复兴"的伟大目标,关乎党的事业兴衰成败,是对"为谁培养人、培养什么人、怎样培养人"问题的具体回应。其目的在于培养学生形成具有硬骨头、铁肩膀、真本事以及敢担当的政治自觉,肩负起为党奉献、为国分忧、为民造福的政治担当,肩负起人人有责、人人负责、人人尽责的责任担当。从这个角度而言,课程思政还具有强化学生政治担当的功能。

2.壮大育人力量

课程思政要求所有教师同向同行,所有课程深讲思政内容。这有利于整合育人资源,汇聚育人力量,建构一体化的育人格局,对青年形成正确的价值观具有积极的意义。

第一,有利于整合育人资源。传统课程结构育人资源分散,各学科之间缺乏有效的信息沟通,容易出现各自为战、单打独斗的问题。课程思政主张充分挖掘各门课程以及科研、教学、管理等各个环节的育人资源。这有利于终止专业课程育人偏移失位,思政内容与专业课程联系不够紧密,育人资源在两个课堂上分配不均的情况,进而将散落于各门课程的思政资源统合起来,实现思政课堂与专业课堂资源共享、优势互补、同频共振。

第二,有利于汇聚育人力量。课程思政以立德树人为出发点,触发全体教师协作育人的意愿。它可以突破传统思政教育供给的单一渠道,转化为多渠道共同参与。它主张全体教师发挥"引、领、扶、推"四个方面的作用,打造汇集校园领导力量、服务力量、思政力量于一体的育人队伍。它主张搭建汇集各门课程、各个阶段、各个部门的合作平台,壮大了育人力量。

第三,有利于形成多方联动的育人格局。思想政治工作是一项复杂的工程,需要整体规划,多部门协作完成,而不能像一盘散沙,各方面各行其是。课程思政主张以育人为主线,搭建校党委统一领导、党政齐抓共管、各部门积极配合、马克思主义学院深度参与、各学院具体落实的院校两级联动的工作体系,共创学科交叉、机制耦合、资源共享、人员互助与信息互通的育人格局。这一育人格局纠正了传统片面化、单向度化的育人模式,实现了育人主体从"单"转向"全",育人过程从"分"转向"合",育人空间从"点"转向"体"的变化。

（三）课程思政建设助力中医全科医学课程教学改革

中医全科医学是以中医学为核心理论,融合了全科医学、社会医学等其他学科的研究成果而形成的一门具有丰富理论依据和实用价值的学科。中医全科医生秉承"以人为中心"的医疗服务理念,为广大居民提供长期性、综合性、整体性、可及性的健康照顾,被称作居民健康的"守门人"。而中医全科医学人才作为我国居民健康的"守门人",肩负着基层全民医疗保障的重任,其培养模式改革是医学教育改革的重中之重。

《"健康中国 2030"规划纲要》提出建设"健康中国"的根本目的是实现全民健康。《国务院关于建立全科医生制度的指导意见》指出:全科医生作为社区医疗骨干,主要是为社区和基层医疗机构提供保健、康复、健康服务等,保障城乡居民的健康。实施"健康中国"战略离不开全科医生的保障作用。教育部、卫健委发文指出,培养医学人才,不仅要重视医疗技术,还要将德育和人文素质培养列为教育的重要内容;并提出"以多种形式开展文化素质教育",以提高医学生理解文化价值的能力等。这就要求在中医全科医学生的教育中,不仅要培养其精湛的医学知识和娴熟的临床技能,还要注重对医学人文胜任力和医患沟通力的培育,强化医德医风教育,强调医学职业的利他性和奉献精神,培养其家国情怀和社会责任感。中医全科医学强调"以人为本"的理念,而这也是课程思政的立足点,两者共同的价值导向为其相互融合提供了可能。

同时,课程思政注重资源整合和利用、育人方式多样、教学资源丰富,助力中医全科医学课程教学改革。

1.优化教学理念,促成教育合力

课程思政强调从宏观层面统筹、整合各要素资源。通过对思政工作的组织架构、教师队伍、考核方式等方面的整体改革与系统优化,实现全员、全过程、全方位的"三全育人"理念。2017 年年底,教育部印发的《高校思想政治工作质量提升工程实施纲要》提出要"充分发挥课程、科研、实践、文化、网络、心理、管理、服务、资助、组织等方面工作的育人功能,挖掘育人要素,完善育人机制,优化评价激励,强化实施保障",将"大思政"教育观拓展深化为"十大"育人体系。

中医全科医学是以中医学为核心理论,融合了全科医学、社会医学等其他学科。课程思政强调全课程参与,整合了各门课程丰富的教育资源,且与中医全科医学的学科整合性存在很多的交叉点,可共享丰富的资源库,避免教育资源的重复建设。课程思政对各类教育资源的整合和利用,为中医全科医学的教育提供了新的教学思路。

2.创新教学方式,提升教学效果

课程思政要求在更新教学理念的同时也要不断创新教学方式和手段,形成多手段、多场域、多层面相互作用、相互影响的合力效应。在不断教学探索中,思政教育形成了多样的育人方式。

首先,课程思政蓬勃发展。习近平总书记强调,各门课程在种好自己"责任田"的同时,要实现与思政课的同向同行、协同发展。[1] 思政教育不能局限于政治理论课,其他课程都应致力于提炼出课程中蕴含的爱国情怀、社会责任、文化自信、人文精神等价值范式,使学生在认知、情感和行为方面有正确的方向。

其次,网络媒体在思政教育中的作用日益凸显。网络的飞速发展极大丰富了思政教育的教学内容、教育形式以及教育载体,视频、动画、微博、微信公众号等使思政教育更富有吸引力和感染力。思政网络平台的构建进一步强化了师生之间的互动,使思政工作更加日常化、生活化,网络载体与课程载体之间实现了有效联动。

最后,社会实践等隐性教育活动优势显著。研究显示,与传统的课堂听讲、阅读等被动学习方式比较,讨论、实践等主动学习方式的内容留存率大大提升,充分发挥学生主动性的教学效果更好。思政课教学早已突破理论课堂的局限,发展出内容丰富、形式多样的实践教学活动。

3.丰富教学资源,拓展育人素材

经过多年的课程教学,思政教育积累了大量的教育资源。政治理论课作为高校的必修课,涵盖了近现代以来世界和中国的经济、政治、文化、社会、外交等发展情况,授课时间长,涉及内容广。虽然每门课程的授课重心有所不同,但都积淀了大量优秀的案例、视频等教学资料,这些生动鲜活、贴近学生生活的素材,蕴含着丰富的人文知识,不仅增强了学生的学习兴趣,而且提升了学生的人文素养。如在讲授马克思主义基本原理概论和中国近现代史纲要两门课程的时候,马克思、恩格斯为全人类解放事业奋斗终生的理想信念,无数英烈为中国革命和建设事业献出宝贵生命的奉献精神,都是青年学生学习的榜样;在讲授毛泽东思想、邓小平理论和"三个代表"重要思想概论课程时,可以围绕"当今世界和新时代的中国需要什么样的医务工作者?""医务工作者的职业精神有哪

---

① 参见习近平:《习近平谈治国理政(第二卷)》,外文出版社 2018 年版,第 378 页。

些?"等问题展开讨论。丰富的素材拓展了教学思路,在讲授过程中,教师只要稍加引导,就可以达到潜移默化、润物细无声的教学效果。

此外,医学人文教育与政治理论课存在很多交叉点,开发共享资源库,可以有效避免教育资源的重复建设,促进教学资源的整合和共享。如医学哲学、卫生经济学与马克思主义基本原理,思想道德修养与法律基础同医学伦理学、医患沟通、卫生法学,中国近现代史纲要与医学史等课程具有很多可以共享的教学资源。

## 二、中医全科医学课程思政育人维度及重要元素

中医全科医学课程中蕴含着丰富的课程思政元素,课程思政教学着重体现和强化的思政维度主要有:家国情怀、文化自信、制度自信、人文精神、医德医风、科学精神、团队精神。

(一)中医全科医学课程思政育人维度

1.家国情怀

家国情怀源于中国古代社会的"家国同构"思想,根植于人民心中,同时也孕育了包括爱国主义、以德治国和依法治国等在内的思想精华。

"家国"指的是国家。"情怀"是指人有某种感情的心境,主要是表达人的情感,更多的是一种肯定的归属感及认同感。古代时期的家国情怀可以总结为"家国同构",表现为"家是小国,国是大家",其本质和核心是"忠孝一体",是封建社会人们交往的道德规范和基本准则。近代时期的家国情怀可以概括为"救亡图存",表现为反对外来侵略和内部封建统治,其本质和核心是"爱国精神",是中华儿女在国难面前的爱国情感、民族自信和眷顾家人的情操。新时期的爱国情怀内容更为丰富,不仅批判性地继承了以往时代的内容,而且更加强调家庭、民族与国家命运的紧密联系,致力于实现爱家与爱国的统一,表现为个人对国家、民族的责任感和使命感,是个人对祖国、民族的强烈认同感以及对家庭和睦、国家富强的美好追求。作为社会主义建设的后备军,广大的青年大学生生逢其时且肩担重任,任重而道远,更要厚植家国情怀,激发使命担当。高校作为青年大学生的学习基地,也要做好家国情怀的培育工作,要更好地将家国情怀培育融入大学生思想政治教育工作之中。

家国情怀是新时代大学生家国一体的情感在灵魂深处的共识,是个人基于

最初的血缘或地缘形成的对命运共同体的归属感与责任感,表现为个体成员对家庭宗族的身心依附、对故土山河的眷恋守护、对传统文化的认同承续、对家国民族的责任担当。家国情怀中蕴含的乡土文化是乡村社会中民众长期共同生活所形成的独特而稳定的生活方式和价值观念体系,在规范和引导个体与家庭、家族、社区、国家关系方面发挥着重要作用。乡土文化所蕴涵的个体对家庭、社区(村庄)的归属感、责任感、认同感、使命感,与全科医学"以家庭为单位、以社区为范畴"具有一定的相通性。

家国情怀是一个人对自己国家和人民所表现出来的深情大爱,是对国家富强、人民幸福所表现出来的理想追求,是爱国主义精神产生的伦理基础和情感状态。我们每个人要把自己的人生理想与价值追求融入国家繁荣和社会进步的滔滔洪流之中,担当起时代赋予的使命,为实现中华民族伟大复兴的中国梦而努力奋斗,努力实现自己的个人理想和社会价值,以此引导同学们认同全科医生的工作,与全科医生密切合作,更希望他们毕业后能选择从事全科医疗服务,并把全科医生作为自己的终身职业。

2.文化自信

习近平总书记在党的十九大报告中指出:文化是一个国家、一个民族的灵魂。文化自信是一个国家、一个民族对自身文化价值的高度肯定,对自身文化生命力的坚定信心。文化自信是更基础、更广泛、更深厚的自信,是更基本、更深沉、更持久的力量。

中医药文化是中华民族优秀传统文化中体现中医药本质与特色的精神文明和物质文明的总和,有着深厚的历史文化渊源和广泛的群众基础。伴随着中华民族伟大复兴的历史进程,在全面建设中国特色社会主义的时代背景下,中医药文化在推进中医药事业和产业发展、提升人民医疗卫生健康水平、继承和弘扬中华优秀传统文化等方面发挥着重要作用,并向全球公共卫生事业贡献了中国智慧、中国方案。中医药文化自信源于对符合人类社会发展一般规律的中医药理论体系、中医药发展历史和中医药现实作用的认同和确信。

中医药遵循整体观念,把人的生命整体作为研究对象,并将人和人生存的外部环境看作一个有机整体。人体作为一个整体和环境整体中的一部分,其运转会同时受到内部和外部多种因素的影响。想要维持人体有序的运转,即保持健康,就需要达到人自身内部和人与外部环境相互作用下的动态平衡状态。一旦这种平衡状态被打破,内外部系统各要素之间的整体协调性将不复存在,人体就会出现疾病风险。正是因为这种整体观念,中医药在疾病防治中不是单纯地、孤立地"治病",而是将治疗对象看作一个整体以及外部环境整体中的一个部分来"治人"。所以,中医药的诊疗过程会充分考虑到人体各项生理功能的综合影响以及自然环境、社会环境对人体的影响,从中找出破坏系统平衡的要素,然后通过对系统的协同改善,使个体内部、人与环境之间重新恢复平衡。可见,中医药学本质上是"人的科学"而非"病的科学",它从宏观角度勾画出了现代"生物-心理-社会"医学模式的基本框架。在整体观念的引导下,中医药坚持"辨证论治",认为受到内外环境综合作用影响的个体身体状态变化是具有特殊性的。因此,每个病例都需要辨清疾病病因、病性、病位及发展趋势变化等临床诊疗依据,在此基础上确定个性化的诊疗方案,实现认识疾病和解决疾病过程的辩证统一。无论是整体观念还是辨证论治,它们都蕴含着"以人为本"的文化内涵,将健康与疾病之本定位于人,从人出发、因人而异,为人的生命健康以及人与自然的和谐共生提供保障。

中医药是世界医药史上古老伟大的成果之一。从我国的医药发展史来看,早在几千年前中华民族先辈就在日常饮食与劳动中逐步掌握了使用大自然中的动物或植物来消除病痛的方法和技能,形成了中医药"药食同源"的传统。在中华文明绵延不绝的文化传承体系之下,中医药的发展也呈现出不间断的继承延续态势,除了动植物入药外,陆续创造了以针灸、按摩为代表的中医治疗方法。我国在春秋战国时期已经形成了中医诊疗的基础理论,《黄帝内经》的问世标志着中医药理论体系框架的初步形成,后续历代中医药典籍层出不穷,在中医药理论和实践不断发展的同时形成了"大医精诚"这一引导历代医家的中医药文化核心价值。从世界医药发展史来看,早在秦汉时期,中医药就传入了亚洲的多个国家;随着对外交流的增加,中药材不仅远销欧洲,还有大量海外人士被派往中国学习中医药。《马可·波罗游记》中就记载了大量中国药材被商人转运至非洲等地的情况;《本草纲目》则在 17 世纪被翻译为多国文字传播至海外,向世界传递中医药的重大成果。在这个过程中,虽然曾经遭受到了"西学"的强烈冲击甚至被否定,中医药文化仍然延续传承了下来,并走上了创造性转化和创新性发展之路。中国特色社会主义进入新时代,国家"强起来"更需要我们坚定文化自信,尤其是以中医药文化为代表的优秀传统文化,这既是对历史的传承,也是对时代的回应。

党的十八大以来,党中央一直把中医药工作摆在突出位置,全国中医药大会的召开和《中共中央、国务院关于促进中医药传承创新发展的意见》的发布将中医药的地位提到了前所未有的高度，《"健康中国 2030"规划纲要》的发布更加明确了中医药发展的重点任务，开启了新时代中医药文化发展的新篇章。几千年来形成并发展的天人合一、整体观念、辨证论治、养生保健、复方治疗等理念，对应的正是当下卫生健康领域中的系统科学、精准医疗、预防医学等专业。当下，我国居民日常健康医疗保障离不开中医药，2020 年统计数据显示全国中医类医疗卫生机构总数达 72355 个，中医药卫生人员总数达 82.9 万人，中医类医疗卫生机构总诊疗人次达 9.2 亿。中医药文化的动态生命观、养生理论与临床实践、"治未病"的早期干预思想配合诊疗服务，在为人民群众提供全方位、全周期健康服务中发挥了突出优势。随之而来的是中医药产业整体发展进入"快车道"，一批民族品牌以质量取胜快速提升了市场知名度，共同致力于满足人民群众的健康需求。中医药事业的整体发展，让更多的人开始认识中医、了解中医、信任中医，让中医药文化的生命力愈发强劲。

除了保障人民群众的日常健康诊疗需求外，中医药更是在抗击新型冠状病毒感染疫情的过程中做出了独特贡献。中西医结合、中西药并用是这次疫情防控的一大特点，也是中医药传承精华、守正创新的生动实践。各地新型冠状病毒感染治疗实践证明，中医药在预防疾病流行、提高救治水平、减少轻症向重症转化等方面具有显著优势。中医药是中国的也是世界的，中医药文化作为中华优秀传统文化的重要组成部分，其所坚持的"以人为本""天下大同"的思想理念与"人类命运共同体"是相通的。从古代丝绸之路、海上丝绸之路开始，中医药就长期向世界传递中华民族的健康养生理念及其实践经验。当下，我国的中医药防疫抗疫经验正在走向全球，中医药文化也在为构建人类卫生健康共同体提供中国智慧。

在中医全科人才培养中要提高学生的中医药文化自信，突出"中医学的全科特色"和"全科医学的中国特色"，坚持"更全科、更中医、更传统、更现代"的人才培养理念。"更全科、更中医"揭示了中医和全科相互为用的关系，强调服务理念的整体性、服务方法的多样性、服务内容的全面性、服务技能的适宜性。"更传统、更现代"强调了中医和现代医学、现代科学的关系。中西融合，固本开新，一方面要深厚中医经典功底，传承传统中医精华；另一方面要融合全科医学、现代科学的优势，把中医继承好、发展好。

3.制度自信

制度是一个国家发展的根基,是社会运行的基本准则。习近平总书记在党的十九届四中全会第二次全体会议上讲话时指出:"制度优势是一个国家的最大优势,制度竞争是国家间最根本的竞争。制度稳则国家稳。"①

制度是调整人与社会、人与人之间关系的规则体系,是大家共同遵守的行动准则。制度以其自身的公共性和程序性,保证了人们社会行为的规范化。自信是个体对自己创造或拥有的某种事物持有一种肯定和坚持的态度。制度自信,就是要始终坚持国家的根本制度,内化为坚定的理想信念,外化为中国特色社会主义伟大事业的自觉实践。回顾中华人民共和国70多年的发展历程,中国实现了真正意义上的全面发展和崛起。从宏观的视角看,中国从战后创伤的一穷二白中崛起,成为世界第二大经济体,成为世界产业链中不可替代的一环。现在的中国,对世界经济贡献率稳步增长,尤其是在新型冠状病毒感染疫情肆虐的背景下,中国是世界经济增长的重要引擎,为全球经济复苏助推力量、增强信心。同时,中国基本实现了覆盖全民的养老保险和医疗保险,按期实现了全面建成小康社会和精准脱贫的目标,这是人类历史上第一个社会主义国家取得这样的成果。从微观的视角看,中国人经历了集四次工业革命为一体的历史进程,新中国实现了从农业文明到工业文明,再到信息文明这样一个迅速的历史变迁,这种发展经历明显超过同时代、同龄的其他国家。这一切成绩,正是因为中国始终坚持并发展中国特色社会主义制度。教师要讲好中国制度,坚定学生的制度自信,就必须立足引导新时代的大学生自觉加强对中国特色社会主义制度的形成和发展的特定国情与国际背景的认知,形成对中国特色社会主义制度全方位的科学理解,提升制度自信、坚定制度信念,进而积极投身于中国特色社会主义事业的建设中来。

中医全科医学课程强调培养医学生的专业与业务素养,但对医学生国家意识、民族意识的培养也是不容忽略的。医学生必须了解国家对全科医学所制定的方针与政策。1989 年,全科医学的概念被引入我国。1997 年 1 月,《中共中央、国务院关于卫生改革与发展的决定》中明确提出加快发展全科医学,培养全科医生;改革城市卫生服务体系,积极发展社区卫生服务,逐步形成功能合理、方便群众的卫生服务网络。该政策的出台,对我国全科医学概念的推广、服务

---

①　习近平:《习近平谈治国理政(第三卷)》,外文出版社 2020 年版,第 119 页。

模式的探索和人才培养工作的开展起到了非常积极的作用。全国各地开始尝试开展全科医疗的试点工作,国内外的学术交流日渐增多。1999 年 12 月,卫生部召开了"全国全科医学教育工作会议",推动了全科医学人才培养相关政策的进一步出台。2000 年,卫生部印发《发展全科医学教育的意见》,提出发展全科医学教育,建立适合我国国情的全科医学教育体系,造就一支高素质的社区卫生服务队伍,是建设面向 21 世纪的社区卫生服务体系的重要保障。2006 年 2 月 24 日,国务院召开全国城市社区卫生工作会议,并下发了《国务院关于发展城市社区卫生服务的指导意见》,在意见中要求教育部门负责全科医学学科教育,将培养社区卫生服务技能作为医学教育的重要内容。2006 年 6 月,由人事部、卫生部、教育部、财政部、国家中医药管理局联合印发了《关于加强城市社区卫生人才队伍建设的指导意见》,要求医学院校开设全科医学课程;在有条件的医学院校要成立全科医学系,将该类学科纳入学校重点建设学科整体规划之中;加强全科医学教材建设;组织医学生到社区卫生服务中心(站)进行见习或实习等。政府颁布的这一系列配套文件,极大地改善了全科医学发展的政策环境,对全科医学教育和全科医生培养的规范化发展给予了大力支持。随着 2009 年新一轮医药卫生体制改革的启动,我国政府提出逐步建立分级诊疗和双向转诊制度,启动和实施以全科医生为重点的基层医疗卫生队伍建设。2011 年《国务院关于建立全科医生制度的指导意见》(国发〔2011〕23 号)的发布是全科医学发展的里程碑,文件提出逐步建立统一规范的全科医生制度、培养合格的全科医生、改革全科医生执业方式、建立健全激励机制等内容。2015 年《国务院办公厅关于推进分级诊疗制度建设的指导意见》(国办发〔2015〕70 号)正式提出建立分级诊疗制度。2016 年《关于推进家庭医生签约服务的指导意见》(国医改办发〔2016〕1 号)提出,通过建立家庭医生签约服务制度,借助家庭医生的综合服务,帮助缺乏专业知识的患者提升合理选择医疗机构就医的行为能力,使其获得长期、协同的健康照顾,促进分级诊疗实践的开展。同年,《"健康中国 2030"规划纲要》发布,提出建设"健康中国"的根本目的是实现全民健康,医疗服务模式应该从"以疾病为中心"向"以健康为中心"转变。

全科医生作为社区医疗的骨干,主要是为社区和基层医疗机构提供预防、医疗、保健、康复、健康教育等服务,保障城乡居民的健康。实施"健康中国"战略离不开全科医生的保障作用。中医全科医学生了解相关政策的变迁,能增强对中国特色社会主义的政治认同、思想认同、价值认同、情感认同,坚定制度自信,筑牢中华民族的共同思想基础和价值追寻。

4.人文精神

医学与人文相伴而生。医学的产生和发展都始终围绕着人展开,有着深厚的人文基础。医学必须与人文精神紧密结合,才能保持正确的发展方向,真正造福人类。"共和国勋章"获得者钟南山曾说过,人文精神是医学的核心价值,人文精神是医者的品质和社会责任,无论置身于怎样的环境都不能放弃爱心、责任心和进取心,充分反映了医学人文在医学领域的重要价值。

医学人文精神具有丰富的内涵。医学人文精神是人类挚爱生命,在医学活动中坚持"以人为本"的精神。这种精神需要有哲学反思的高度、知识系统蕴涵的深度、医学实践检验的效度,概括了医学人文精神多元化形态的内涵。医学人文精神是医学发展及医疗进步的指导思想和精神引领,是医务人员根植于内心的素养,是设身处地为患者着想的善良,是医学追寻的终极意义和生命价值,是医学的灵魂及其具体实践。医学人文精神的核心是以人为本;目的是使全社会的健康得到改善,实现人全面而自由的发展。

医学人文精神是推动医学模式创新的重要因素。医学模式是指在一定时期内人们对待或处理疾病和健康问题所持的态度和方式,反映的是医学与健康需求的契合状态。医学模式的形成和演变是一个历史过程,不仅同医学自身的发展密切相关,而且与社会、文化息息相关。医学发展的历史进程中,医学人文精神是医学模式转变的导向和内因。在中国古代"天人合一"的传统哲学背景下,中医"和合"人文思维孕育的是以人为核心的朴素的"人本"医学模式。近现代科技大力发展,工具理性成为主流,特别是分子学、生物学、解剖学等学科的发展,导致医学人文被"技术中心论"所取代,生物医学模式因此诞生。随着人们对技术至上主义的反思,医学的价值与目标再度被重新认识,医学人文体现在对健康的终极追求,产生了现代的"生物-心理-社会"医学模式。新型冠状病毒感染疫情全球传播、全球公共卫生问题与全球治理危机,促使人类再次深刻反思人与自然的关系,使人们越来越认识到人与自然和谐相处才能实现真正的自由。基于天人合一的中医"人医学"模式将再次复归,构建"人-自然-社会-心理"的新医学模式,将人的生存与自身健康、自然环境、社会环境、心理状态等多种因素结合起来,将成为疫情防控常态化时期医学人文精神指导下医学模式发展的新趋势。医学人文精神变革将为新医学模式的产生带来新的契机。

医学人文精神是构建和谐医患关系的重要前提,和谐的医患关系是推进医疗卫生服务顺利进行的保证。医患关系是一种复杂的人际关系,和谐的医患关系是具有人文情怀的互动关系。良好的医学人文精神是优化医患关系、构建健康医疗环境的关键。在过去一个较长时期,医疗卫生领域坚持技术至上主义和利益核心,导致医学价值被异化,医学人文精神缺失,医疗卫生服务中呈现出强烈的功利主义色彩,"只见病不见人,只治病不治人",消弭了医患之间的基本信任,医患之间冲突日益频繁。人文精神的缺失成为医患关系紧张的重要诱因。在新型冠状病毒感染疫情暴发初期,医患双方积极协作,医务人员表现出的奉献精神与患者表现出的感恩精神相得益彰,医患双方成为战胜疾病的命运共同体,让大众看到了医患关系最理想的样子。医学人文精神既要有医者投入精力和技术,倾注情感,注重与患者的沟通、对话和交流,又要靠患者的信心和积极配合。强化医学人文精神的建设,能使医务人员做到以患者为中心,时刻尊重、关心、体贴患者,不断优化医疗卫生服务,共同构建医患命运共同体,减少医疗纠纷。

医学人文精神是促进医药卫生事业发展的力量源泉,是医疗卫生事业健康发展的内在动力。医学人文精神以人为中心,以促进健康为目的,关注人的生命和发展;医学人文在探索我国医疗卫生体制改革的公平、公正、为人民健康服务等问题上,具有重要的理论价值和指导意义。探讨医疗改革的目标与价值,有助于维护医疗服务的人道性,也为医药卫生事业的发展提供强大的驱动力。形成以人的发展为终极目标的医药服务体系,在医疗行为上真正体现出以人为中心的治疗方式,这对促进卫生事业健康发展奠定了良好基础。弘扬医学人文精神将为医务人员潜心医药卫生事业提供不竭的精神动力。在医学人文精神的鼓舞下,医务人员产生对医学事业的敬畏和热爱,才能全身心投入医学事业当中,甘于奉献,勇于为人类健康而奋斗。医学人文精神是医学科学发展的指引,医学科学又为医药卫生事业提供创新发展的动力。医务人员基于"大医精诚"的追求,不断推进技术创新,做到"博学而人道",从而为医药卫生事业发展提供持久动力。

5.医德医风

2021 年 3 月 6 日,习近平总书记在看望参加全国政协十三届四次会议的医药卫生界教育界委员时强调,广大医务工作者要恪守医德医风医道,修医德、行仁术，怀救苦之心、做苍生大医，努力为人民群众提供更加优质高效的健康服务。①《高等学校课程思政建设指导纲要》中指出，在课程教学中注重加强医德医风教育，着力培养学生"敬佑生命、救死扶伤、甘于奉献、大爱无疆"的医者精神，注重加强医者仁心的教育，在培养精湛医术的同时，教育引导学生始终把人民群众生命安全和身体健康放在首位，尊重患者，善于沟通，提升综合素养和人文修养。

医德是指医务人员应该具备的品德。这种品德既是医务人员的职业道德，也是医务人员应具备的思想品质和道德修养。医风是指医疗行业和医务工作者所展现的工作作风和职业风貌。医德医风即医务人员应具有的医学道德和风尚，这属于医学道德的范畴。医德医风问题关系着和谐医患关系的构建，关系着医院的建设与发展，关系着党和政府的形象。医德高医风好，医患关系和谐，群众满意度高，可对社会的整体发展形成正能量。反之，无医德医风差，则医患关系紧张，群众不满意，对社会的整体发展将形成负能量，甚至会导致极端事件的发生，不利于社会的安全和稳定。医药院校作为培养全科医生的摇篮，自然是医德医风教育的重要场所。学生选择了医学，就意味着选择了服务人的健康的职业，也意味着选择了一种饱含人情味的职业。因此，在医药院校教育中，必须以爱和善为价值导向，加强尊重人、关心人的人文关怀教育，强化文明行医、廉洁行医、依法行医的理念。

中医学认为，"医乃仁术也"，医者应"以人为本"，视"医乃仁术"为医德的精髓所在。"仁"即"仁爱"，是对患者的恻隐之心、怜爱之情，是人道主义精神的体现。仁慈之心历来是医生首要的道德标准。"医乃仁术"是对医学宗旨与本质的界定，不仅反映了医学技术是"生生之具，活人之术"，而且也表达了古代医生的道德信念，即通过行医施药来实现仁爱救人、济世救人的理想，充分体现了医疗实践的伦理价值。

医学不是谋利的手段，不是扬名的阶梯。"贵义贱利"是孟子性善论所倡导的一种价值观，是儒家的经典思想之一，对中医医德的形成与完善具有深刻的影响。许多古代名医仁慈善良，医术精湛，同时高风亮节，医风正派，淡泊名利。如东汉建安时期的著名医生董奉，医术高明，治病不取钱物，只要重病愈者在山

---

① 参见《习近平看望参加政协会议的医药卫生界教育界委员》，2021 年 3 月 6 日，中国政府法制信息网，http://www.moj.gov.cn/pub/sfbgw/gwxw/ttxw/202103/t20210307_348603.html。

中栽五株杏,轻病愈者栽一株杏。数年之后,有杏树上万株,郁然成林。杏子熟时,董奉便在树下建一草仓储杏,需要杏子的人可用谷子自行交换,他再将所得之谷赈济贫民,供给行旅。因此,后世把"杏林"作为医学或医术之誉称。

在当前市场经济蓬勃发展的大环境下,医院作为公益性事业单位,政府仅给予一定的差额拨款补助,财政经费支撑力度不够,促使医院必须通过追求效益以维持正常运营,且医院又是一个高付出、高风险、低回报的地方,这就在一定程度上促使部分医务人员在寻求效益、追求利益的价值导向下迷失了自我,忘记了从医的初衷,更忽视了对自身医德的要求。此外,在当今新媒体时代下,医疗事件成为各类媒体争相报道的热门话题,由于信息不对称,许多媒体的报道往往有失公允,甚至有媒体通过夸大院方过失来吸引读者,误导群众对医院的认知和看法,造成了极其不良的社会影响,导致医务人员在行医过程中如履薄冰,往往出于自我保护的目的而少了一份医者的担当。在这样的现实状况下,如何纠正行业不良风气成了当务之急,而医德医风教育对于引导医务人员树立正确的价值观、和谐医患关系、维护群众切身利益、树立医院良好社会形象具有重要的现实作用。医药院校学生是未来的医务工作者,也是医疗卫生事业、人类健康事业的未来。抓好医药院校学生医德医风医道教育,引导其成为德才兼备、全面发展的医学人才,更好地服务患者、服务社会发展,既是医疗卫生事业发展的迫切需要,也是构建和谐社会、推进"健康中国"建设的迫切需要。

6.科学精神

弘扬科学精神是自然科学各个阶段教学的核心,培养大学生的科学精神是培养高水平创新型人才和实现中医传承与创新的必然要求。

科学是关于客观世界的知识和认识体系。科学的任务是解决人类不解的问题,通过研究客观世界及其规律,达到求知与求真的目的。科学强调知识的确定性,追求事物的本真。一个人有一定的科学知识,掌握了一定的科学研究方法,但并不意味着就获得了科学精神。科学精神是追求真理、勤于探索、实事求是、勇于批评、开拓创新。科学精神强调认识的不确定性,不认为已有的成果和结论一成不变。在人类科技史上,有很多固化的认识都随着科技的进步而被推翻。批判态度是科学精神的重要内涵。科学精神要求人们对人、对事求真务实、崇尚客观,以怀疑、批判、理性和实证的精神去探索未知的客观世界,揭示客观规律。

医学是研究人类生命过程以及人类与疾病斗争的一门学科体系,研究对象是人。医学的目的是解释人体的现象,减轻人类的痛苦。就医学本质和目的而言,是探索和保障人类健康问题,而医学价值的集中体现就是医学的科学精神。现代医学科学是研究人体的科学,正因为其研究对象的唯一性与特殊性,更要求从事医学的职业者们具备客观严谨的科学精神,敢于探索,并不断求知求真求新。医学科学是一种可持续发展和不断被证明的学科,它借助临床实践、实验研究、逻辑推理等手段,去证伪或证实医学科学的合理性、真理性、客观性及科学性。科学精神是现代医学的原动力,医学科学家永远带着科学精神去发现问题、思考问题、解决问题,在为人类健康创造新理论、新知识、新技术的同时,用临床实践去印证现有的理论知识及技术。医学的科学精神以实事求是为基本原则,以理论知识与临床实践为基础,研究和防治人体疾病,并在实践中不断完善其理论与技术,逐渐形成医学科学的循证性及可持续发展性。简而言之,医学科学精神是对科学理性和客观规律性的诠释。医学的奥秘需要不同时代的人们进行不断实践积累与探索创新才能不断进步发展,敢于献身的科学精神是人们为追求真理拼搏奋斗的精神动力。

科学精神不仅是现代医学生应该拥有的优秀品质,而且是新时期医学人才必不可少的重要素养。未来中医药事业的传承与发展必须遵循和坚持中医药的自身规律,走自主创新的道路,所以我们在继承发展的前提下,必须要具备科学精神。推进中医药为人民服务,既要继承传统,又要适应时代发展的需求。在"一带一路"倡议及大众创业、万众创新的大背景下,我们应更好地继承和发扬科学精神,弘扬中医药文化,从而更好、更快地推进中医药事业的传承与发展。

7.团队精神

当前社会,各行各业的社会分工越来越细,要求人们掌握的知识与技能更加专业化,同时也要求不同知识、技能之间的交换与合作更加广泛和深入。时代需要英雄,但更需要优秀的团队。拥有优秀的团队,才能使一个国家、一个组织、一个企业朝着更高和更远的目标不断迈进。

团队精神是指一群有能力、有信念的人在特定的团队中为了一个共同的目标相互支持、合作奋斗的精神。团队精神是以张扬个性为基础的,核心是协同合作、优势互补,最高境界是向心力、凝聚力。团队精神强调的是集体的力量大于个人的力量之和,也就是"1+1＞2",但是这种力量是以每个人的个性专业发展为基础的,在集体中要尊重个性人格,相信所有的人。团队管理时要充分分析、辩证对待每一个团队成员,通过综合考虑成员的个性,妥善分配任务,使个体潜力、兴趣与团队目标得到有效的结合,最大限度地发挥个人的特长。为了更好地协同合作和优势互补,需要加强团队内部人员的沟通,处理好团队的人际关系。只有良好积极的沟通,才能进行有效合作。通过沟通,团队内部不但可以互通有无,而且可以互相理解对方在工作中的难处,从而形成更好的团队氛围。团队之中,每个人都要把集体利益放在第一位,也就是大家有一个共同的目标,每个人都为了这个目标奋斗。并且,这种奋斗力量来自团队成员自觉的内心动力,来自共同的价值观。团队共同的价值观引导成员产生共同的使命感、归属感和认同感,产生一种强大的凝聚力、向心力。团队精神的内涵可以总结如下:为了共同的团队目标,有机地组合团队每个人的优缺点,将个人的潜能和个性充分发挥出来,让所有人员为了同一目标奋斗、协同合作,自觉地认同必须担负的责任,愿意为此共同奉献。团队的力量是强大的,只有每个人都正确认识到团队精神的内涵,了解自身的价值,才能在团队中发挥个人的作用。通过团队协作,个人价值可以得到更好的发挥,从而达到团队与个人的全面成长提升。

团队精神是医生核心职业素养之一,相对于其他行业,医生的团队精神尤为重要。首先,医疗工作是与患者一起战胜疾病的过程,需要相互协作、相互信任,医生要有与患者建立和谐医患关系的能力,以实现救治患者的最终目的;其次,医生与护士之间存在紧密的专业合作,有研究发现,与执业护士合作的外科医生因医疗事故被起诉的概率很低,可见团队合作的重要性;最后,医生的治疗工作是团队共同努力的过程,医生之间良好的合作有利于医疗任务的完成。全科医学发展的历程证明,全科医生不是全能医生,全科医疗的综合性、持续性和协调性等健康照顾的目标仅靠全科医师孤军奋战是无法实现的,必须大力倡导团队合作的工作方式。即以全科医生为核心,各类医护人员、社会工作者及社区义工等协助参与,组成各类健康照顾团队,通过发掘、组织与利用社区内外一切可以利用的医疗与非医疗资源,为服务对象提供立体网络式的健康照顾。高等医学院校是培养医疗卫生人才的摇篮,教师要牢牢紧扣全科医学人才的特点,不断提升医学生的职业素养,满足国家基层医疗卫生服务的需要,加强对医学生团队精神的培养。

(二)中医全科医学重要课程思政元素

中医全科医学的课程教学,不仅需要专任教师拿捏好专业知识的讲授,而且需要融"德"浸入学生心中,做到"德知同行"。根据学科特点、专业属性,深入挖掘与课程内容相适应的重要课程思政元素,并将其融入每一次课程内容中,做到"一节一主题,一课一思政;全程大覆盖,全方位浸润"。根据中医全科医学课程的教学大纲,结合上述思政维度,对挖掘的思政教育元素分别归纳,如表4-1所示。

表4-1　中医全科医学概论课程思政元素总览

| 课程章节 | 重要课程思政元素 | 相关联的专业知识 | 所属思政维度 |
|---|---|---|---|
| 绪　论 | 医疗改革、社区卫生服务、医学教育等政策制度变迁 | 国内全科医学的发展 | 制度自信 |
| | "健康中国"战略 | 全科医学产生背景 | 家国情怀 |
| | 中医药文化自信 | 全科医学与中医学的同一性 | 文化自信 |
| 第一章　中医全科医学的基本概念 | 学科融合与协同创新 | 全科医学的学科整合 | 科学精神 |
| | 基层中医药服务 | 中医全科医疗是一种基层医疗服务 | 文化自信 |
| | 医学人文精神 | "生物-心理-社会"医学模式的转变 | 人文精神 |
| | 团队合作 | 全科医生工作方式及卫生服务协调者、团队管理等角色特点 | 团队精神 |
| | 专业担当与社会责任 | 全科医生的职业素养 | 医德医风 |
| 第二章　以人为中心的健康照顾 | 辩证思维 | 全科医学的诊疗思维 | 科学精神 |
| | 以人为中心 | 全科医学的诊疗策略 | 人文精神 |
| | 构建和谐医患关系 | 医乃仁术下的医患沟通 | 医德医风 |
| 第三章　以家庭为单位的健康照顾 | 家国同构 | 家的含义 | 家国情怀 |
| | 家庭传统文化 | 家庭角色 | 文化自信 |
| | 团队协作 | 家庭资料的收集 | 团队精神 |
| | 求真务实 | 家庭评估 | 科学精神 |
| 第四章　以社区为基础的卫生服务 | 乡土(村落)文化 | 社区定义 | 家国情怀 |
| | 基层医疗制度 | 社区卫生服务发展 | 制度自信 |
| | 专业担当 | 社区卫生的基本工作 | 医德医风 |
| | 求真务实 | 社区诊断 | 科学精神 |
| | 基层中医药服务 | 社区中医药卫生服务 | 文化自信 |
| | 关注重点人群的保健需求 | 社区重点人群健康管理 | 人文精神 |

续表

| 课程章节 | 重要课程思政元素 | 相关联的专业知识 | 所属思政维度 |
|---|---|---|---|
| 第五章 以预防为导向的卫生服务 | 中医药文化自信 | 中医治未病 | 文化自信 |
| | 务实严谨 | 三级预防 | 科学精神 |
| | "健康中国"战略 | 健康促进与教育 | 制度自信 |
| 第六章 健康档案的建立与管理 | "健康中国"战略 | 居民健康档案的建立 | 制度自信 |
| | 团队协作 | 居民健康档案的管理 | 团队精神 |
| | 务实严谨 | 健康问题的记录 | 科学精神 |
| | 关注重点人群 | 特殊人群保健记录 | 人文精神 |

### 三、中医全科医学课程思政的探索与实践

全科医生工作主要面向基层和社区卫生服务中心，为社区居民提供全方位、全周期的优质医疗服务，为社区居民的健康提供保障。全科医生作为基层医疗卫生的第一道防线，不仅需要过硬的临床专业知识和临床实践技能，更需要具备高尚的职业道德、崇高的职业信仰、深厚的人文情怀。我国全科医学发展起步较晚，面临着全科医学人才较少、全科医生学历水平整体不高的问题，而且医学院校的毕业生从事全科医学职业的意愿不强。加强全科医学的课程思政建设不仅能充分发挥全科医学课程的育人作用，而且能提升医学生对全科医生职业认识的深度和广度，并能促使医学生树立长期从事全科医学的职业抱负，为基层医疗培养技术精良、品德高尚的全科医学人才。

（一）课程思政教学目标

全科医生是高素质的基层医生，是国家最急需的人才。虽然国家制定了各种政策和激励制度，但医学院校的毕业生自愿服务基层的意识不强，从事全科医学职业的意愿不强。而且部分学生存在对专业知识兴趣不浓、专业知识掌握不扎实的问题，其根源在于没有树立正确的价值观，缺乏生命责任感，缺少职业责任的引领。

通过课程思政教学，学生能够懂得全科医疗服务在国家卫生服务体系中的重要功能、地位，认识到自己为满足国家和人民健康的需要负有相应的职责。希望他们将来能认同全科医生的工作，与全科医生密切合作；更希望他们毕业后能选择从事全科医疗服务，并作为自己的终身职业；同时具备以患者为中心、

以家庭为单位、以社区为范围、以预防为导向的全科医学服务思维,具备治病救人、全心全意为人民服务、为祖国医学事业无私奉献的高尚医德,以此培养一批"下得去、留得住、用得上"的中医全科人才。

(二)在理论教学中融入思政教育

1.教学方法趣化思政教育

全科医学是一门综合性临床二级专业学科,内容涵盖广泛,融合了临床医学、预防医学、康复医学以及人文社会学科的相关内容。全科医学具有独特的价值观和服务理念。中医全科医学是以中医学为核心理论,融合了全科医学、社会医学等其他学科的研究成果而形成的一门具有丰富理论依据和实用价值的学科。中医全科医生除掌握专业知识、技能外,更需注重人文关怀能力的培养,因此教师在授课中应结合中医全科医学特色融合思想政治教育,以丰富多样的形式开展全科医学思政课程,打破被动式学习,激发学生对课程思政内容学习的兴趣,将对人文关怀能力的培养贯穿在丰富的教学活动中。

在中医全科医学教学中改变以教师为主的传统教学模式,在课堂教学中采用多媒体、雨课堂等线上线下结合的方式,实现课前、课中、课后全程的学教联动,全面贯彻立德树人的精神。教师采取以问题为基础的教学、以案例为基础的教学、以团队为基础的教学、角色扮演、小组讨论等多种教学方法,因材施教,充分发挥学生在课堂中的主观能动性及团结合作的精神,引导学生独立思考,自主学习。教学方法多样化使得全科医学思政课程教学过程更趣味化,教学效果最大化。

比如在全科医学的医患沟通教学中,通过角色扮演,建立全科医学诊疗思维,引导学生换位思考,理解患者的患病体验及期待,敦促学生尊重患者、理解患者、关心爱护患者,全心全意为患者服务,急患者之所急,想患者之所想,帮患者之所需,视患者的利益重于一切。

在全科医学以人为中心授课过程中,授课教师引入名言"有时去治愈,常常去帮助,总是去安慰",这句名言与全科医学的服务宗旨相契合。全科医学强调以人为中心,不仅负责疾病的诊治,还要关注患者的心理健康、生活状况、社会需求,为患者提供个性化的诊疗方案,建立医患信任关系。通过借助名言,引出全科医学以人为中心的基本原则,课堂讨论全科医生与专科医生的区别,引导学生真正理解全科医学的"生物-心理-社会"医学模式,意识到人文关怀的重要意义,培养学生的同理心、同情心、医者仁心。

2.课堂教学呈现思政教育

在专业课程中融入思政教育属于隐性思政教育。思政元素并非显性地存在于教材内容之中,需要采取科学的方法对思政元素进行挖掘。通过对课程内容的梳理、设计等环节进行凝练,并以恰当的教学形式呈现,从而取得育人的效果。首先了解课程专业知识、德育等方面的教学目标,仔细探寻可能开展课程思政的知识点和结合点,凝练出思政育人要素。然后结合课程教学目标进行教学设计,通过科学合理的方式将思政元素很好地融入教学,取得润物无声、思政育人的效果。

建立思政案例库是思政育人的有效途径。根据中医全科医学课程思政的七个维度,及时梳理社会热点,挖掘中医全科医学专业知识中及实际工作过程中所蕴含的思政要素,建设全科医学思政案例库。比如收集疫情期间援鄂人员的抗疫日记、视频、图片等,汇集学生熟悉的身边的援疆、援藏、下乡扶贫教师的典型事迹,具体记录思政融合要点及思辨过程,详细分析思政案例思考题,如"作为全科医生,在疫情期间我们能做什么,怎么做,如何做更好?"深化学生对全科医生的职业认同感及全科医生的责任担当,激发学生不负使命、勇于担当、救死扶伤的人道主义精神及奉献精神。通过讨论过度诊疗的案例,分析因为过度诊疗给患者带来沉重的经济负担,导致出现百姓口中"看病难、看病贵"的现象。通过讨论"产妇没有床位导致延误治疗而死亡"的案例,分析医务工作者树立救死扶伤、爱岗敬业职业观的重要性。对"老人突发急病,路人不敢施救"这一社会现象进行讨论,使医学生认识到医生的社会责任和职业使命。

将全科医学文化元素融入教学,激发医学生对该学科的学习热情,如讲述全科医学的发展历程。全科医学教育已在全世界多数国家开展,美国、法国、英国、澳大利亚等国均已建立了较为完备的全科医学教育体系和考核系统。我国的全科医学于20世纪80年代末开始萌芽,1993年开始起步,从获得国际认可,到探索符合我国国情的特色学科建设,再到加大全科医生培养力度,在政府的大力推动、各学科专家的努力以及社会的广泛支持下,我国的全科医学得到快速发展,实力不断攀升,全科医学发展与全科医生队伍建设成为我国医疗卫生体制改革和医学教育发展的重要组成部分,基本实现了城乡每万名居民拥有2~3名合格全科医生的目标。虽然全科医学建设取得了一些成绩,但我国全科医学的发展与人民群众日益增长的健康需求相比仍存在较大差距,且面临诸多挑战。目前,全科医学发展的良好氛围已经形成,有政府的高度重视、相关学科专家的支持以及社会的认可,未来需要大家共同努力,为全科医学事业做贡献。

积极的角色塑造是医学生职业选择的重要影响因素。教学中以讲故事的形式潜移默化地融入思政元素。例如,2019 年年底,一场突如其来的新型冠状病毒感染疫情暴发,全科医生作为社区健康"守门人",疫情期间积极响应国家号召,快速进入"战斗"状态,充分发挥了作为"守门人"的优势,进行了高风险人群的隔离、发热患者的筛查、预检分诊等重要防控工作,对控制传染源、切断传播途径、保护易感人群起到了关键作用。全科医生始终坚守在突发公共卫生事件的前线,为国家、人民做出了不可磨灭的贡献。又如,全科医生张博伟在疫情期间用实际行动做出表率,冲锋在抗疫前线,充分诠释了医务工作者的责任与情怀。通过榜样的力量,让医学生受到正确价值观的熏陶,体会全科医生职业的崇高,培养家国情怀,激发热爱祖国的情感;进行价值引领,培养医学生的社会主义核心价值观,把个人价值与社会价值结合起来,提高作为全科医生的价值感,为国家、为人民贡献力量。

(三)在实践中探索思政教育

1.基层实习深化思政教育

全科医学的实践学习是在社区卫生服务中心进行的。社区卫生服务中心是学生最直接体验全科医生工作的场所,学生通过体验式学习加深对全科医学的认识和了解。在全科医学门诊实习中,全科医生教学生如何问诊,如何体现以人为中心,把人看作一个整体,帮助学生建立以人为本、全面细致、严谨的科学精神。在全科病房接诊患者的教学过程中,锻炼学生与患者沟通交流及团队团结合作的能力。在儿童保健诊室实习中,全科医生耐心询问及照顾儿童,无形中向学生渗透敬畏生命、关爱生命的精神及中华民族尊老爱幼的优良美德。在孕期妇女保健实习中,学生在带教教师的指导下为孕妇建立孕妇保健手册,并进行健康教育、早孕保健、产前检查、高危妊娠筛查等,促使学生在实习中培养求真务实、认真细致的工作态度及良好的人文关怀能力,与社区居民建立良好的医患信任关系。

2.实践活动强化思政教育

组织学生参加社区义诊活动,将专业知识学以致用,如为老年人测量血压、进行听诊、体格检查以及建立社区人员健康档案等;鼓励学生向社区居民普及健康知识,进行健康教育;让学生随同社区全科医师进行新生儿、孕产妇及慢性病患者的家庭访视;组织讲座,邀请社区抗击疫情的医务人员讲述基层医疗卫生机构在抗击新型冠状病毒感染疫情中的作用及作为一名全科医务人员在疫情期间是如何发挥作用的。学生在实际行动中提高了专业技能和职业素养,增加了全科医生的职业认同感,践行了人文关怀。

### 3.科技竞赛拓宽思政教育

组织并鼓励学生参加各类竞赛,如临床技能大赛、医学理论知识竞赛、"互联网＋"创新大赛等,设立各类奖项。考查学生的基本理论、基本知识、基本技能,强调创新思维、医学人文关怀、团队合作等综合素质,在考查学生医学知识的同时锻炼其实践操作能力。充分利用医学知识拓展、科研文献导读、学术讲座等活动开阔学生视野,通过融入创新元素提升学生学习的兴趣及积极性。对学生的国际视野、英文能力、临床科研和新技术应用能力等综合素质进行考查。对科研感兴趣的学生还可加入教师的科研项目,尝试撰写科研论文。

### (四)完善课程思政教学评价机制

#### 1.课程思政教学评价原则

根据课程思政教学的特点,课程思政的教学评价与专业课程的教学评价所遵循的原则必然有所不同。课程思政的教学评价应遵循四个基本原则,即忌机械、倡综合、重感悟、观实效。

从课程思政改革的初衷出发,课程思政的教学目标重在对青年学子思想品格的熏陶与塑造,要求以"润物细无声"的教学方法,不拘形式、巧妙而灵活地将思政内容"基因式"地融入专业知识的教学。这就意味着在专业课程的教学中,课程思政必然是一种隐性教学,并可能以多种形式和形态存在于专业课程的各个环节之中。此外,由于不同教师对专业知识的理解、拓展以及教学风格存在很大差异,其人生经历和生活感悟也各不相同,这必然导致不同教师即便对于同一堂课、同一个知识点的课程思政设计和教学方式也会大相径庭。因此,对于课程思政的教学评价,绝不能机械而生硬地对教学形式、教学内容进行限定,应当鼓励教师发挥主观能动性,不拘一格地采用灵活巧妙的课程思政教学方式,以实现"春风化雨""润物细无声"的教学效果。

课程思政的精髓在于教学过程的隐性化、立体化和多样化,在教学过程的每一个环节或任何一种教学方式都可以进行课程思政教育。课程思政绝不能成为一种形式单调而范式化的教学形式。优秀的课程思政教育需要教师能在一门课的教学过程中,综合采用多种教学方式,综合使用多个专业知识点,综合选择多个教学环节进行思政元素的渗透和熏陶,实现复合的课程思政元素在课程教学中的全面体现。由此,课程思政的教学评价应当重点考察课程思政教学内容和教学策略的综合性,其本质在于借此鼓励并倡导教师拓宽课程思政、教学思路,采用多样化的教学案例和教学方法,将课程思政全面融入专业教学的各个环节,形成综合立体的课程思政教学体系,避免课程思政教学在内容和教学方法上的单调与刻板。

课程思政教学重在对青年学子思想品格的塑造,而不是思政知识的灌输。因此,课程思政教学的全部教学设计与方法,都应当重在引发学生的思想和情感触动,从而实现思政元素的入脑入心。所以,对课程思政教学进行教学评价,无论是教师的自我评价,还是教学同行以及教学管理部门的外部教学评价,务必遵循课程思政的教学精神,感悟教学过程和教学方法对学生和评价人员思想和情感的触动,并以"感悟"的质量与程度作为评价的重要标准和内容。

尽管课程思政教学是一种"隐性教学",其教学成效未必能用客观知识的考核加以评价;但是,成功的课程思政教学必然会引导青年学子形成积极而正确的三观以及高度的专业自信与自豪感。这些思想品格和专业态度的转变,也必然会反映在学生对待教师、对待学习、对待专业和对待外部世界的态度转变上,进而促进专业学习成绩的提升和对社会关注度的增加,这些才是课程思政与专业课程教学有机融合后所应该达到的真正成效。因此,课程思政的教学评价,需要着重考查学生对专业学习的态度和成绩变化,考查学生对教师教学风格和教学过程的认可度,考查课内外学生对国家社会发展的关注度和认同感。

2.课程思政教学评价标准

(1)整体性评价标准:课程思政的教学评价应该含有丰富的层次感和评价维度,包括师生之间的亲和性、思政要素的时代性、教学内容的多样性、教学方法的恰当性、思政教学的务实性、教学素质的专业性。而游离的教学态度、陈旧的思政内容、僵化的教条思想、生硬的教学方法、浮浅的教学语言、泛滥的思政元素,这些是评价不甚理想的思政教学。

(2)基本教学要素评价标准:所有的规范化教学都应该包含基本的教学要素。一般而言,规范化的课程教学的基本要素除教学的主体——教师和学生之外,还包括教学目的、教学内容、教学方法、教学环境、教学考核。这些也是所有教学评价的重要评价内容。尽管课程思政教学与一般的专业课程教学在教学内容、形式上均存在较大差异,但是其所应含有的教学要素则与一般专业课程的教学要素类似。从教学评价的角度出发,课程思政教学的基本要素评价标准可概括为以下五点：教学目标具体明晰、教学内容合理准确、教学方法灵活巧妙、教学情境真切感人、教学考核细腻无形。

教学目标具体明晰：教师在开课之前的备课过程中，应该根据中医全科医学课程或本次课的专业教学内容，思考并设计课程思政教学目标，同时明确本课程或本次课的课程思政教学目标所涉及的思政维度。

教学内容合理准确：教师在备课过程中，要在教案中明确列出本课程或本次课的思政元素以及相关联的具体专业知识点或教学案例，并明确所涉及思政元素的具体教学内容。教师必须慎重考虑课程思政内容在本课程或本次课中所占份额的合理性，不能影响专业内容的教学质量。教师还应当通过对思政、哲学、法律等专业文献书籍的阅读对照，做到课程思政教学内容符合国家方针政策，正确而准确。

教学方法灵活巧妙：教师需要在备课过程中针对本课程或本次课的专业知识与思政元素的特点，事先设计课程思政的教学方法，明确这些课程思政元素在教学过程中的具体教学形式、方法与边界，做到合理、巧妙和灵活多样。课程思政的教学方法必须注重实效，既要让这些事先设计的思政元素在课程教学中得到充分的传达，使学生的思想心灵受到熏陶，又要避免因为课程思政而干扰专业教学。

教学情境真切感人：中医全科医学课程分为理论教学与实践教学，教学环境包括教室、诊室、社区等，教师需要事先预判本课程或本次课的教学环境对专业教学和课程思政教学的有利与不利影响，在备课过程中根据客观环境变化，主动设计与营造有利于课程思政教学的真切情境与熏陶氛围，促进思政内容动人动情、入脑入心。

教学考核细腻无形：课程思政的考核应不同于思政课程的传统考核方式，不建议用知识性的思政内容进行考试，而应与课程思政的改革精神与育人目标相匹配，以"隐性考核"为主体思路，将课程思政的"育人成效"考核以"溶盐入汤"式的方法，细腻无形地融于专业课程的过程性与终结性评价之中。比如，借由精心设计的课堂汇报、课堂讨论或课后作业，考查学生对不同思政维度的理解与接受度；在期末考试中，将思政元素融入开放性考题等。

3.课程思政教学评价策略

教学评价是对任课教师和教学成效的检验与建议。在一般的专业课程中，其评价策略一般可分为内部评价与外部评价。内部评价一般采用教学测验和问卷调查等形式,其评价结果可供教师自身参考使用。外部评价则往往来自同行、教学督导和教学管理人员,通常通过听课或管理部门的课程评价信息化数据统计等策略进行。由于课程思政教学的教学成效往往很难用知识性测试来进行评价,因此课程思政的教学评价策略必然与传统的教学评价策略有所差异。

(1)基于专业学习的评价:课程思政是立足于专业的隐性思政教学,绝不能干扰专业教学,甚至影响专业知识的学习成效。事实上,理想的课程思政教学应该激发同学们对专业学习的热情,培养他们的职业担当和责任感。因此,课程思政教学的一个重要评价方向是必须定位于专业学习的成效。无论是以教师为主的内部评价,还是以同行和教学管理部门为主的外部评价,评价者都必须以敏锐的观察力,通过课堂表现与课程考试成绩分析,判断课程思政教学对学生专业学习态度和学习成效的影响。如果课程思政教学反而干扰甚至损害了专业教学,那么就是对课程思政精神的严重违背。因此,学生对专业学习态度的下降和学习成绩的下滑应当成为课程思政评价中高权重的负面指标。

(2)基于课程思政特点的评价:除了基于专业学习的评价,针对课程思政教学本身的评价策略包括基于教学要素的整体性评价体系、融于专业考核的思政考核评价、主观描述性反馈评价、量化问卷评价等。这些评价策略既可单独使用,也可综合搭配使用。

①基于教学要素的整体性评价体系:该体系包括教师自身在内的评价者可以按照上述课程思政教学的整体性评价标准、基本教学要素评价标准,根据自身或本课程情况,对教学目标、教学内容、教学方法、教学情境设置和教学考核的手段进行定性或定量评价。通过检查教学大纲和教案、随堂听课、分析教学反馈等方法因地制宜地建立覆盖教学全过程的课程思政评价体系。

②融于专业考核的思政考核评价:学生是否理解、认同并接受教师在课程思政教学中所执行、传递和强化的思政元素,是检验课程思政教学的重要评价内容。因此,有针对性的测试和考查是必要的。由于课程思政是融合于专业的隐性教学,因此教师对课程思政的教学考核也应该是隐性的。教师可以在专业的过程性考核(课堂汇报、课后作业、教学讨论)和期末测试的终结性考核中将思政元素融于专业考核之中,设计兼具专业考核和思政考核的巧妙作业或考题,从中评价课程思政教学的有效性。

③主观描述性反馈评价:课程思政教学是以引导并影响青年学子的思想品

性为主要教学目标的。由于学生们的思想觉悟、认知水平、性格习惯、生活背景存在很大差异,课程思政的教学成效在不同学生中的表现也会有所差异。因此,主观描述性反馈是课程思政的一种实际可行的评价方式。无论是任课教师还是教学管理部门,都可采用不同的形式收集学生对本课程或者本次课的描述性评价,并从一定数量样本的描述性反馈中分析出教师开展课程思政的优缺点和效果。从具体操作角度出发,教师可以在重要教学环节结束后,或者期中、期末布置并收集同学们对于课程教学、专业必要性和学习本专业意义等具体问题的实名或匿名评价,教学管理部门可以借助信息化平台收集上课学生的文字评教记录。课程思政教学成效往往会表现在学生的文字评价中。一般而言,这些文字评价往往包含本课程教学对他们认识世界、认识国家、认识专业等方面影响的个人感悟。这些感悟在一定数量的文字反馈样本中的出现频率和感悟内容、深度,经过和课程思政维度的对应对照,并经过恰当的数据处理,便可以非常直观地体现出课程思政教学的成功与否。

④量化问卷评价:问卷调查是常用的教学评价方式。在课程思政的教学评价中,问卷调查也是一种可以补充使用的教学评价方法。评价者可以设计一系列符合本课程特点的问题,重点调查学生是否感受到、理解、认可和接受课程思政的内容。通常在课程结束后行匿名的问卷调查,并根据调查结果进行数据分析。这种分析方法,特别适用于班级之间的课程思政教学评价比较。它既可用于分析平行班之间不同教师的课程思政教学模式差别,也可以比较同一教师所负责的不同班级学生对课程思政接受和认可程度的差异。此量化问卷评价应该在课程结束后进行,以避免在授课期间学生因调查问卷而刻意寻找教学过程中的思政元素,反而干扰课程思政"溶盐入汤"式的教学模式。

(五)课程思政师资建设

新时代高校的人才培养,必须筑牢"为谁培养人"的思想基础,必须以"立德树人"为根本任务,把"为党育人、为国育才"作为目标追求。教师是教书育人的主体,是课堂教学的主要实施者,课程思政的实施最终要靠教师实现。课程思政实施效果如何,很重要的一个因素就是教师。身先垂范、为人师表是每一位教师的基本素质,教师的理想信念、言行举止、学识观念、爱好习惯等都潜移默化地影响着学生。

从思想层面上,作为教学实践的主要组织协调者和课程思政的推动者,教师是课程思政建设的中流砥柱,应转变传统的教学理念,重视价值引领和价值观的培养;认识到在课堂上开展思政教育不仅仅是思政课教师的职责,也是每一位高校专业课教师的本职工作,从"专业课程的承担者"升级为"课程育人的实施者"。教师是课程思政生成的关键因素,教师应扭转对传授知识的偏重,树立牢固的育人意识,具备传播价值的倾向,利用教学艺术提升课程思政的亲和力。传道者自己首先要明道、信道。高校教师要坚持教育者先受教育,努力成为先进思想文化的传播者、党执政的坚定支持者,更好地担起学生健康成长的指导者和引路人的责任。有研究认为部分高校教师对课程思政自觉意识不强,认识理解不深,融合能力不足。随着对课程思政重要性认识的加深以及"三全育人"理念的提出,专业课教师对课程思政的重视程度和兴趣明显提高。但也有研究发现课程思政出现"悬空化"现象,部分专业课教师虽然认同课程思政,但是却没有在教学中有机地融入思想政治教育元素,导致课程思政只是活跃于纸上的理论。长期以来,通识课、专业课教师在教学过程中一直重视专业知识的传授和专业技能的培养,并没有过多地考虑专业课程对学生思政教育的作用,专业课教师在实施课程思政过程中仍存在一些问题。首先,部分教师由于自身课程思政教育经验和能力不足,不能有效开展课程思政。学校应积极组织教师参加各种高校教师课程思政教学能力培训班,深化专业课教师对课程思政的认同,不断创新教学方法,使教师能够做到以课程知识为载体,以有机嵌入为路径,挖掘课程的思想政治教育元素,不断创新思想政治元素的传递形式,从而实现专业课与思想政治元素的有机融合,使思政育人有温度、有深度、润物无声。其次,教师自身的思想政治理论素养,深刻影响着课程思政的效果。部分教师难以找到适合的思想政治元素,或者有些思想政治元素无法保证准确性和科学性,不能较好地符合新时代要求,不能有机融合到课程中去。定期开展思想政治素养培训活动能够使教师政治方向正确,将习近平新时代中国特色社会主义思想深入人心,坚持弘扬和践行社会主义核心价值观。因此,提升专业课教师思想政治素养非常重要。教师应将新时代党的理论创新成果融入思想政治素养培训活动中,使其与专业理论知识有机融合,通过专业课程的教育方式,来实现新时代背景下大学生的思政教育,从中体现出新时代大学的办学特色和以立人为本、立德为重的人才培养根本任务。

从行为层面上,教师要成为知行合一的道德实践者与示范者。大部分教师只注重课程教育,常常忽视教师的自身引导作用。"学高为师,身正为范",教师具有明显的榜样性特质,发挥着示范作用,是学生的向导。教师只有道德认知与道德行为一致，才更有利于促进学生道德认知向道德行为转变，达到"亲其师"而"信其道"。教师在显性教育中发挥着价值导向的功能。教师以德育人，以文化人，自身必须要有正确的价值观和社会观，发挥引领和示范作用。"见贤思齐焉，见不贤而内自省也"（《论语·里仁》），榜样以其独特的人格魅力影响着周围的人，使人们争相效仿。因此，好的榜样示范其实也是课程思政教育不可或缺的一部分。要实现榜样引导作用，必须加强对专业课教师的遴选，医德、师德是必备条件之一。新时代背景下，每个教师都应是一位有坚定的政治信念、高尚的道德情操、扎实的学术修养及仁爱之心的好教师，形成榜样示范作用，成为学生的"引路人"。

（罗光芝）

# 第五章 课堂教学实践案例

中医全科医学教学实践融入多元化教学手段和方法,完善课程教学资源,有机融入课程思政,从以"教"为中心向以"学"为中心转变,强调"以学生为本",重构教学内容,创新教学方法,开展多元化考核评价,提高学生的人文素养、中医全科医学理论知识水平和临床技能,培养学生的中医临床思维能力。通过CBL、PBL、SP等多元化案例教学,利用社区常见疾病案例,可以更好地帮助学生融入情境,在实践中获得新知;为学生提供个性化的自主学习方案,激发自主学习能力和开拓创造性思维能力,帮助学生储备丰富的知识,优化知识结构,培养学生自主学习、终身学习的能力。

## 第一节 社区常见病的中医全科诊疗解析

### 案例一 高血压

高血压(hypertension)是以体循环动脉压增高为主要表现的临床综合征。在我国,收缩压(SBP)超过 140 mmHg(1 mmHg≈133.3 Pa)和(或)舒张压(DBP)超过 90 mmHg 即确诊为高血压。高血压可分为原发性高血压和继发性高血压。原发性高血压占高血压的 95%以上;继发性高血压为某些疾病的临床表现,有明确病因,约占高血压的 5%。高血压严重危害人类健康,是心力衰竭、脑卒中、终末期肾病及外周血管疾病最重要的高危因素之一。

原发性高血压的病因是多因素的,可分为遗传因素和环境因素两方面。西医认为其发病机制与血压调节机制失代偿、遗传因素、肾素-血管紧张素-醛固酮系统(RAAS)、精神-神经系统、钠潴留、血管内皮功能受损、胰岛素抵抗以及缺少运动、肥胖、吸烟、过量饮酒等其他因素相关。

高血压与中医"风眩"相似,根据相关临床症状亦可归属于"眩晕""头痛""中风"等范畴。本病主要因情志失调、饮食不节、久病过劳及先天禀赋不足等,致使机体脏腑、经络气血功能紊乱,阴阳失去平衡,清窍失聪,形成以头晕、头痛等为主要表现的疾病。

## 一、西医诊断

高血压起病隐匿,进展缓慢,早期可无症状。不少患者在体格检查时才发现血压升高。少数患者在出现心、脑、肾并发症时才发现血压升高。患者早期在精神紧张、情绪激动、劳累时血压升高,休息后降至正常;随着病情进展,血压持续升高。

(一)临床表现

1.症状

患者头晕、头痛、情绪易激动、注意力不集中、疲劳、心悸等。

2.体征

除血压升高外,其他体征一般较少。是否有周围血管搏动、血管杂音、心脏杂音等是检查重点。

(二)并发症

血压持续升高,可造成心、脑、肾等靶器官损害。在我国,脑卒中是最主要的高血压并发症。近年来,高血压引起的主动脉夹层也越来越受到重视。

心:血压持续升高致左心室肥厚、扩大形成高血压性心脏病,最终可导致充血性心力衰竭。部分高血压患者可并发冠状动脉粥样硬化,并可出现心绞痛、心肌梗死、心力衰竭及猝死。

脑:长期高血压,由于小动脉微动脉瘤形成及脑动脉粥样硬化,可并发急性脑血管病,包括脑出血、短暂性脑缺血发作、脑血栓形成等。

肾:长期持续高血压会并发肾动脉硬化、肾硬化等肾脏病变,早期可无表现,随着病情发展可出现肾功能损害。

主动脉夹层:长期高血压导致主动脉血管壁结构异常,血液通过主动脉内

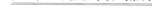

膜裂口进入主动脉壁,造成正常主动脉壁的分离,从而形成主动脉夹层。

（三）辅助检查

1.动态血压监测(ambulatory blood pressure monitoring,ABPM)

ABPM可客观地反映24小时内实际血压水平,测量各时间段血压的平均值。目前认为动态血压的正常参考范围为24小时平均血压低于130/80 mmHg,白天血压均值低于135/85 mmHg,夜间血压均值低于120/70 mmHg。ABPM可以诊断"白大衣性高血压",发现隐蔽性高血压,查找顽固性、难治性高血压的病因;判断高血压的严重程度,了解其血压变异度和血压昼夜节律,严重高血压患者的昼夜节律可消失;指导和评价降压治疗;诊断发作性高血压或低血压。

2.心电图、超声心动图

心电图见左心室肥大并劳损图形;超声心动图可见主动脉内径增大,左心室肥大,亦可反映心功能异常。

3.胸部X线检查

胸部X线检查可见主动脉弓迂曲延长,升、降部可扩张,左心室肥大。左心衰竭时有肺淤血。

4.眼底检查

根据基-瓦(Keith-Wagener)眼底分级法,大多数患者仅为Ⅰ、Ⅱ级变化,重度高血压患者可有Ⅲ级眼底变化。

5.实验室检查

(1)尿常规:早期正常,随着病程延长可见少量蛋白、红细胞、透明管型等,提示有肾功能损害。

(2)肾功能:早期肾功能检查可无异常,随着肾实质损害逐渐加重可见血肌酐、尿素氮升高,内生肌酐清除率降低,浓缩及稀释功能减退。

(3)血脂:可伴有血清总胆固醇、三酰甘油及低密度脂蛋白增高,高密度脂蛋白降低。

(4)血糖、葡萄糖耐量试验及血浆胰岛素测定:部分患者有空腹血糖升高、餐后2小时血糖升高及血胰岛素增高。

6.其他

可检查血钾、24小时尿微量白蛋白、颈动脉超声、血同型半胱氨酸、脉搏波传导速度(PWV)、踝臂血压指数(ABI)等。

（四）诊断

（1）根据《中国高血压防治指南》（2018 年修订版）中高血压的诊断标准：在未使用降压药物的情况下，非同日 3 次测量诊室血压，SBP≥140 mmHg 和（或）DBP≥90 mmHg。SBP≥140 mmHg 和 DBP＜90 mmHg 为单纯收缩期高血压。患者既往有高血压史，目前正在使用降压药物，血压虽然低于 140/90 mmHg，仍应诊断为高血压。

（2）参照《中国高血压防治指南》（2018 年修订版）制定的高血压分级标准（见表 5-1）对高血压进行分级。

表 5-1　血压水平分类和定义

| 类别 | 收缩压/mmHg | 舒张压/mmHg |
| --- | --- | --- |
| 正常血压 | ＜120 | ＜80 |
| 正常高值 | 120～139 | 80～89 |
| 高血压 | ≥140 | ≥90 |
| 1 级高血压（轻度） | 140～159 | 90～99 |
| 2 级高血压（中度） | 160～179 | 100～109 |
| 3 级高血压（重度） | ≥180 | ≥110 |
| 单纯收缩期高血压 | ≥140 | ＜90 |

注：当 SBP 和 DBP 分属于不同级别时，以较高的分级为准。

（3）参照《中国高血压防治指南》（2018 年修订版）高血压危险分层，将高血压患者按心血管风险水平分为低危、中危、高危和很高危 4 个层次（见表 5-2）。

表 5-2　血压升高患者心血管风险水平分层

| 其他心血管危险因素和疾病史 | 血压/mmHg | | | |
| --- | --- | --- | --- | --- |
| | SBP130～139 和（或）DBP85～89 | SBP140～159 和（或）DBP90～99 | SBP160～179 和（或）DBP100～109 | SBP≥180 和（或）DBP≥110 |
| 无 | | 低危 | 中危 | 高危 |
| 1～2 个其他危险因素 | 低危 | 中危 | 中/高危 | 很高危 |

续表

| 其他心血管危险因素和疾病史 | 血压/mmHg | | | |
|---|---|---|---|---|
| | SBP130～139 和（或）DBP85～89 | SBP140～159 和（或）DBP90～99 | SBP160～179 和（或）DBP100～109 | SBP≥180 和（或）DBP≥110 |
| 不少于 3 个其他危险因素,靶器官损害,或 CKD 3 期,无并发症的糖尿病 | 中/高危 | 高危 | 高危 | 很高危 |
| 临床并发症,或 CKD 不低于 4 期,有并发症的糖尿病 | 高/很高危 | 很高危 | 很高危 | 很高危 |

注:CKD 即慢性肾脏疾病。

（五）鉴别诊断

1.肾实质病变

（1）急性肾小球肾炎:起病急骤,患者发病前 1～3 周多有链球菌感染史,有发热、水肿、血尿等表现;尿常规检查可见蛋白、红细胞和管型;血压为一过性升高。该病青少年多见。

（2）慢性肾小球肾炎:由急性肾小球肾炎转变而来,或无明显急性肾炎史,而有反复水肿、明显贫血、血浆蛋白低、氮质血症;蛋白尿出现早而持久;血压持续升高。

2.肾动脉狭窄

肾动脉狭窄患者有类似恶性高血压的表现,药物治疗无效。一般可见舒张压中、重度升高,可在上腹部或背部肋脊角处闻及血管杂音。肾盂造影、放射性核素肾图及 B 超检查有助于诊断。肾动脉造影可明确诊断。

3.嗜铬细胞瘤

患者可出现阵发性或持续性血压升高,阵发性血压升高时还可伴心动过速、出汗、头痛、面色苍白等症状,历时数分钟或数天,一般降压药无效,发作间隙血压正常。血压升高时测血或尿中儿茶酚胺及其代谢产物香草基杏仁酸（VMA）有助于诊断,超声、放射性核素、计算机断层扫描（CT）、磁共振成像

（MRI）对肾脏部位检查可显示肿瘤部位而确诊。

**4.库欣（Cushing）综合征**

库欣综合征又称"皮质醇增多症"，患者除有高血压之外，还有满月脸、水牛背、向心性肥胖、毛发增多、血糖升高等，诊断一般不难。24 小时尿中 17-羟类固醇、17-酮类固醇增多，地塞米松抑制试验或肾上腺素兴奋试验有助于诊断。颅内蝶鞍 X 线检查、肾上腺 CT 扫描及放射性碘化胆固醇肾上腺素扫描可定位诊断。

## 二、西医治疗

高血压治疗的目标是有效地使血压降至血压控制目标值，以及防止靶器官损害，最大限度地减少或延迟心脑血管及肾脏并发症，降低病死率和病残率。对于轻度高血压患者，可以考虑用中医药治疗；对于中度和重度高血压患者，应以西药治疗为主，可以考虑配以中药治疗，尤其是单纯西药治疗血压控制不理想的患者，需要加用中药配合治疗。在使用西药的同时使用中药，一方面可以更好地控制血压；另一方面能有效地预防靶器官损害，改善临床症状，提高生活质量。

**（一）非药物治疗**

所有高血压患者初步诊断后，均应立即采取以改善生活方式为主的非药物治疗。非药物治疗包括限制钠盐、合理膳食、控制体重、限制烟酒、适当运动、减轻工作压力、保持乐观心态和保证充足睡眠等。

**（二）药物治疗**

**1.利尿剂**

利尿剂用于轻、中度高血压，适用于老年高血压、单纯收缩期高血压、难治性高血压、心力衰竭合并高血压的治疗。常用药物有氢氯噻嗪、氯噻酮、呋塞米、螺内酯、氨苯蝶啶。螺内酯为保钾利尿剂，可引起高血钾，不宜与血管紧张素转换酶抑制剂合用，肾功能不全者禁用。此外，吲达帕胺兼有利尿及钙拮抗作用，能有效降压而较少引起低血钾；它可从肾外（胆汁）排出，可用于肾衰竭患者，有保护心脏的作用，但高脂血症及糖尿病患者慎用。

**2.β受体阻滞剂**

β受体阻滞剂通过抑制肾素释放、减少神经递质释放、降低心排出量等达到降低血压的目的。1、2级高血压患者比较适用该类药物,尤其是心率较快的中青年患者,或合并有心绞痛、心肌梗死、慢性心力衰竭、交感神经活性增高以及高动力状态的高血压患者。常用药物:美托洛尔、阿替洛尔、阿罗洛尔、比索洛尔、卡维地洛(兼有α受体阻滞作用)。本类药物有抑制心肌收缩力、房室传导时间延长、心动过缓、支气管痉挛等不良反应,可能有影响糖、脂肪代谢等不良反应,因此不宜用于支气管哮喘、病态窦房结综合征、房室传导阻滞、外周动脉疾病等患者,慎用于充血性心力衰竭患者,酌情用于糖尿病及高脂血症患者。本类药物不宜与维拉帕米合用。冠状动脉粥样硬化性心脏病患者用药后不宜突然停用,避免诱发心绞痛和引起反跳。

3.钙通道拮抗剂(CCB)

CCB可用于中、重度高血压的治疗,适宜于单纯性收缩压增高的老年病患者。CCB有维拉帕米、地尔硫䓬和二氢吡啶类。前二者抑制心肌收缩性、自律性和传导性,不宜应用于心力衰竭、窦房结功能低下、心脏传导阻滞患者。二氢吡啶类近年来发展迅速,对心肌收缩性、传导性及自律性的抑制少,应用较为普遍。常用药物:硝苯地平缓释片、硝苯地平控释片、尼群地平片、非洛地平缓释片、氨氯地平片、拉西地平片。

4.血管紧张素转换酶抑制剂(ACEI)

ACEI可以用于各种类型、各种程度的高血压。ACEI具有改善胰岛素抵抗和改善蛋白尿的作用,对伴有心力衰竭、左心室肥大、心肌梗死后、房颤、蛋白尿或微量白蛋白尿、慢性肾脏疾病、代谢综合征、糖耐量降低及糖尿病肾病等并发症者尤为适宜。妊娠高血压、严重肾衰竭、高血钾者禁用该类药物。常用药物:卡托普利、依那普利、贝那普利、培哚普利、赖诺普利、福辛普利。

5.血管紧张素Ⅱ受体拮抗剂(ARB)

ARB从受体水平阻断血管紧张素Ⅱ的收缩血管、水钠潴留及细胞增生等不良作用,使血管扩张,血压下降,同时还有保护肾功能、延缓肾病进展、逆转左心室肥厚、抗血管重构等作用,总体作用明显优于ACEI。常用药物:氯沙坦、缬沙坦、厄贝沙坦、坎地沙坦。其治疗对象和禁忌证与ACEI相同,用于不耐受ACEI的干咳患者。

6.α受体阻滞剂

α受体阻滞剂一般不作为治疗高血压的首选药。常用药物:哌唑嗪、特拉唑嗪。α受体阻滞剂因不良反应较多,目前不主张单独使用,但是在复方制剂或联合用药治疗时还在使用。

(三)降压药应用的基本原则

小剂量,优先选择长效制剂,联合用药,个体化。

## 三、中医辨证

本病主要病机环节为风、火、痰、瘀、虚,与肝、脾、肾等脏腑关系密切。病机性质为本虚标实,肝肾阴虚为本,肝阳上亢、痰瘀内蕴为标。病机除了肝阳上亢、痰湿内盛、瘀血阻窍、肝肾阴虚和肾阳虚衰五个方面外,还有冲任失调、气阴两虚、心肾不交等,在临床中可参照辨证。

(一)肝阳上亢证

主症:①头晕头痛;②面红目赤。

次症:①口干口苦,烦躁易怒;②大便秘结,小便黄赤。

舌脉:①舌质红,苔薄黄;②脉弦细有力。

(二)痰湿内盛证

主症:①头晕头痛,头重如裹;②困倦乏力,肢体沉重。

次症:①胸闷,腹胀痞满,少食多寐,呕吐痰涎;②大便秘结,小便黄赤。

舌脉:①舌胖苔腻;②脉濡滑。

(三)瘀血阻窍证

主症:①头痛经久不愈,固定不移;②头晕阵作。

次症:①偏身麻木;②胸闷,时有心前区痛。

舌脉:①口唇发绀,舌紫;②脉弦细涩。

(四)肝肾阴虚证

主症:①头晕耳鸣;②腰膝酸软,五心烦热。

次症:①目涩咽干,盗汗,不寐多梦;②大便干涩,小便热赤。

舌脉:①舌红少苔;②脉细数或细弦。

(五)肾阳虚衰证

主症:①头晕眼花,头痛耳鸣;②形寒肢冷,腰膝酸软。

次症:①心悸气短;②遗精阳痿,夜尿频多,大便溏薄。

舌脉:①舌淡胖;②脉沉弱。

诊断说明:具备 2 个主症+舌脉象支持,可诊断;或具备 1 个主症+2 个次症＋舌脉象支持,可诊断。

## 四、中医治疗

（一）肝阳上亢证

治则:平肝潜阳,滋阴降火。

方药:天麻钩藤饮。本方由天麻、钩藤、石决明、川牛膝、桑寄生、杜仲、栀子、黄芩、益母草、朱茯神、首乌藤组成。口苦目赤、烦躁易怒者,加龙胆草、川楝子、夏枯草;目涩耳鸣、腰酸膝软者,加枸杞子、生地黄、玄参;目赤便秘者,加大黄、芒硝或佐用当归龙荟丸;眩晕剧烈,兼见手足麻木或震颤者,加磁石、珍珠母、羚羊角粉等;阳亢化风者,加羚羊角粉、珍珠母以镇肝息风。

（二）痰湿内盛证

治则:健脾利湿,祛痰降浊。

方药:半夏白术天麻汤。本方由半夏、白术、天麻、橘红、茯苓、甘草、生姜、大枣组成。痰热蕴结者,加天竺黄、黄连以清热化痰;脾虚湿困者,加砂仁、藿香、焦神曲以健脾化湿;呕吐频作者,加胆南星、天竺黄、竹茹、旋覆花;若胸闷纳呆,加砂仁、白豆蔻、佩兰;若耳鸣重听,加郁金、石菖蒲、磁石;头痛头胀、心烦口苦、渴不欲饮者,宜用黄连温胆汤。

（三）瘀血阻窍证

治则:祛瘀生新,活血通窍。

方药:通窍活血汤。本方由赤芍、川芎、桃仁、红花、麝香、老葱、鲜姜、大枣、酒组成。若兼见神疲乏力、少气自汗等症,加黄芪、党参;兼心烦面赤,舌红苔黄者,加栀子、连翘、薄荷、菊花;若兼畏寒肢冷,感寒加重,加附子、桂枝;头颈部不能转动者,加威灵仙、葛根、豨莶草等;阳虚明显者,加仙茅以温阳化瘀;阴虚火旺者,加龟板、鳖甲以养阴清火。

（四）肝肾阴虚证

治法:滋补肝肾,平潜肝阳。

方药:杞菊地黄丸。本方由枸杞子、菊花、熟地黄、酒萸肉、牡丹皮、山药、茯苓、泽泻组成。心肾不交者,加阿胶、鸡子黄、酸枣仁、柏子仁等交通心肾,养心安神。

（五）肾阳虚衰证

治法：温补肾阳，利水消肿。

方药：济生肾气丸。本方由炮附子、白茯苓、泽泻、山茱萸、山药、车前子、牡丹皮、官桂组成。五心烦热、潮热颧红者，可加鳖甲、知母、黄柏、丹皮等；肾失封藏固摄，遗精滑泄者，可加芡实、莲须、桑螵蛸、紫石英等；兼失眠、多梦、健忘者，加阿胶、鸡子黄、酸枣仁、柏子仁等；若兼见下肢水肿、尿少等症，可加桂枝、茯苓、泽泻等；若兼见便溏、腹胀少食，可酌加白术、茯苓、薏苡仁等。

## 五、预防调摄

高血压及其引起的心脑血管疾病导致的死亡人数居目前疾病死亡人数的首位，因此应及早发现、及时治疗、坚持服药，尽量防止及逆转靶器官的损害，减少其严重后果。

根据不同的情况进行针对性预防。高血压的预防一般分为三级：一级预防是针对高危人群和整个人群，以社区为主，注重使高血压易感人群通过减轻体重、改善饮食结构、戒烟、限酒、增加体育活动等预防高血压的发生；二级预防是针对高血压患者，包括一切预防内容，并采用简便、有效、安全的药物进行治疗；三级预防是针对高血压重症的抢救，预防其并发症的产生和死亡。

医生要做好健康教育工作，嘱患者保持健康的生活方式，注意劳逸结合，保持精神乐观和睡眠充足，保持大便通畅，多吃低热量、高营养的食物，饮食要少盐、少糖、少油。

## 六、预后

高血压是心、脑、肾等重要脏器损害常见而主要的危险因素。高血压病程越长，靶器官损害越严重。一些轻度高血压患者经适当综合治疗可以治愈。大多数患者坚持合理用药，改变生活方式，可以改善症状，延缓并发症出现。若治疗不当，患者可出现心、脑、肾的严重并发症，危及生命。

（吕智敏　孙咪）

# 案例二 冠状动脉粥样硬化性心脏病

冠状动脉粥样硬化性心脏病（coronary atherosclerotic heart disease）是冠状动脉血管发生动脉粥样硬化病变引起血管腔狭窄或阻塞，导致心肌缺血、缺氧或坏死而引起的心脏病，简称"冠心病"（coronary heart disease，CHD）。世界卫生组织将冠心病分为五大类：无症状冠心病（隐匿性冠心病）、心绞痛、心肌梗死、缺血性心肌病和猝死。近年来，根据该病的发病特点和诊疗理念而分为慢性心肌缺血综合征和急性冠状动脉综合征（acute coronary syndrome，ACS）两类。其中，急性冠状动脉综合征包括不稳定型心绞痛（unstable angina，UA）、非ST段抬高型心肌梗死（non-ST-segment elevation myocardial infarction，NSTEMI）和 ST 段抬高型心肌梗死（ST-segment elevation myocardial infarction，STEMI）。

中医将冠心病归属为"胸痹""真心病""厥心痛"等病证范畴，认为本病病位在心，与脾、肾等脏关系密切。其病机为本虚标实。本虚者，因禀赋不足，年迈肾衰，营血虚少引起心之阴阳、气血虚损，特别是心气虚和心阴虚，并根源于脾肾；标实者，系膏粱厚味、七情过激、劳逸失度、瘀滞生热而产生气滞、血瘀、痰浊、寒凝、热结，特别是痰瘀互结，阻遏胸阳，闭塞心络，不通则痛，从而出现一系列证候表现。

## 一、西医诊断

（一）临床表现

1.慢性心肌缺血综合征

当冠状动脉血流量减少时，在劳力、情绪波动、饱食等条件下，心脏负荷增加，可使心率增快，心肌耗氧量增加，而此时供应心脏的部分冠状动脉在血流量减少不能满足心肌需求时，即可引发心绞痛。心绞痛发作于心脏负荷增加当时而非之后，主要疼痛部位在胸骨体后，可波及心前区，范围手掌大小，常可放射至左肩、左臂内侧及无名指、小指，或放射至颈、咽、下颌部，偶尔可无疼痛表现，仅感受胸闷不适。发作时患者往往被迫停止正在进行的活动，直至症状缓解。心绞痛一般持续数分钟至十余分钟，多为 3～5 分钟，一般很少超过半小时；患者通常在停止活动或平静休息后即可缓解，舌下含服硝酸甘油等硝酸酯类药物后也可在几分钟内缓解。

2.急性冠状动脉综合征

（1）不稳定型心绞痛和非 ST 段抬高型心肌梗死：UA 胸部不适性质与典型稳定型心绞痛相似，但程度更重，持续时间更长，胸痛在休息时也可发生。胸痛可放射至新的部位，发作时也伴有新的症状，如出汗、恶心、呕吐、心悸或呼吸困难。常规休息或含服硝酸甘油胸痛不缓解。

（2）急性 ST 段抬高型心肌梗死：多数患者在发病前数日有乏力，胸闷不适，活动时心悸、烦躁、心绞痛等前兆，心绞痛发作较前频繁、剧烈、持久，硝酸甘油疗效差，诱发因素不明显。其中疼痛最先出现，多发生于清晨，还伴有全身症状，如发热、心动过速、恶心呕吐、心律失常等，疼痛期还会伴有血压下降，严重者可有心源性休克，少数会发生急性左心衰竭。

（二）辅助检查

1.血液检查

检查血糖、血脂可了解冠心病的危险因素；胸痛明显者检查血清心肌损伤标志物［包括肌钙蛋白 I、肌钙蛋白 T、肌酸激酶（CK）及同工酶（CK-MB）］可诊断是否为 ACS，肌钙蛋白峰值超过正常范围对照值 99 个百分位需要考虑 NSTEMI；查血常规注意有无贫血，STEMI 起病 24～48 小时白细胞、中性粒细胞增多，嗜酸性粒细胞减少或消失，红细胞沉降率增快，C 反应蛋白（CRP）增高，持续 1～3 周；必要时检查甲状腺功能。

2.心电图

心电图可为存在陈旧性心肌梗死或正在发作的心肌缺血提供证据，绝大多数患者可出现暂时性 ST 段移位。有时也会出现 T 波倒置，但以往 T 波倒置患者在发作时可表现为直立 T 波，即假性正常化。STEMI 特征性心电图特点为在心肌损伤坏死区导联上出现 ST 段弓背向上抬高、宽而深的 Q 波（病理性 Q 波）、T 波倒置改变。心电图连续动态监测（Holter）记录并自动分析 24 小时的心电图，更有助于发现日常活动时心肌缺血的证据和程度以及各种心律失常。将异常心电图表现与患者出现症状时相对照，胸痛发作时 ST-T 段缺血性改变有助于心绞痛诊断，也可检查出无痛性心肌缺血。若心电图改变超 12 小时，则提示 NSTEMI 可能。如果经常在运动过程中出现症状和体征，医生可能会要求患者在特制跑步机上行走或脚踏固定自行车，并在运动期间监测心电图变化，即运动负荷试验。

3.超声心动图

多数稳定型心绞痛患者静息时检查无异常,有陈旧性心肌梗死或严重心肌缺血者可探及缺血区心室壁运动异常。

4.放射性核素检查

该检查可了解心肌的代谢情况,通过对心肌血流灌注和代谢显像匹配分析可准确评估心肌活力。

5.冠状动脉 CT 血管成像(CTA)

CTA 是经静脉注射造影剂后利用螺旋 CT 扫描再经过计算机三维重建对心脏冠状动脉成像,可以直接判断冠状动脉狭窄程度和管壁钙化情况。该项检查具有较高的阴性预测价值。

6.冠状动脉造影(CAG)

通过注射少量含碘对比剂对心脏血管显影,能够清晰准确地明确狭窄的血管以及其部位,明确诊断、指导治疗并评估预后。这是一项有创检查,费用较高,是诊断冠心病较为准确的方法,被称为冠心病诊断的“金标准”。

(三)诊断标准

根据患者典型的心绞痛症状,结合患者年龄及冠心病危险因素,并排除其他引起心绞痛的病因,可建立初步诊断。冠状动脉 CTA、CAG 等检查发现冠状动脉狭窄的直接证据,可明确诊断。

(四)鉴别诊断

1.肋间神经痛和肋软骨炎

前者疼痛常累及 1～2 个肋间,不一定局限在胸前,可沿肋神经分布,多为持续性疼痛,咳嗽、用力呼吸时加重,手臂上举时有牵拉疼痛;后者在肋软骨处有压痛。

2.其他疾病引起的心绞痛

严重的主动脉瓣狭窄或关闭不全、风湿性冠状动脉炎、肥厚型心肌病、X 综合征、梅毒性主动脉炎引起冠状动脉口狭窄或闭塞等,要根据其他临床表现资以鉴别。

## 二、西医治疗

（一）急性期治疗

对于稳定型心绞痛，发作时应立刻休息，一般患者在停止活动后症状即逐渐消失。较重的发作，可使用硝酸酯制剂，比如舌下含服硝酸甘油或硝酸异山梨酯。

对于 UA 及 NSTEMI，在急诊室经过恰当检查评估后，要立即开始恢复再灌注治疗。对于 STEMI，"时间就是心肌，心肌就是生命"，强调及早发现、及早住院，要尽快开始溶栓或介入治疗，恢复心肌的血液灌注，从而降低死亡率，减少并发症，改善患者预后。

（二）非急性期治疗

1.一般治疗

（1）休息：立即卧床休息，对于伴有焦虑患者，视情况适当小剂量予抗焦虑、镇静的药物。

（2）吸氧：发绀、呼吸困难和高危患者，应予持续吸氧，检测血氧饱和度。积极处理可能引起心肌耗氧量增加的疾病。

2.药物治疗

（1）抗血小板治疗：主要是抗血小板凝聚，防止血栓的形成。①环氧化酶（COX）抑制剂：常用药物为阿司匹林，是抗血小板治疗的基石，除非有禁忌证，否则所有患者均应长期口服阿司匹林进行治疗。阿司匹林不耐受患者，可考虑使用吲哚布芬。②$P_2Y_{12}$受体拮抗剂：除非有禁忌证，急性冠状动脉综合征患者均建议在阿司匹林基础上联合应用该药物，并至少维持 12 个月。常用药物为氯吡格雷、替格瑞洛等。

（2）抗心肌缺血药物：主要目的是减少心肌耗氧量，扩张冠状动脉。①硝酸酯类药物：心绞痛发作时，可舌下含服硝酸甘油，若无效者可静脉应用硝酸甘油或硝酸异山梨酯，使用至症状缓解或出现明显不良反应，在症状消失 12～24 小时后可改回口服制剂。常用药物有硝酸异山梨酯和 5-单硝酸异山梨酯。②β受体拮抗剂：可降低心肌耗氧量，减少心肌缺血反复发作，减少心肌梗死的发生，有效改善患者预后。常用药物有美托洛尔、比索洛尔和艾司洛尔。③钙通道阻滞剂：可有效减轻心绞痛，用于足量硝酸酯类药物和 β 受体拮抗剂治疗后仍不能控制症状的患者,对于血管痉挛性心绞痛患者首选该药物。

（3）抗凝治疗:除非有禁忌证,否则所有患者均应在抗血小板基础上接受抗凝治疗,根据治疗策略以及出血事件风险选择不同药物,常用药物包括普通肝素、低分子量肝素、磺达肝癸钠和比伐卢定。

（4）调脂治疗:他汀类远期有抗炎症和稳定斑块的作用,能降低冠状动脉疾病的死亡风险和心肌梗死发生率。无论基线血脂水平如何,UA/NSTEMI 患者均应尽早使用他汀类药物。

（5）ACEI 或 ARB:长期应用能降低心血管事件发生率,不存在低血压或其他已知禁忌证者均应使用。

（6）吗啡或哌替啶:可减轻急性冠状动脉综合征患者交感神经过度兴奋和濒死感。

3.二级预防

冠心病患者要遵医嘱坚持长期药物治疗,控制缺血症状,降低心肌梗死和死亡的发生率,包括服用双联抗血小板药物、β 受体阻滞剂、他汀类药物和ACEI/ARB,并进行有计划及适当的运动锻炼。ABCDE 方案对于指导二级预防有帮助:A 指抗血小板治疗和 ACEI,B 指 β 受体拮抗剂和控制血压,C 指控制血脂和戒烟,D 指控制饮食和治疗糖尿病,E 指健康教育和运动。

4.手术治疗

手术治疗主要是为了重建冠状动脉血运,包括经皮冠状动脉介入治疗（PCI）和冠状动脉旁路移植术（CABG）。PCI 是将一根细长的导管插入冠状动脉的开口,带有球囊的导丝从导管中穿过,到达冠状动脉狭窄部位,然后球囊膨胀,挤压动脉壁上的斑块,置入支架完成对狭窄冠状动脉的机械支撑。CABG 也就是通常所说的搭桥手术,心外科医生使用身体其他部位的血管作为"桥血管",绕过闭塞的冠状动脉。由于需要开胸手术,CABG 多用于病变严重、多支血管病变的症状严重和左心功能不全的患者。


**三、中医辨证**


胸痹是以胸部闷痛,甚则胸痛彻背,喘息不得卧为主症的疾病。轻者仅感胸闷如窒,呼吸欠畅;重者则有胸痛;严重者心痛彻背,背痛彻心。西医学中冠心病之心绞痛、心肌梗死与胸痹密切相关,可参照本病辨证论治。

（一）心血瘀阻证

主症：①心胸疼痛，甚则心痛彻背，背痛彻心；②胸闷。

次症：①如刺如绞，痛有定处；②入夜为甚。

舌脉：①舌质紫暗，有瘀斑，苔薄；②脉弦涩。

（二）气滞心胸证

主症：①心胸满闷；②隐痛阵作，痛有定处。

次症：①症状在遇情志不遂时诱发或加剧；②脘胀嗳气，时欲太息，或得嗳气、矢气则舒。

舌脉：①苔薄或薄腻；②脉细弦。

（三）痰浊闭阻证

主症：①胸闷重而心痛微；②痰多气短。

次症：①肢体沉重，形体肥胖，倦怠乏力；②遇阴天而易发作或加重，纳呆便溏，咳吐痰涎。

舌脉：①舌体胖大边有齿痕，苔浊腻或白滑；②脉滑。

（四）寒凝心脉证

主症：①猝然心痛如绞；②心痛彻背，喘不得卧。

次症：①多因气候骤冷或骤感风寒而发病或加重；②伴形寒，心悸，胸闷气短，手足不温，冷汗自出，面色苍白。

舌脉：①苔薄白；②脉沉紧或沉细。

（五）气阴两虚证

主症：①心胸隐痛，时作时止；②心悸气短，动则益甚。

次症：①倦怠乏力，声低气微；②面色㿠白，易汗出。

舌脉：①舌淡红，舌体胖且边有齿痕，苔薄白；②脉虚细缓或结代。

（六）心肾阴虚证

主症：①心痛憋闷；②心悸盗汗。

次症：①虚烦不眠；②腰膝酸软，头晕耳鸣，口干便秘。

舌脉：①舌红少津，苔薄或剥；②脉细数或促代。

（七）心肾阳虚证

主症：①心悸而痛；②胸闷气短，动则益甚。

次症：①自汗；②神倦怯寒，面色㿠白，四肢欠温或肿胀。

舌脉：①舌质淡胖，边有齿痕，苔白或腻；②脉沉细而迟。

（八）正虚阳脱证

主症：①心胸绞痛，胸中憋闷或有窒息感，喘促不宁；②心慌。

次症：①面色苍白；②烦躁不安或表情淡漠，重则神识昏迷，四肢厥冷，口开目合，手撒遗尿。

舌脉：脉疾数无力或脉微欲绝。

## 四、中医治疗

（一）心血瘀阻证

治法：活血化瘀，通脉止痛。

方药：血府逐瘀汤加减。本方由桃仁、红花、生地、当归、赤芍、川芎、柴胡、枳壳、牛膝、桔梗、甘草等组成。若为瘀血痹阻重证，胸痛剧烈，可加乳香、没药、郁金、降香、丹参等，加强活血理气之功；血瘀气滞并重，胸闷痛甚者，可加沉香、檀香、荜茇等辛香理气止痛之药；寒凝血瘀或阳虚血瘀，伴畏寒肢冷，脉沉细或沉迟者，可加桂枝或肉桂、细辛、高良姜、薤白等温通散寒之品，或人参、附子等益气温阳之品；气虚血瘀，伴气短乏力，自汗，脉细弱或结代者，当益气活血，用人参养营汤合桃红四物汤加减，重用人参、黄芪等益气祛瘀之品；若卒然心痛发作，可含化复方丹参滴丸、速效救心丸等活血化瘀、芳香止痛之品。

（二）气滞心胸证

治法：疏肝理气，活血通络。

方药：柴胡疏肝散加减。本方由陈皮、柴胡、川芎、香附、枳壳、白芍、甘草等组成。若胸闷心痛明显，为气滞血瘀之象，可合用失笑散，以增强活血行瘀、散结止痛之作用；气郁日久化热，心烦易怒，口干便秘，舌红苔黄，脉弦数者，用丹栀逍遥散，以疏肝清热；便秘严重者，加当归芦荟丸以泻郁火。

（三）痰浊闭阻证

治法：通阳泄浊，豁痰宣痹。

方药：瓜蒌薤白半夏汤合涤痰汤加减。本方由瓜蒌、薤白、半夏、黄酒、胆南星、枳实、茯苓、橘红、石菖蒲、人参、竹茹、甘草等组成。痰浊郁而化热者，用黄连温胆汤加郁金，以清化痰热而理气活血；痰热兼有郁火者，加海浮石、海蛤壳、黑山栀、天竺黄、竹茹化痰火之胶结；若大便干结，加桃仁、大黄。

（四）寒凝心脉证

治法：辛温散寒，宣通心阳。

方药：枳实薤白桂枝汤合当归四逆汤加减。本方由枳实、薤白、桂枝、当归、芍药、细辛、通草、甘草、大枣等组成。阴寒极盛之胸痹重症，表现胸痛剧烈，痛无休止，伴身寒肢冷，气短喘息，脉沉紧或沉微者，当用温通散寒之法，予乌头赤石脂丸加荜茇、高良姜、细辛等；若痛剧而四肢不温，冷汗自出，即刻舌下含化苏合香丸或麝香保心丸，以芳香化浊，理气温通开窍。

（五）气阴两虚证

治法：益气养阴，活血通脉。

方药：生脉散合人参养荣汤加减。本方由人参、麦门冬、五味子、白术、茯苓、甘草、陈皮、黄芪、当归、白芍、熟地黄、桂心、远志等组成。兼有气滞血瘀者，可加川芎、郁金以行气活血；兼见痰浊之象者，可合用茯苓、白术、白蔻仁以健脾化痰；兼见纳呆、失眠等心脾两虚者，可并用茯苓、茯神、远志、半夏曲健脾和胃，柏子仁、酸枣仁养心安神。

（六）心肾阴虚证

治法：滋阴清火，养心和络。

方药：天王补心丹合炙甘草汤加减。本方由人参、茯苓、玄参、丹参、桔梗、远志、当归、五味子、麦门冬、天门冬、柏子仁、酸枣仁、生地黄等组成。阴不敛阳，虚火内扰心神，虚烦不寐，舌尖红少津者，可用酸枣仁汤，清热除烦以养血安神；若兼见风阳上扰，加用珍珠母、磁石、石决明、琥珀等重镇潜阳之品；若心肾阴虚，兼见头晕目眩，腰酸膝软，遗精盗汗，心悸不宁，口燥咽干，用左归饮以滋阴补肾，填精益髓。

（七）心肾阳虚证

治法：温补阳气，振奋心阳。

方药：参附汤合右归饮加减。本方由人参、附子、熟地黄、山药、山茱萸、枸杞、甘草、杜仲、肉桂等组成。若肾阳虚衰，不能制水，水饮上凌心肺，症见水肿、喘促、心悸，用真武汤加黄芪、汉防己、猪苓、车前子温肾阳而化水饮。阳虚欲脱厥逆者，用四逆加人参汤，温阳益气，回阳救逆。

### 五、预防调摄

（一）戒烟

吸烟是冠心病的主要危险因素。尼古丁能收缩血管，迫使心脏更加努力工作并损害血管内层。戒烟是降低心脏病发作风险的最佳方法之一。

（二）控制血压

每两年至少测量一次血压。如果血压高于正常值或有心脏病史，可能需要增加血压测量频率。最佳血压为 120/80 mmHg 左右。

（三）控制血脂水平

每年至少查一次血脂。如果检查结果不理想，则需要加大检查频率。大多数人的低密度脂蛋白胆固醇（LDL-C）目标值是低于 130 mg/dL（3.4 mmol/L）；如果有其他心脏病危险因素，LDL-C 目标值为低于 100 mg/dL（2.6 mmol/L）。

（四）控制糖尿病

如果患有糖尿病，严格的血糖管理有助于降低心脏病风险。

（五）适量运动

运动有助于达到并保持健康的体重以及控制糖尿病、胆固醇升高和高血压。每周宜进行约 150 分钟中等强度体力活动，比如每天走 30 分钟。

（六）心脏康复

术后患者应参加心脏康复治疗，该治疗由教育、咨询和运动训练构成，旨在帮助患者恢复健康。

（七）饮食

强调植物性食物，比如地中海饮食，多食水果、蔬菜、全谷类、豆类和坚果，少食饱和脂肪酸、胆固醇和钠，有助于控制体重、血压和胆固醇。

（八）保持健康体重

超重会增加冠心病风险。即使只减掉目前体重的一小部分，也有助于减少冠心病的危险因素。

（九）管理压力

尽可能减轻压力。练习管理压力的方法，如肌肉放松和深呼吸。

## 六、预后

冠心病的预后情况如何,还要根据患者的实际病情而定。对于初次发病者或者是稳定型心绞痛者,预后良好;而对于合并有心肌梗死、心力衰竭等其他并发症者,预后比较差。对于初次发病的患者,单纯性出现心绞痛或者是无症状的心肌缺血,只要长期按照疗程服用药物,可以避免心力衰竭、心肌梗死等并发症发生,预后良好。有些患者虽然病情持续时间比较长,可能多次发病,但是属于稳定型心绞痛。这类患者在患病之后,如果经过系统性的治疗,病情也处于相对稳定状态,不会影响患者的生命周期,预后也比较好。对于病情持续时间比较长,同时合并有心肌梗死、心力衰竭等并发症者,通过药物治疗、介入治疗等方式能够缓解病情,但是治疗难度比较大,预后也比较差。

（刘淑媛　孙咪）

## 案例三　糖尿病

糖尿病(diabetes mellitus,DM)是一组由多种病因引起的以慢性高血糖为特征的代谢性疾病。目前,我国面临着严峻的 DM 防控形势。2021 年,我国 20～79 岁 DM 患者总数、未被诊断 DM 患者数量、因 DM 导致的死亡人数均排名全球第一,20～79 岁群体因 DM 产生的医疗费用排名全球第二。据估计,2045 年我国 20～79 岁成年人 DM 人数将上升到 1.744 亿,仍将排名全球第一。DM 患者人数的逐年增加将会给国家、医疗系统、患者及其家庭带来巨大的经济负担。

西医认为 DM 的发病机制多与遗传因素及环境因素有关。胰岛素由胰岛 β 细胞合成和分泌,经血液循环到达体内各组织器官的靶细胞,与特异受体结合并引发细胞内物质代谢效应,在这个过程中任何一个环节发生异常均可导致 DM。

中医学理论将 DM 归属于"消渴"范畴,肺、胃、肾为主要病变脏腑,尤以肾为关键。其病机主要在于阴津亏损,燥热偏盛;其中阴虚为本,燥热为标。

## 一、西医诊断

DM 的诊断一般不难,空腹血糖(fasting plasma glucose,FPG)大于或等于 7.0 mmol/L,或餐后两小时血糖大于或等于 11.1 mmol/L 即可确诊。

(一)临床表现

1.症状

DM 的临床表现常被描述为"三多一少",即多尿、多饮、多食和体重减轻。患者可有皮肤瘙痒,尤其外阴瘙痒。血糖升高较快时可使眼房水、晶状体渗透压改变而引起屈光改变致视物模糊。许多患者无任何症状,仅于健康检查或因各种疾病就诊化验时发现高血糖。

2.体征

DM 多无明显体征。

(二)并发症

1.急性严重代谢紊乱

急性严重代谢紊乱指糖尿病酮症酸中毒(DKA)和高渗高血糖综合征。

2.感染性疾病

DM 容易并发各种感染,血糖控制差者更易发生,也更严重。

3.慢性并发症

(1)微血管病变:微血管是指微小动脉和微小静脉之间、管腔直径在100 $\mu$m 以下的毛细血管及微血管网。微血管病变是 DM 的特异性并发症,其典型改变是微血管基底膜增厚和微循环障碍,其中以糖尿病肾病和视网膜病变尤为重要。

(2)动脉粥样硬化性心血管疾病:DM 人群中动脉粥样硬化的患病率较高,发病更早,病情进展较快。动脉粥样硬化主要侵犯主动脉、冠状动脉、脑动脉、肾动脉和肢体动脉等,引起冠心病、缺血性或出血性脑血管病、肾动脉硬化、肢体动脉硬化等。

(3)神经系统并发症:①中枢神经系统并发症:伴随严重 DKA、高渗高血糖综合征或低血糖症出现的神志改变、缺血性脑卒中、脑老化加速及阿尔茨海默病等。②周围神经病变:远端对称性多发性神经病变、局灶性单神经病变、非对称性的多发局灶性神经病变。③自主神经病变:一般认为有症状者预后不良,

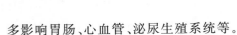

多影响胃肠、心血管、泌尿生殖系统等。

4.糖尿病足

糖尿病足指由下肢远端神经异常和不同程度的血管病变导致的足部感染、溃疡和(或)深层组织破坏。

5.其他

DM还可引起视网膜黄斑病、白内障、青光眼、屈光改变、虹膜睫状体病变等。

(三)实验室检查

1.糖代谢异常严重程度或控制程度的检查

(1)尿糖测定:尿糖阳性是诊断DM的重要线索,但尿糖阴性也不能排除糖尿病可能。

(2)血糖测定和口服葡萄糖耐量试验(oral glucose tolerance test,OGTT):血糖升高是诊断DM的主要依据,也是判断DM病情和控制情况的主要指标。

(3)糖化血红蛋白(HbA1c)和糖化血浆白蛋白测定:HbA1c是葡萄糖或其他糖与血红蛋白的氨基发生非酶催化反应(一种不可逆的蛋白糖化反应)的产物,其量与血糖浓度呈正相关,反映患者近 8～12 周的平均血糖水平。

2.胰岛 β 细胞功能检查

(1)胰岛素释放试验:正常人空腹基础血浆胰岛素为 35～145 pmol/L(5～20 mU/L),口服 75 g 无水葡萄糖(或 100 g 标准面粉制作的馒头)后,血浆胰岛素在 30～60 分钟上升至高峰,峰值为基础值的 5～10 倍,3～4 小时恢复到基础水平。本试验反映基础的和葡萄糖介导的胰岛素释放功能。

(2)C 肽释放试验:方法同上,正常人空腹基础值不小于 400 pmol/L,高峰时间同上,峰值为基础值的 5～6 倍。该试验也反映基础的和葡萄糖介导的胰岛素释放功能。

(3)其他检测:静脉注射葡萄糖-胰岛素释放试验和高糖钳夹试验可根据患者的具体情况和检查目的而选用。

3.并发症检查

并发症检查包括急性严重代谢紊乱时的酮体、电解质、酸碱平衡检查,心、肝、肾、脑、眼、口腔以及神经系统的各项辅助检查等。

4.有关病因和发病机制的检查

该类检查包括抗谷氨酸脱羧酶抗体、抗胰岛细胞抗体、抗胰岛素抗体、抗酪氨酸磷酸酶抗体及锌转运蛋白8的联合检测,胰岛素敏感性检查,基因分析等。

（四）诊断标准

DM诊断是基于FPG、随机血糖（任意时间点）或OGTT中2小时血糖值（2 hours plasma glucose,2hPG）。空腹指至少8小时无任何热量摄入;任意时间指一日内任何时间,无论上一次进餐时间及食物摄入量。DM症状指多尿、烦渴多饮和难以解释的体重减轻。FPG为3.9～6.0 mmol/L为正常,为6.1～6.9 mmol/L为空腹血糖受损,不低于7.0 mmol/L则应考虑DM。OGTT 2hPG低于7.7 mmol/L为正常糖耐量,7.7～11.0 mmol/L为糖耐量异常,不低于11.1 mmol/L应考虑DM。

（五）鉴别诊断

需注意鉴别其他原因所致尿糖阳性。

甲亢、胃-空肠吻合术后,因糖类在肠道吸收快,可引起进食后0.5～1小时血糖过高,出现糖尿,但FPG和2hPG正常。严重肝病时肝糖原合成受阻,肝糖原贮存减少,进食后0.5～1小时血糖过高,出现糖尿,但FPG偏低,餐后2～3小时血糖正常或低于正常值。

## 二、西医治疗

DM治疗的近期目标是控制高血糖和相关代谢紊乱以消除DM症状和防止急性严重代谢紊乱;远期目标是预防和(或)延缓DM慢性并发症的发生和发展,维持健康和学习、劳动能力,保障儿童生长发育,提高患者的生活质量,降低病死率和延长寿命。

（一）糖尿病健康教育管理和自我监测

1.健康宣教

医生要对患者进行DM相关知识的宣教,帮助其树立战胜疾病的信心,教会患者如何控制DM。

2.自我监测

患者自我监测血糖。随着小型快捷血糖测定仪的逐步普及,患者可以根据血糖水平随时调整降血糖药物的剂量。

（二）医学营养治疗

帮助患者制订营养计划并形成良好的饮食习惯,保持合理体重,提供均衡营养的膳食,达到并维持理想血糖水平,减少心血管疾病的危险因素。确定合理的总能量摄入,合理、均衡地分配各种营养物质,维持理想体重。

（三）运动治疗

增加体力活动可改善机体对胰岛素的敏感性,降低体重,减少身体脂肪量,增强体力,提高工作能力和生活质量。运动的强度和时间长短应根据患者的总体健康状况来定,找到适合患者的运动量和患者感兴趣的运动项目。

（四）药物治疗

1.口服药物治疗

（1）磺脲类药物:刺激胰岛β细胞分泌胰岛素,其作用于β细胞膜上的三磷酸腺苷（ATP）敏感的钾离子通道,促进钙离子内流及细胞内钙离子浓度增高,刺激含有胰岛素的颗粒外移和胰岛素释放,从而使血糖下降。

（2）双胍类降糖药:可减少肝脏葡萄糖的输出,增加外周组织对葡萄糖的利用,增加葡萄糖的无氧酵解,减少胃肠道对葡萄糖的吸收,从而降低血糖。

（3）α葡萄糖苷酶抑制剂:通过抑制肠黏膜上的α葡萄糖苷酶,使淀粉分解为葡萄糖的速度减缓,减少和延缓小肠对葡萄糖的吸收,以降低血糖,对餐后高血糖的作用比较明显。

（4）胰岛素增敏剂:可增强胰岛素的敏感性,促进胰岛素充分利用,从而改善糖代谢。

（5）格列奈类胰岛素促分泌剂:通过与胰岛β细胞膜上的磺酰脲受体结合,刺激胰腺在进餐后更快、更多地分泌胰岛素,从而有效地控制餐后血糖。

2.胰岛素治疗

胰岛素制剂有动物胰岛素、人胰岛素和胰岛素类似物,根据作用时间分为短效、中效和长效胰岛素,并已制成混合制剂。

## 三、中医辨证

消渴是以多饮、多食、多尿、消瘦或尿有甜味为临床特征的一种慢性内伤性疾病。其常见证型包括肺热津伤证、胃热炽盛证、气阴亏虚证、肾阴亏虚证、阴阳两虚证。

（一）上消（肺热津伤证）

主症:①口渴多饮,口舌干燥;②尿频量多。

次症:烦热多汗。

舌脉:①舌边尖红,苔薄黄;②脉洪数。

(二)中消

1.胃热炽盛证

主症:①多食易饥,口渴,尿多;②形体消瘦。

次症:大便干燥。

舌脉:①舌红,苔黄;②脉滑实有力。

2.气阴亏虚证

主症:①口渴引饮,能食与便溏并见;②或饮食减少,精神不振。

次症:①四肢乏力;②体瘦。

舌脉:①舌质淡红,苔白而干;②脉弱。

(三)下消

1.肾阴亏虚证

主症:①尿频量多,混浊如脂膏,或尿甜;②腰膝酸软,乏力。

次症:①头晕耳鸣;②口干唇燥,皮肤干燥、瘙痒。

舌脉:①舌红苔少;②脉细数。

2.阴阳两虚证

主症:①小便频数,混浊如膏;②甚至饮一溲一,面容憔悴。

次症:①耳轮干枯,腰膝酸软,四肢欠温,畏寒肢冷;②阳痿或月经不调。

舌脉:①舌苔淡白而干;②脉沉细无力。

## 四、中医治疗

中医药对 DM 的主要干预手段有药物治疗、生活方式指导等,临床可根据具体情况选择合适的治疗方式,并配合饮食调节、活血化瘀等方法综合调治。

(一)中医辨证治疗

1.上消(肺热津伤证)

治则:清热润肺,生津止渴。

方药:消渴方加减。本方由黄连末、天花粉末、人乳汁、藕汁、姜汁、生地黄汁、蜂蜜组成。若烦渴不止,小便频数,加麦冬、葛根;若兼多食易饥,大便干结,舌苔黄燥,可用白虎加人参汤;若热伤肺阴,脉细苔少,方用玉泉丸或二冬汤。

2.中消

（1）胃热炽盛证

治则：清胃泻火，养阴增液。

方药：玉女煎加减。本方由生石膏、知母、熟地黄、麦冬、牛膝组成。若口苦，大便秘结不行，可重用石膏，加黄连、栀子；若口渴难耐，舌苔少津，加乌梅；若火旺伤阴，舌红而干，脉细数，方用竹叶石膏汤。

（2）气阴亏虚证

治则：益气健脾，生津止渴。

方药：七味白术散加减。本方由人参、茯苓、白术、甘草、木香、葛根、藿香组成。兼肺中燥热者，加地骨皮、知母、黄芩；口渴明显者，加天花粉、生地黄、乌梅；气短、汗多者，合生脉散；食少腹胀者，加砂仁、鸡内金。

3.下消

（1）肾阴亏虚证

治法：滋阴固肾，填精益髓。

方药：六味地黄丸加减。本方由熟地黄、山萸肉、山药、茯苓、牡丹皮、泽泻组成。五心烦热、盗汗、失眠者，加知母、黄柏；尿量多而混浊者，加益智仁、桑螵蛸；气阴两虚而伴困倦、气短乏力、舌质淡红者，加党参、黄芪、黄精；水竭火烈、阴伤阳浮者，用生脉散加天冬、鳖甲、龟甲；若见神昏、肢厥、脉微细等阴竭阳亡危象者，合参附龙牡汤。

（2）阴阳两虚证

治法：滋阴温阳，补肾固涩。

方药：金匮肾气丸加减。本方由附子、桂枝、干地黄、山萸肉、山药、茯苓、牡丹皮、泽泻组成。尿量多而混浊者，加益智仁、桑螵蛸、覆盆子、金樱子；身体困倦、气短乏力者，可加党参、黄芪、黄精；兼阳痿，加巴戟天、淫羊藿、肉苁蓉；畏寒甚者，加鹿茸粉。

（二）生活方式指导

生活方式指导是消渴治疗之首要。①饮食控制：《景岳全书》云："消渴病……富贵人病之而贫贱者少有也。"消渴病与饮食不节密切相关，因此控制饮食对于消渴病的治疗具有重要意义。少数患者经过严格而合理的饮食控制，即能收到良好的效果。②运动防治：古人早就认识到，适当运动是防治消渴病的有效措施之一，应"以不疲劳为度"，根据病情选择散步、导引、游泳、跳舞等健身方式。③情志疏导:消渴病的发生发展与心境愁郁相关,因而"节喜怒""减思虑",保持情志调畅,有利于病情的控制和康复。

### (三)活血化瘀

消渴及并发症多伴有瘀血的病变,故对于三消中各种证型,尤其是对舌质紫暗或有瘀斑,脉涩或结或代及兼见其他瘀血证候者,均可在辨证论治的基础上酌加活血化瘀之品,如三七、蒲黄、丹参、川芎、郁金、红花、泽兰、鬼箭羽等,以提高疗效。

## 五、预防调摄

### (一)饮食控制

DM 患者应采取以谷类食物为主,高膳食纤维摄入,低盐、低糖、低脂肪摄入的多样化膳食方案。

### (二)运动调摄

DM 患者应在医师指导下运动,建议每周进行 150 分钟的中等强度运动。

### (三)心理调摄

DM 患者一经诊断就应接受 DM 教育,学习 DM 知识,要正确对待 DM,不要恐惧。

### (四)随访监测

DM 患者应严格按照方案服药,做好血糖自我监测,定期去医院复查。

## 六、预后

目前,DM 尚不能完全治愈,但从医用胰岛素发明以来,通过采用饮食控制配合降糖药物或者补充胰岛素相结合的治疗方案,DM 得到了很好的治疗和控制。无论 1 型 DM 还是 2 型 DM 都不可治愈,治疗主要以控制病情进展、预防严重危及患者健康的并发症发生为目标。

(江英豪　罗文君)

# 案例四　慢性萎缩性胃炎

慢性萎缩性胃炎(chronic atrophic gastritis,CAG)是在多种致病因素反复作用下出现的,以胃黏膜上皮和腺体萎缩、胃黏膜变薄、黏膜基层增厚,伴幽门腺化生和肠腺化生,或有不典型增生为特征的临床常见的慢性消化系统疾病。随着社会经济的发展,人们生活方式或饮食习惯的改变,肠胃类疾病的发病率逐年升高,其中 CAG 发病率呈现逐年上升的趋势。在胃癌高发地区如东亚、南美、东欧等地,CAG 发病率相对较高。亚洲是 CAG 发生的主要地区,其中中国和日本的发病率最高。

西医认为 CAG 的发病机制多与幽门螺杆菌(helicobacter pylori,Hp)感染、胆汁反流、遗传因素、免疫因素、饮食因素、精神心理因素以及药物因素等相关。

中医学理论将 CAG 归属于"痞满""呃逆""胃脘痛"等范畴,病位在胃,与肝、脾有关。其病机为邪毒犯胃、饮食不当、情志失调、体质虚弱等因素,长期作用于人体,导致脾胃虚损,气机失调,胃络失养而发生慢性胃炎。

## 一、西医诊断

CAG 的诊断应以胃镜检查及胃黏膜组织学检查为基础,结合患者的临床表现、胃液分析、胃蛋白酶原测定、血清胃泌素测定、免疫学检查来综合考虑。

（一）临床表现

1.症状

CAG 的临床表现无特异性,患者可无明显症状,有症状者主要表现为上腹部不适、饱胀、疼痛等非特异性消化不良症状,可伴有食欲缺乏、嘈杂、嗳气、反酸、恶心、口苦等消化道症状。

2.体征

该病多无明显体征,有时可有上腹部轻度压痛或按之不适感。

3.消化道外表现

少数患者伴有舌炎、消瘦和贫血。部分患者可以合并有焦虑、抑郁等精神症状。

（二）并发症

1.胃出血

萎缩性胃炎伴糜烂的患者胃黏膜可有长期少量出血，并导致缺铁性贫血。

2.贫血

自身免疫性胃炎患者因维生素 $B_{12}$ 吸收障碍，会出现恶性贫血。

3.胃溃疡

15％～20％的 Hp 相关性胃炎可发生消化性溃疡，以胃窦炎为主者易发生十二指肠溃疡，而多灶萎缩者易发生胃溃疡。

4.癌前病变

极少数 CAG 经长期演变发展为胃癌。萎缩性胃炎的每年癌变率为0.5％～1％。

（三）辅助检查

1.胃镜检查

内镜下可见黏膜红白相间，以白色为主，皱襞变平甚至消失，部分黏膜血管显露，可伴有黏膜颗粒或结节状等表现。

2.胃黏膜组织学检查

组织学变化分为 Hp 感染、活动性炎症、慢性炎症、萎缩和肠化五种类型，每种类型又分为无、轻度、中度和重度四级。其中萎缩和肠化是本病病理诊断的主要依据，其他重要的组织学变化如上皮内瘤变也应重视。

（1）萎缩：萎缩是指胃固有腺体的减少，分为两种情况。①化生性萎缩：胃固有腺体被肠化生或假幽门腺化生的腺体替代。②非化生性萎缩：胃固有腺体被纤维或纤维肌性组织替代，或炎性细胞浸润引起固有腺体数量减少。萎缩程度以胃固有腺体减少量来判断。轻度：固有腺体数减少不超过原有腺体的 1/3；中度：固有腺体数减少占原有腺体的 1/3～2/3；重度：固有腺体数减少超过 2/3，仅残留少数腺体，甚至完全消失。局限于胃小凹区域的肠化生不算萎缩。黏膜层出现淋巴滤泡不算萎缩，应观察其周围区域的腺体情况来决定。一切原因引起黏膜损伤的病理过程均可造成腺体数量减少，如溃疡边缘处取的活检，不一定就是 CAG。

（2）肠化：肠化区占腺体和表面上皮总面积 1/3 以下为轻度，占 1/3～2/3 为中度，占 2/3 以上为重度。阿利新蓝-过碘酸雪夫（AB-PAS）染色对不明显肠化的诊断很有帮助。

（3）上皮内瘤变：上皮内瘤变分低、高两级别。①低级别：腺体结构异型性轻微，细胞呈轻中度异型性，包括核伸长、染色质增加、核浆比增加、核拥挤、核复层。异型增生的细胞累及小凹上部及表面上皮，异型腺体与周围正常腺体分界截然。②高级别：可见腺体结构异型性，细胞异型性较低级别显著。腺体结构异型性包括腺体拥挤、分支或出芽，可见腺体内腺体；细胞异型性在低级别的基础上，核浆比进一步增大，核呈圆形或椭圆形，细胞核极向消失或部分消失，核仁明显，核分裂象常见，可见病理性核分裂。

3.实验室检查

（1）Hp 是引起慢性胃炎的最重要的原因，建议常规检测。

（2）维生素 $B_{12}$、自身抗体等在诊断萎缩性胃体炎时建议检测。

（3）血清胃泌素 17 和胃蛋白酶原的水平有助于判断胃黏膜萎缩的有无、程度和范围，既可用于筛查 CAG，又可作为胃癌初筛的指标，具有一定的参考价值。

（四）诊断标准

CAG 的诊断依靠胃镜及病理检查，而内镜下判断的萎缩与病理诊断的符合率较低，确诊应以病理诊断为依据。病理活检显示有固有腺体的萎缩（包括化生性萎缩和非化生性萎缩），即可诊断为 CAG。

（五）鉴别诊断

1.功能性消化不良

功能性消化不良是指患者有餐后饱胀感、早饱、上腹痛和上腹灼烧感等不适症状，但生化学及内镜等检查无异常发现。

2.消化性溃疡

消化性溃疡可表现为上腹部疼痛、反酸、嗳气、胃灼热、上腹饱胀或不适、恶心、呕吐、食欲减退等非特异性症状，鉴别主要依赖于内镜检查。

3.胃癌

胃癌早期可无症状或仅有非特异性消化不良症状，晚期可有出血、梗阻、腹块或转移症状。鉴别主要依赖于内镜检查加活检组织病理检查。

## 二、西医治疗

CAG 的治疗目标是削弱或消除攻击因子，增强胃黏膜防御功能，改善胃动力,延缓或阻滞病变的进展,降低癌变风险,改善患者的临床症状。

（一）一般治疗

（1）规律饮食,勿暴饮暴食,优化饮食结构,减少辛辣生冷等食物的摄入,戒烟限酒。

（2）生活规律,避免熬夜,劳逸结合,加强锻炼。

（3）保持心情舒畅,调节紧张、焦虑情绪。

（4）长期服用非甾体抗炎药、质子泵抑制剂（PPI）药物者应根据疾病情况进行评估,适当调整用药。

（二）药物治疗

1.根除 Hp

作为 CAG 的重要致病因素,Hp 阳性者应针对此病因进行根除治疗。《第五次全国幽门螺杆菌感染处理共识报告》推荐的 Hp 根除方案为铋剂四联方案,即 PPI＋铋剂＋两种抗菌药物,疗程为 10 天或 14 天。

根除 Hp 可减轻胃黏膜慢性炎症的程度,在一定程度上防止萎缩、肠化生进一步发展。

2.保护胃黏膜

CAG 的发生与黏膜屏障功能受损有关,保护胃黏膜、加强黏膜的防御功能可减少各种攻击因子损害胃黏膜,使炎症得到抑制,促使病变的黏膜得到修复,避免黏膜组织反复损伤而进一步诱发异型增生等病变。

常用的胃黏膜保护剂包括铋剂、硫糖铝、铝碳酸镁、瑞巴派特、替普瑞酮等。其中铋剂不但能形成保护膜,阻止胃酸、胃蛋白酶等对黏膜的侵蚀,而且能改善血液循环,延缓表皮生长因子的降解,对 Hp 也有抑制作用,临床以枸橼酸铋钾和胶体果胶铋最为常用。硫糖铝能形成保护性屏障,吸附胆汁酸和胃蛋白酶,并能刺激新生血管形成。铝碳酸镁可抗酸、抗胆汁,能通过可逆性结合胆酸而抵御胆汁对胃黏膜的损伤,此外也能抑制 Hp 的生长。瑞巴派特可抑制黏膜上皮细胞内的氧自由基,并能增加胃黏膜血流量,抑制炎症。替普瑞酮亦可清除氧自由基及改善胃黏膜血供,促进胃黏膜屏障形成。

3.对症治疗

有上腹部饱胀、恶心、呕吐、嗳气等与胃肠动力减弱有关的症状时,可用莫沙必利、多潘立酮等促动力药,以加强胃肠蠕动。有与进食相关的消化不良症状时,可以使用米曲菌胰酶片、复方消化酶胶囊等消化酶类药物,以促进消化,缓解症状。

出现胆汁反流时,应使用促动力药促进胃排空,以减少胆汁反流。熊去氧胆酸能显著抑制胆酸的合成,改变反流胆汁中胆酸的比例,以削弱胃黏膜受到的刺激。考来烯胺散在肠道与胆汁酸结合,使胆汁酸大量排出体外,但由于其阻断胆酸的肠肝循环,长期使用会影响营养物质的吸收,有较大的应用限制。

若伴有反酸、上腹烧灼感的症状,可酌情使用抗酸剂如氢氧化铝、铝碳酸镁等中和胃酸,但作用时间短暂。$H_2$ 受体拮抗剂和质子泵抑制剂(PPI)均能抑制胃酸分泌,缓解症状,作用时间较长,前者包括法莫替丁、雷尼替丁等,后者有雷贝拉唑、奥美拉唑等。

CAG 常受精神心理因素影响而发病,又因其具有癌变风险,容易引起患者的思想负担而出现紧张、焦虑、抑郁等状态。对有精神心理问题者要考虑进行相应的治疗,除心理疏导外,可选用抗焦虑、抑郁药物。睡眠障碍者也可酌情使用镇静催眠药辅助睡眠。

4.叶酸和维生素 $B_{12}$

叶酸是一种 B 族维生素,能刺激消化道上皮的增殖以修复损伤的胃黏膜,还参加胃黏膜细胞的基因调控,抑制肿瘤基因的表达,保持基因的稳定性。

维生素 $B_{12}$ 能提高叶酸的利用率,常与叶酸同时使用,共同促进体内多种重要物质的合成,修复胃黏膜损伤,改善甚至逆转萎缩、肠化等病理表现。

(三)手术治疗

对于有高级别上皮内瘤变者,当无禁忌证时应行内镜下治疗或外科手术治疗。与外科手术相比,内镜下治疗有创伤小、恢复快、并发症少的优点,近年来随着内镜介入技术的发展而广泛应用。

内镜下微创治疗主要包括内镜下黏膜切除术(endoscopic mucosal resection,EMR)和内镜下黏膜剥离术(endoscopic submucosal dissection,ESD)。EMR 是一种对于常规活检难以确诊的病变或胃癌浸润深度难以估计的病例进行活检的方法,适用于病变局限在黏膜层、黏膜下层但肌层完整,未发现肿瘤浸润并排除淋巴结转移者;在其基础上,ESD 更进一步将大片黏膜切除,可用于直径较大、浸润较深的病灶,适用范围广,治愈率高且术后复发风险较小。

### 三、中医辨证

慢性胃炎的中医病名诊断以症状诊断为主。以胃痛为主症者,诊为"胃脘痛";以胃脘部胀满为主症者,诊为"痞满";胃痛或胃脘部胀满症状不明显者,可根据主要症状诊断为"反酸""嘈杂"等病。现在确定的常见证型为肝胃不和证(肝胃气滞证和肝胃郁热证)、脾胃湿热证、脾胃虚弱证(脾胃气虚证和脾胃虚寒证)、胃阴不足证及胃络瘀阻证。

（一）肝胃不和证

1.肝胃气滞证

主症:①胃脘胀满或胀痛;②胁肋部胀满不适或疼痛。

次症:①症状因情绪因素诱发或加重;②嗳气频作。

舌脉:①舌淡红,苔薄白;②脉弦。

2.肝胃郁热证

主症:①胃脘灼痛;②两胁胀闷或疼痛。

次症:①心烦易怒;②反酸;③口干;④口苦;⑤大便干燥。

舌脉:①舌质红,苔黄;②脉弦或弦数。

（二）脾胃湿热证

主症:①脘腹痞满或疼痛;②身体困重;③大便黏滞或溏滞。

次症:①食少纳呆;②口苦;③口臭;④精神困倦。

舌脉:①舌质红,苔黄腻;②脉滑或数。

（三）脾胃虚弱证

1.脾胃气虚证

主症:①胃脘胀满或胃痛隐隐;②餐后加重;③疲倦乏力。

次症:①纳呆;②四肢不温;③大便溏薄。

舌脉:①舌淡或有齿印,苔薄白;②脉虚弱。

2.脾胃虚寒证

主症:①胃痛隐隐,绵绵不休;②喜温喜按。

次症:①劳累或受凉后发作或加重;②泛吐清水;③精神疲倦;④四肢倦怠;⑤腹泻或伴未消化食物。

舌脉:①舌淡胖,边有齿痕,苔白滑;②脉沉弱。

（四）胃阴不足证

主症：①胃脘灼热疼痛；②胃中嘈杂。

次症：①似饥而不欲食；②口干舌燥；③大便干结。

舌脉：①舌红少津或有裂纹，苔少或无；②脉细或数。

（五）胃络瘀阻证

主症：胃脘痞满或痛有定处。

次症：①胃痛日久不愈；②痛如针刺。

舌脉：①舌质暗红或有瘀点、瘀斑；②脉弦涩。

诊断说明：具备主症2项、次症2项，参考舌脉，即可诊断。

# 四、中医治疗

中医药对 CAG 的主要干预手段有药物治疗、针灸疗法等，临床可根据具体情况选择合适的治疗方式，并配合饮食调节、心理疏导等方法综合调治。

（一）中医辨证治疗

1.肝胃不和证

（1）肝胃气滞证

治则：疏肝理气，和胃降逆。

方药：柴胡疏肝散加减。本方由柴胡、陈皮、枳壳、芍药、香附、川芎、甘草组成。胃脘疼痛者，可加川楝子、延胡索；嗳气明显者，可加沉香、旋覆花。

（2）肝胃郁热证

治则：清肝泻热，和胃止痛。

方药：化肝煎合左金丸加减。本方由青皮、陈皮、白芍、牡丹皮、栀子、泽泻、浙贝母、黄连、吴茱萸组成。反酸明显者，可加乌贼骨、瓦楞子；胸闷胁胀者，可加柴胡、郁金。

2.脾胃湿热证

治则：清热化湿，和中醒脾。

方药：连朴饮加减。本方由黄连、厚朴、法半夏、石菖蒲、淡豆豉、茯苓、陈皮、芦根、蒲公英、甘草组成。胃痛甚者，加延胡索、金铃子、郁金；大便不爽者，加苍术、白术；恶心呕吐者，加枳实、竹茹、生姜；纳呆者，加鸡内金、谷芽、麦芽。

3.脾胃虚弱证

（1）脾胃气虚证

治法：健脾益气,补养脾胃。

方药：香砂六君子汤加减。本方由木香、砂仁、陈皮、半夏、党参、白术、茯苓、甘草组成。痞满者,可加佛手、香橼;气短、汗出者,可加炙黄芪;四肢不温者,可加桂枝、当归。

（2）脾胃虚寒证

治法：温中健脾,和胃止痛。

方药：黄芪建中汤合理中汤加减。本方由黄芪、芍药、桂枝、生姜、大枣、饴糖、党参、白术、干姜、甘草组成。便溏者,可加炮姜炭、炒薏苡仁;畏寒明显者,可加炮附子。

4.胃阴不足证

治法：养阴益胃,理气止痛。

方药：一贯煎合芍药甘草汤加减。本方由北沙参、麦冬、生地、枸杞子、当归、白芍、香橼皮、佛手、鸡内金、甘草组成。胃痛明显者,可加芍药、甘草;便秘不畅者,可加瓜蒌、火麻仁。

5.胃络瘀阻证

治法：理气活血,化瘀止痛。

方药：失笑散合丹参饮加减。本方由五灵脂、蒲黄、丹参、檀香、砂仁组成。疼痛明显者,可加延胡索、郁金;气短、乏力者,可加黄芪、党参。

（二）针灸治疗

针灸治疗对 CAG 的症状改善有作用,用温针配合艾灸,可有效地缓解CAG 脾胃虚寒证患者的症状,提高生活质量。

针灸治疗常用取穴有足三里、中脘、胃俞、脾俞、内关等。肝胃不和加肝俞、太冲、期门;伴郁热加天枢、丰隆;脾胃虚弱者加脾俞、梁丘、气海;胃阴不足加三阴交、太溪;脾胃虚寒重者,可灸上脘、中脘、下脘、足三里;气滞血瘀加太冲、血海、合谷;气虚血瘀加血海、膈俞等;兼有实证者用针刺,虚证明显者用灸法,虚实夹杂者针灸并用。

（三）心理干预

CAG 患者常存在丧失治疗信心、恐癌心理及对特殊检查的恐惧等情绪。加强对慢性胃炎患者的心理疏导对缓解 CAG 的发病、减轻症状及提高生活质量有益。

## 五、预防调摄

**（一）饮食控制**

CAG 患者应尽量避免服用对胃黏膜有刺激或损伤作用的食物及药物（如非甾体抗炎药等），规律饮食，戒烟限酒。

**（二）心理调摄**

CAG 患者应保持心情舒畅，避免不良情绪的刺激，必要时可向社区医生进行咨询，以疏导心情。

**（三）生活调摄**

CAG 患者应当避免长期过度劳累，在冬春季节尤需注意生活调摄。

**（四）随访监测**

活检有中重度萎缩并伴有肠化生的 CAG 患者 1 年左右随访一次，不伴有肠化生或上皮内瘤变的 CAG 患者可酌情行内镜和病理随访。伴有低级别上皮内瘤变并证明此标本并非来于癌旁者，根据内镜和临床情况缩短至每 3 个月左右随访一次；而高级别上皮内瘤变患者需立即确认，证实后行内镜下治疗或手术治疗。

## 六、预后

绝大多数萎缩性胃炎是 Hp 相关性胃炎，而 Hp 自发清除少见，根除 Hp 等综合治疗可在一定程度上预防胃黏膜萎缩、肠化生的发生及发展。

Hp 相关性胃炎经历慢性炎症（慢性非萎缩性胃炎）、萎缩（萎缩性胃炎）、肠化生和异型增生等多个阶段。部分患者胃黏膜萎缩可逆转，但肠化生难以逆转；部分萎缩性胃炎有癌变可能。

（杨金光　罗文君）

## 案例五　支气管哮喘

支气管哮喘简称"哮喘"，是一种以慢性气道炎症和气道高反应性为特征的异质性疾病。其主要特征包括气道慢性炎症，气道对多种刺激因素呈现的高反应性,多变的可逆性气流受限,以及随病程延长而导致的一系列气道结构的改变,即气道重构。哮喘是世界上最常见的慢性疾病之一,全球约有 3 亿、我国约有 300 万哮喘患者。各国哮喘患病率从 1‰～18‰不等,我国成人哮喘的患病率为 1.24‰,且呈逐年上升趋势。一般认为发达国家哮喘患病率高于发展中国家,城市患病率高于农村。

西医认为哮喘的发病机制尚未完全阐明,目前可概括为气道免疫-炎症机制、神经调节机制及其相互作用。

中医学理论将支气管哮喘归属于"哮证""喘证"等范畴,病位在肺,与脾、肾有关。其病因病机为宿痰内伏于肺,每因外邪侵袭、饮食不当、情志刺激、体虚劳倦等诱因引动而触发,以致痰阻气道、肺失肃降、肺气上逆、痰气搏击而发出痰鸣气喘声。哮喘的急性发作期通常以标实为主,而哮喘缓解期多以本虚为主;久病反复发作则可导致肺、肾、脾的虚证,表现为虚实夹杂、本虚标实的特征。

## 一、西医诊断

(一)临床表现

1.症状

哮喘的典型症状为发作性伴有哮鸣音的呼气性呼吸困难,可伴有气促、胸闷或咳嗽。症状可在数分钟内发作,并持续数小时至数天,经平喘药物治疗后缓解或自行缓解。夜间及凌晨发作或加重是哮喘的重要临床特征。有些患者尤其是青少年,其哮喘症状在运动时出现,称为"运动性哮喘"。此外,临床上还存在没有喘息症状的不典型哮喘,患者可表现为发作性咳嗽、胸闷或其他症状。对以咳嗽为唯一症状的不典型哮喘称为"咳嗽变异性哮喘";对以胸闷为唯一症状的不典型哮喘,有人称之为"胸闷变异性哮喘"。

2.体征

哮喘发作时典型的体征为双肺可闻及广泛的哮鸣音,呼气音延长。但非常严重的哮喘发作,哮鸣音反而减弱,甚至完全消失,表现为"沉默肺",是病情危重的表现。非发作期体检可无异常发现,故未闻及哮鸣音,不能排除哮喘。

(二)并发症

哮喘严重发作时可并发气胸、纵隔气肿、肺不张;长期反复发作或感染可致慢性并发症,如慢性阻塞性肺疾病、支气管扩张、间质性肺炎和肺源性心脏病。

（三）辅助检查

1.痰嗜酸性粒细胞计数

大多数哮喘患者诱导痰液中嗜酸性粒细胞计数增高（高于 2.5%），且与哮喘症状相关。

2.肺功能检查

（1）通气功能检测：哮喘发作时呈阻塞性通气功能障碍表现，用力肺活量（FVC）正常或下降。1 秒用力呼气容积（$FEV_1$）、1 秒率（$FEV_1/FVC\%$）以及最高呼气流量（PEF）均下降，其中以 $FEV_1/FVC\%<70\%$ 或 $FEV_1$ 低于正常预计值的 80% 为判断气流受限的重要指标。缓解期上述通气功能指标可逐渐恢复。

（2）支气管激发试验（BPT）：用于测定气道反应性。常用吸入激发剂为醋甲胆碱和组胺。观察指标包括 $FEV_1$、PEF 等。通常以使 $FEV_1$ 下降 20% 所需吸入醋甲胆碱或组胺累积剂量（$PD_{20}$-$FEV_1$）或浓度（$PC_{20}$-$FEV_1$）来表示，如 $FEV_1$ 下降不低于 20%，判断结果为阳性，提示存在气道高反应性。

（3）支气管舒张试验：用于测定气道的可逆性改变。常用吸入支气管舒张剂有沙丁胺醇、特布他林。当吸入支气管舒张剂 20 分钟后重复测定肺功能，$FEV_1$ 较用药前增加不低于 12%，且其绝对值增加不低于 200 mL，判断结果为阳性，提示存在可逆性的气道阻塞。

（4）PEF 及其变异率测定：哮喘发作时 PEF 下降。PEF 平均每日昼夜变异率（连续 7 天，每日 PEF 昼夜变异率之和/7）超过 10%，或 PEF 周变异率{（2 周内最高 PEF 值－最低 PEI 值）/[（2 周内最高 PEF 值＋最低 PEF 值）×1/2]×100%}超过 20%，提示存在气道可逆性的改变。

3.胸部 X 线片/CT 检查

哮喘发作时胸部 X 线片可见两肺透亮度增加，呈过度通气状态，缓解期多无明显异常。胸部 CT 在部分患者可见支气管壁增厚、黏液阻塞。

4.特异性变应原检测

外周血变应原特异性免疫球蛋白 E（IgE）增高结合病史有助于病因诊断；血清总 IgE 测定对哮喘诊断价值不大，但其增高的程度可作为重症哮喘使用抗 IgE 抗体治疗及调整剂量的依据。

5.动脉血气分析

严重哮喘发作时可出现缺氧。过度通气可使二氧化碳分压（$PaCO_2$）下降，酸碱度（pH 值）上升，表现为呼吸性碱中毒。若病情进一步恶化，可同时出现缺氧和二氧化碳（$CO_2$）滞留，表现为呼吸性酸中毒。当 $PaCO_2$ 较前增高时，即使在正常范围内，也要警惕严重气道阻塞的发生。

6.呼出气一氧化氮（FeNO）检测

FeNO 检测可以作为评估气道炎症和哮喘控制水平的指标，也可以用于判断吸入激素治疗的反应。

（四）诊断标准

1.典型哮喘的临床症状和体征

（1）反复发作喘息、气急、胸闷或咳嗽，夜间及晨间多发，常与接触变应原、冷空气、理化刺激以及病毒性上呼吸道感染、运动等有关。

（2）发作时双肺可闻及散在或弥漫性哮鸣音，呼气相延长。

（3）上述症状和体征可经治疗缓解或自行缓解。

2.可变气流受限的客观检查

①支气管舒张试验阳性；②支气管激发试验阳性；③平均每日 PEF 昼夜变异率超过 10％或 PEF 周变异率超过 20％。

符合上述症状和体征，同时具备气流受限客观检查中的任一条，并排除其他疾病所引起的喘息、气急、胸闷和咳嗽，可以诊断为哮喘。

（五）哮喘的分期及控制水平分级

哮喘可分为急性发作期、慢性持续期和临床缓解期。

1.急性发作期

急性发作期是指喘息、气急、胸闷或咳嗽等症状突然发生或症状加重，伴有呼气流量降低，常为接触变应原等刺激物或治疗不当所致。哮喘急性发作时的程度轻重不一，病情加重可在数小时或数天内出现，偶尔可在数分钟内即危及生命，故应对病情做出正确评估并及时治疗。急性发作时严重程度可分为轻度、中度、重度和危重四级。

（1）轻度：步行或上楼时气短，可有焦虑，呼吸频率轻度增加，闻及散在哮鸣音，肺通气功能和血气检查正常。

（2）中度：稍事活动感气短，讲话常有中断，时有焦虑，呼吸频率增加，可有三凹征，闻及响亮、弥漫的哮鸣音，心率增快，可出现奇脉，使用支气管舒张剂后 PEF 占预计值的 60％～80％，血氧饱和度（$SaO_2$）为 91％～95％。

（3）重度：休息时感气短，端坐呼吸，只能说单字表达，常有焦虑和烦躁，大汗淋漓，呼吸频率超过 30 次/分，常有三凹征，闻及响亮、弥漫的哮鸣音，心率增快常超过 120 次/分,奇脉,使用支气管舒张剂后 PEF 占预计值低于 60％或绝对值低于 100 L/min 或作用时间低于 2 小时,动脉血氧分压(PaO$_2$)低于 60 mmHg,PaCO$_2$＞45 mmHg,SaO$_2$≤90％,pH 值可降低。

(4)危重:不能讲话,嗜睡或意识模糊,胸腹矛盾运动,哮鸣音减弱甚至消失,脉率变慢或不规则,严重低氧血症和高二氧化碳血症,pH 值降低。

2.慢性持续期

慢性持续期是指患者虽然没有哮喘急性发作,但在相当长的时间内仍有不同频度和不同程度的喘息、咳嗽、胸闷等症状,可伴有肺通气功能下降。目前应用最为广泛的慢性持续期哮喘严重性评估方法为哮喘控制水平,这种评估方法包括目前临床控制评估和未来风险评估,临床控制又可分为良好控制、部分控制和未控制三个等级,具体指标如表 5-3 所示。

表 5-3　哮喘控制水平的分级

| A:哮喘症状控制 | | 是 | 否 | 哮喘症状控制水平 | | |
| --- | --- | --- | --- | --- | --- | --- |
| | | | | 良好控制 | 部分控制 | 未控制 |
| 过去四周,患者存在: | 日间哮喘症状大于 2 次/周 | 是 | 否 | 无 | 存在 1～2 项 | 存在 3～4 项 |
| | 夜间因哮喘憋醒 | 是 | 否 | | | |
| | 使用缓解药次数大于 2 次/周 | 是 | 否 | | | |
| | 哮喘引起的活动受限 | 是 | 否 | | | |
| B:未来风险评估(急性发作风险,病情不稳定,肺功能迅速下降,药物不良反应) | | | | | | |
| 与未来不良事件风险增加相关的因素包括:<br>临床控制不佳,过去一年频繁发作,曾因严重哮喘而住院治疗,FEV$_1$ 低,烟草暴露,高剂量药物治疗 | | | | | | |

3.临床缓解期

临床缓解期是指患者无喘息、气急、胸闷、咳嗽等症状,并维持 1 年以上。

(六)鉴别诊断

1.左心衰竭引起的呼吸困难

该病与重症哮喘症状相似,极易混淆。鉴别要点:该病患者多有高血压、冠状动脉粥样硬化性心脏病、风湿性心脏病等病史和体征,突发气急,端坐呼吸,阵发性咳嗽,常咳出粉红色泡沫痰,两肺可闻及广泛的湿啰音和哮鸣音,左心界扩大,心率增快,心尖部可闻及奔马律,胸部 X 线检查可见心脏增大、肺淤血征。若一时难以鉴别,可雾化吸入 $\beta_2$ 受体激动剂或静脉注射氨茶碱缓解症状后进一步检查。忌用肾上腺素或吗啡。

2.慢性阻塞性肺疾病

该病多见于中老年人,多有长期吸烟或接触有害气体史和慢性咳嗽史,喘息长年存在,有加重期。体检双肺呼吸音明显下降,可有肺气肿体征,两肺或可闻及湿啰音。对中老年患者,严格将慢性阻塞性肺疾病和哮喘区分有时十分困难,用支气管舒张剂和口服或吸入激素做治疗性试验可能有所帮助。如患者同时具有哮喘和慢性阻塞性肺疾病的特征,可以诊断为哮喘合并慢性阻塞性肺疾病或慢性阻塞性肺疾病合并哮喘。

## 二、西医治疗

虽然目前哮喘不能根治,但长期规范化治疗可使大多数患者达到良好或完全的临床控制。哮喘治疗的目标是长期控制症状、预防未来风险的发生,即在使用最小有效剂量药物治疗的基础上或不用药物,能使患者与正常人一样生活、学习和工作。

(一)确定并减少危险因素接触

部分患者能找到引起哮喘发作的变应原或其他非特异刺激因素,使患者脱离并长期避免接触这些危险因素是防治哮喘最有效的方法。

(二)药物治疗

1.药物分类和作用特点

哮喘治疗药物分为控制性药物和缓解性药物。前者指需要长期使用的药物,主要用于治疗气道慢性炎症而使哮喘维持临床控制,亦称"抗炎药"。后者指按需使用的药物,通过迅速解除支气管痉挛从而缓解哮喘症状,亦称"解痉平喘药"。

(1)糖皮质激素:是目前控制哮喘最有效的药物。激素通过作用于气道炎症形成过程中的诸多环节,如抑制嗜酸性粒细胞等炎症细胞在气道的聚集、抑制炎症因子的生成和介质释放、增强平滑肌细胞 $\beta_2$ 受体的反应性等,有效抑制气道炎症。

(2)β₂受体激动剂:主要通过激动气道的 β₂ 受体舒张支气管,缓解哮喘症状。

(3)白三烯调节剂:通过调节白三烯的生物活性而发挥抗炎作用,同时可以舒张支气管平滑肌,是目前除吸入糖皮质激素(ICS)外唯一可单独应用的哮喘控制性药物,可作为轻度哮喘 ICS 的替代治疗药物和中重度哮喘的联合治疗用药,尤适用于阿司匹林哮喘、运动性哮喘和伴有过敏性鼻炎哮喘患者的治疗。

(4)茶碱类药物:通过抑制磷酸二酯酶,提高平滑肌细胞内的环磷酸腺苷(cAMP)浓度,拮抗腺苷受体,增强呼吸肌的力量以及增强气道纤毛清除功能等,从而起到舒张支气管和气道抗炎作用,是目前治疗哮喘的有效药物之一。

(5)抗胆碱药:通过阻断节后迷走神经通路,降低迷走神经张力而起到舒张支气管、减少黏液分泌的作用,但其舒张支气管的作用比 β₂受体激动剂弱。

(6)抗 IgE 抗体:是一种人源化的重组鼠抗人 IgE 单克隆抗体,具有阻断游离 IgE 与 IgE 效应细胞表面受体结合的作用。

(7)抗白介素-5(IL-5)单抗:用抗 IL-5 单抗治疗哮喘,可以减少患者体内嗜酸性粒细胞浸润,减少哮喘急性加重和改善生命质量,对于高嗜酸性粒细胞血症的哮喘患者治疗效果好。

2.急性发作期的治疗

急性发作期的治疗目标是尽快缓解气道痉挛,纠正低氧血症,恢复肺功能,预防进一步恶化或再次发作,防治并发症。

(1)轻度:经定剂量吸入器(MDI)吸入短效 β₂受体激动剂(SABA),在第 1 小时内每 20 分钟吸入1～2 喷,随后轻度急性发作可调整为每 3～4 小时吸入1～2 喷。

(2)中度:吸入 SABA(常用雾化吸入),第 1 小时内可持续雾化吸入。可联合应用雾化吸入短效抗胆碱药、激素混悬液,也可联合静脉注射茶碱类药物。

(3)重度至危重:持续雾化吸入 SABA,联合雾化吸入短效抗胆碱药、激素混悬液以及静脉注射茶碱类药物,吸氧。

3.慢性持续期的治疗

慢性持续期的治疗应在评估和监测患者哮喘控制水平的基础上,定期根据长期治疗分级方案做出调整,以维持患者的控制水平。哮喘长期治疗方案分为五级,如表 5-4 所示。

**表 5-4 哮喘长期治疗方案**

| 治疗方案 | 第 1 级 | 第 2 级 | 第 3 级 | 第 4 级 | 第 5 级 |
|---|---|---|---|---|---|
| 推荐选择控制药物 | 不需使用药物 | 低剂量 ICS | 低剂量 ICS 加长效 β₂ 受体激动剂 (LABA) | 中/高剂量 ICS 加 LABA | 加其他治疗,如口服糖皮质激素 |
| 其他选择控制药物 | 低剂量 ICS | 白三烯受体拮抗剂 | 中/高剂量 ICS | 中/高剂量 ICS 加 LABA 加长效抗胆碱能拮抗剂 (LAMA) | 加 LAMA |
| | | 低剂量茶碱 | 低剂量 ICS 加白三烯受体拮抗剂 | 高剂量 ICS 加白三烯受体拮抗剂 | 加 IgE 单克隆抗体 |
| | | | 低剂量 ICS 加茶碱 | 高剂量 ICS 加茶碱 | 加 IL-5 单克隆抗体 |
| 缓解药物 | 按需使用 SABA | 按需使用 SABA | 按需使用 SABA 或低剂量布地奈德-福莫特罗或倍氯米松-福莫特罗 | | |

注:推荐选用的治疗方案,也要考虑患者的实际状况,如经济收入和当地的医疗资源等。低剂量 ICS 指每日吸入布地奈德(或等效其他 ICS)200～400 μg,中等剂量为 400～800 μg,高剂量为 800～1600 μg 或更高。

对哮喘患者进行健康教育,有效控制环境,避免接触诱发因素要贯穿于整个哮喘治疗过程中。对大多数未经治疗的持续性哮喘患者,初始治疗应从第 2 级方案开始。如果初始评估提示哮喘处于严重控制,治疗应从第 3 级方案开始。从第 2 级到第 5 级的治疗方案中都有不同的哮喘控制药物可供选择,而在每一级中缓解药物都应按需使用,以迅速缓解哮喘症状。

重症哮喘是指在过去 1 年中超过 50% 的时间需要给予高剂量 ICS 联合 LABA 和(或)缓释茶碱,或全身激素治疗,才能维持控制的哮喘,或即使在上述治疗下仍不能控制的哮喘。治疗包括:①首先排除患者治疗依从性不佳,并排除诱发加重或使哮喘难以控制的因素。②给予高剂量 ICS 联合/不联合口服激素,加用白三烯调节剂、抗 IgE 抗体联合治疗。③其他可选择的治疗包括使用免疫抑制剂、支气管热成形术等。

## 三、中医辨证

哮病是一种发作性的痰鸣气喘疾患。哮病总属邪实正虚之证,发作时以邪实为主,分为寒、热、寒包热、风痰、虚哮五类,注意是否兼有表证;未发时以正虚为主,应辨阴阳之偏虚,肺、脾、肾三脏之所属。久发正虚、虚实错杂者,当按病程及全身症状辨别其主次。

(一)发作期

1.寒哮证

主症:①喉中哮鸣如水鸡声;②呼吸急促,胸膈满闷如塞。

次症:①咳不甚,痰少咳吐不爽,色白而多泡沫;②口不渴或渴喜热饮;③形寒怕冷;④面色青晦。

舌脉:①舌苔白滑;②脉弦紧或浮紧。

2.热哮证

主症:①喉中痰鸣如吼;②喘而气粗息涌,胸高胁胀,咳呛阵作。

次症:①咳痰色黄,黏浊稠厚,咳吐不利;②口渴喜饮;③面赤或有身热。

舌脉:①舌苔黄腻,质红;②脉滑数或弦滑。

3.寒包热哮证

主症:①喉中鸣息有声;②胸膈烦闷;③呼吸急促,喘咳气逆。

次症:①咳痰不爽,痰黏色黄,或黄白相间;②烦躁;③发热,恶寒;④身痛。

舌脉:①舌边尖红,舌苔白腻或黄;②脉弦紧。

4.风痰哮证

主症:①喉中痰鸣声如拽锯;②喘急胸满。

次症:①痰黏腻难出,或为白色泡沫痰液,无明显寒热倾向;②面色青黯;③起病急,发前自觉鼻、咽、眼、耳发痒,打喷嚏、鼻塞、流涕,胸部憋塞,随之迅即发作。

舌脉:①舌苔厚浊;②脉滑实。

5.虚哮证

主症:①喉中哮鸣如鼾;②声低;③气短息促;④动则喘甚,发作频繁。

次症:①口唇、爪甲青紫;②咳痰无力,痰涎清稀或质黏起沫;③面色苍白或颧红唇紫;④形寒肢冷或烦热。

舌脉:①舌质淡或偏红;②脉沉细或细数。

(二)缓解期

1.肺脾气虚证

主症:①喉中常有哮鸣音;②发作前打喷嚏,鼻塞,流清涕;③气短声低。

次症:①平时自汗怕风,易于感冒,每因气候变化而诱发;②咳痰清稀;③面色苍白。

舌脉:①舌苔淡白;②脉细弱。

2.肺肾两虚证

主症:①短气息促,动则为甚;②发作前打喷嚏,鼻塞,流清涕;③气短声低。

次症:①咳痰质黏;②头晕耳鸣,腰膝酸软;③心慌;④五心烦热;⑤颧红、口干。

舌脉:①舌红少苔,或舌苔淡白、质胖;②脉细数或沉细。

3.喘脱危证

主症:①哮病反复久发;②喘息鼻扇;③张口抬肩,气短息促。

次症:①烦躁;②昏蒙;③汗出如油;④四肢厥冷。

舌脉:①舌质青黯,苔滑腻;②脉细数不清或浮大无根。

## 四、中医治疗

中医药对哮证的主要干预手段有药物治疗、针灸疗法等,临床可根据具体情况选择合适的治疗方式,并配合教育、管理等方法综合调治。

(一)发作期

1.寒哮证

治则:温肺散寒,化痰平喘。

方药:射干麻黄汤。本方由射干、细辛、款冬花、紫菀、半夏、五味子、大枣、干姜、麻黄组成。若表寒里饮,寒象较重,用小青龙汤。痰涌喘逆不得卧者,加葶苈子、苏子、瓜蒌皮、桑白皮。

2.热哮证

治则:清热宣肺,化痰平喘。

方药:定喘汤。本方由麻黄、杏仁、桑白皮、黄芩、半夏、苏子、款冬花、白果、甘草组成。若肺热内郁,外有表证,用越婢加半夏汤;若肺气壅实,痰鸣息涌不得卧,加葶苈子、地龙泻肺平喘;若肺热壅盛,痰吐稠黄,加海蛤壳、射干、鱼腥草清热化痰;若大便秘结,加大承气汤。

**3.寒包热哮证**

治则:解表散寒,清化痰热。

方药:小青龙加石膏汤。本方由麻黄、芍药、细辛、炙甘草、干姜、桂枝、五味子、半夏、石膏组成。若饮邪迫肺,夹有郁热,咳逆喘满,表寒不显,用厚朴麻黄汤;痰鸣气喘甚加苏子、葶苈子、射干;痰黄黏稠加黄芩、前胡、瓜蒌皮。

**4.风痰哮证**

治则:祛风涤痰,降气平喘。

方药:三子养亲汤。本方由莱菔子、芥子、苏子组成。若痰壅喘急,不能平卧,加葶苈子、地龙泻肺涤痰,必要时可暂予控涎丹泻肺祛痰;感受风邪而发作者,加苏叶、蝉蜕、苍耳子祛风化痰。

**5.虚哮证**

治则:补肺纳肾,降气化痰。

方药:平喘固本汤。本方由党参、五味子、冬虫夏草、胡桃肉、灵磁石、沉香、坎脐、苏子、款冬花、法半夏、橘红组成。肾阳虚加附子、鹿角片、补骨脂、钟乳石;肺肾阴虚加沙参、麦冬、生地黄、当归;痰气瘀阻,口唇青紫者,加桃仁、苏木;气逆于上,动则气喘者,加紫石英、磁石。

**(二)缓解期**

**1.肺脾气虚证**

治则:健脾益气,补土生金。

方药:六君子汤。本方由人参、白术、茯苓、甘草、陈皮、半夏组成。若表虚自汗多,加玉屏风散;畏风、怕冷加桂枝、白芍、附子;痰多加前胡、杏仁。

**2.肺肾两虚证**

治则:补益肺肾,纳气平喘。

方药:生脉地黄汤合金水六君煎。本方由熟地黄、山茱萸肉、山药、丹皮、泽泻、茯苓、红参、麦冬、五味子、当归、半夏、炙甘草组成。若以肺肾气阴两虚为主,加黄芪、沙参、百合;若以肾阳虚为主,加补骨脂、淫羊藿、制附子、肉桂。

3.喘脱危证

治则：补肺纳肾，扶正固脱。

方药：回阳救急汤合生脉饮。本方由附子、干姜、人参、甘草、肉桂、陈皮、麦冬、五味子组成。若阳虚甚，气息微弱，汗出肢冷，舌淡，脉沉细数，加肉桂、干姜；若气息急促，心烦内热，汗出黏手，口干舌红，脉沉细数，加生地黄、玉竹、西洋参。

## 五、教育与管理

哮喘患者的教育与管理是提高疗效，减少复发，提高患者生活质量的重要措施。应为每位初诊哮喘患者制订长期防治计划，使患者在医生和专科护士指导下学会自我管理，包括了解哮喘的激发因素及避免诱因的方法，熟悉哮喘发作先兆表现及相应处理办法，学会在家中自行监测病情变化并进行评定，重点掌握峰流速仪的使用方法，坚持记哮喘日记，学会在哮喘发作时进行简单的紧急自我处理，掌握正确的吸入技术，知道在什么情况下应去医院就诊以及和医生共同制订防止复发、保持长期稳定的方案。

## 六、预后

通过长期规范化治疗，儿童哮喘临床控制率可达95％，成人可达80％。轻症患者容易控制；病情重，气道反应性增高明显，出现气道重构，或伴有其他过敏性疾病者则不易控制。哮喘若长期反复发作，可并发肺源性心脏病。

（李惠　孙咪）

## 案例六　骨质疏松症

骨质疏松症（osteoporosis）是一种以骨量低下，骨微结构破坏，导致骨的脆性增加，强度下降，骨折风险增高等为特征的全身性、代谢性骨骼系统疾病，是一种多因素所致的慢性疾病。在骨折发生之前，通常无特殊临床表现。该病患者女性多于男性，常见于绝经后妇女和老年人。随着我国老年人口的增加，骨质疏松症发病率处于上升趋势，其在我国乃至全球都是一个值得关注的健康问题。

西医认为骨质疏松症的病理机制是骨代谢过程中骨吸收和骨形成的偶联出现了缺陷,导致人体内的钙磷代谢不平衡,使骨密度逐渐减少而引起临床症状。

中医学理论认为肾虚是骨质疏松症的根本原因,肾为先天之本,肾藏精,主骨生髓。脾虚是骨质疏松症发病的重要病机,脾气虚则四肢不用。血瘀是骨质疏松症的病理产物和促进因素,血液运行赖元气推动,元气为肾精所化,肾精不足,无源化气,必致血瘀,即肾虚血必瘀,反之瘀血又可加重气血运行障碍,致使营养物质不能濡养脏腑筋骨,加重脾肾亏虚,从而促进骨质疏松的发生;脾虚则气血生化之源不足而致气虚,气虚不足以推动血行,则必成血瘀。肝阴虚与骨质疏松症联系密切,"肝肾同源""精气同源",肾精与肝血相互滋生,盛则同盛,衰则同衰。综上所述,脾、肾、肝等脏虚损均可引起本病。

## 一、西医诊断

骨质疏松症需要根据临床症状和骨密度检查来确定,因为骨密度是诊断骨质疏松症、预测骨质疏松性骨折风险、检测疾病自然病程和评价药物干预疗效的最佳量化指标。双能 X 线吸收测定法(DXA)是目前效果很好的骨密度检测方法,其测量值被当作诊断骨质疏松症的"金标准"。

### (一)临床表现

骨质疏松症的临床表现主要有周身疼痛、身高降低、驼背、脆性骨折及呼吸系统受影响等。疼痛是骨质疏松症最常见的症状,以腰背痛多见。疼痛一般沿着脊柱向两侧扩散,活动时加重。骨质疏松时骨密度减低,骨韧性减低,在外力作用下容易发生骨折,身高变矮,驼背严重。由于脊椎椎体前部负重量大,尤其第 11、12 胸椎及第 1 腰椎,负荷量更大,骨质疏松时容易压缩变形,使脊椎前倾,形成驼背。随着年龄增长,骨质疏松加重,驼背曲度加大。老年人骨质疏松时椎体压缩,每椎体缩短 2 mm 左右,身长平均缩短 3～6 cm。当胸椎、腰椎压缩性骨折时,脊椎后弯,胸廓畸形,可使肺活量和最大换气量显著减少,患者往往可出现胸闷、气短、呼吸困难等症状。

（二）并发症

1.疼痛乏力

患者可有腰背酸痛或周身酸痛,负荷增加时疼痛加重或活动受限,严重时翻身、起坐及行走有困难。

2.脊柱变形

骨质疏松严重者可有身高缩短和驼背;椎体压缩性骨折会导致胸廓畸形,腹部受压,严重者影响心肺功能。

3.骨折

患者非外伤或轻微外伤即可发生骨折,这是一种脆性骨折,是低能量或非暴力骨折,是骨质疏松最常见的并发症。

4.关节炎

如果患有骨质疏松,并且没有及时治疗,就很容易导致关节出现异常;关节出现异常又会诱发骨质疏松,二者形成恶性循环。

（三）辅助检查

1.化验检查

（1）血钙的测定:甲状旁腺功能亢进,肾上腺皮质功能衰退,维生素 D 摄入过量,可使血钙升高;维生素 D 缺乏、软骨病、骨质疏松、甲状旁腺功能减退、慢性肾炎、低钙饮食、吸收不良,可使血钙降低。正常状态下人体内的血钙可维持稳定,当上述各种原因导致血钙水平出现波动时,胃肠道、肾脏及骨骼可通过各种调节机制进行调节,所以患骨质疏松症时血钙一般可维持在正常范围之内。

（2）尿液钙测定:尿钙也反映了体内钙代谢的变化,是监测骨质疏松及骨骼变化的重要指标。甲状旁腺功能亢进,维生素 D 摄入过多,肾小管性酸中毒时,可使尿钙升高;甲状旁腺功能减退,慢性肾功能不全,骨质疏松症,维生素 D 缺乏时,可使尿钙减少。

（3）血清磷的测定:磷在骨骼代谢过程中起着重要作用,可以促进骨质的合成和无机盐的沉积。甲状旁腺功能减退,急性肾功能不全,骨折愈合期可使血清磷升高。

2.骨的影像学检查

X 线检查可以发现骨折以及其他病变,如椎体压缩性骨折等。

3.骨密度检测

（1）定量 CT 骨密度测量:定量 CT 骨密度测量是在临床 CT 基础上加定量

CT 专用体模和分析软件对人体的骨密度进行测量的方法。CT 测量的骨密度是真正的体积骨密度,其测量结果不受测量感兴趣区周围组织影响。

(2)双能 X 线骨密度测量:DXA 检查采用 T 值进行诊断,其测量的 T 值是将受试者的骨密度值与一个正常参考人群的平均峰值骨密度和标准差比较。在 DXA 的临床使用过程中,应注意诊断标准的适用范围和局限性。首先,DXA 诊断标准采用的是 T 值,而 T 值的结果取决于不同 DXA 仪所设定的正常参考数据库。国内目前使用的 DXA 仪以进口产品为主。对于儿童、绝经前妇女以及小于 50 岁的男性,其骨密度水平用 Z 值表示,Z 值=(测定值-同龄人骨密度的均值)/同龄人骨密度标准差。其次,DXA 是平面投影技术,测量的是面积骨密度,测量结果受到被测部位骨质增生、骨折、骨外组织钙化和位置旋转等影响,尤其是老年人群。

(四)诊断标准

诊断骨质疏松症一般以骨量减少、骨密度下降和(或)发生脆性骨折等为依据,发生脆性骨折即可诊断为骨质疏松症。骨密度检查结果对于人群的早期诊断比较重要。

(五)鉴别诊断

1.骨髓瘤

骨髓瘤具有典型的骨质脱钙现象,但血液检查可以发现血浆球蛋白增高,尿液中可以出现本周蛋白。

2.骨软化症

骨软化症通常会出现假骨折线,骨骼变形,其生化指标较骨质疏松症更为明显,可以与骨质疏松症相鉴别。

3.遗传性成骨不全症

遗传性成骨不全症是由于成骨细胞产生的基质较少,患者的表现类似于骨质疏松症,但血及尿中的钙、磷、碱性磷酸酶均正常。

## 二、西医治疗

西医推荐综合、早期和个体化治疗。合适的治疗可减轻患者症状,改善预后,降低骨折发生率。

（一）一般治疗

1.改善营养

补充足够的蛋白质有助于骨质疏松症和骨质疏松症性骨折的治疗,但伴有肾衰竭者要选用优质蛋白质饮食,并适当限制其摄入量。多进食富含异黄酮类的食物对保存骨量也有一定作用。

2.补充钙剂及维生素 D

无论何种骨质疏松症,均应补充适量钙剂,使每日元素钙的总摄入量达800～1200 mg。同时,维生素 D 应补充 400～600 IU/d。

3.加强运动

多从事户外活动,加强负重锻炼,可增强应变能力,减少骨折意外的发生。运动的类型、方式和量应根据患者的具体情况而定。

4.纠正不良生活习惯和行为偏差

提倡低钠、高钾、高钙和高非饱和脂肪酸饮食,戒烟忌酒。

5.避免使用致骨质疏松症的药物

此类药物包括抗癫痫药、苯妥英、苯巴比妥、扑米酮、丙戊酸、拉莫三嗪、氯硝西泮、加巴喷丁和乙琥胺等。

6.对症治疗

有疼痛者可给予适量非甾体抗炎药。发生骨折或遇顽固性疼痛时,可应用降钙素制剂。骨畸形者应局部固定或采用其他矫形措施防止畸形加剧。骨折者应给予牵引、固定、复位或手术治疗,同时应辅以物理康复治疗,尽早恢复运动功能;必要时由医护人员给予被动运动,避免因制动或失用而加重病情。

（二）药物治疗

1.骨吸收抑制剂

骨吸收抑制剂可抑制破骨细胞功能,减少破骨细胞对蛋白与钙质的吸收,可减少骨量的进一步丢失,常用的药物有雌激素、选择性雌激素受体调节剂、降钙素和双膦酸盐等。

2.雌激素

更年期女性患者体内雌激素水平急剧下降可导致骨骼中钙盐丢失,骨量减少,引起骨质疏松症。对于这类患者,可以采用雌激素替代治疗,通过补充外源性的雌激素来提高患者体内雌激素的含量,从而促进钙盐重新沉积在骨骼当中,达到治疗骨质疏松的目的。

### 3.降钙素

使用降钙素可以抑制破骨细胞的骨吸收以及减少破骨细胞的数量。因此,当破骨细胞的骨吸收减少了,数量下降之后,骨骼的破骨状态就会减轻,相对骨量形成的作用就会更加明显。及时使用降钙素,患者的骨密度就会得到改善。降钙素现阶段分为鲑鱼降钙素、鳗鱼降钙素,最常用的是鲑鱼降钙素,包括注射剂、鼻喷剂。

### 4.双膦酸盐

双膦酸盐是一种骨吸收抑制剂,是现阶段临床上应用最广泛的一线抗骨质疏松药物。双膦酸盐和骨骼羟磷灰石的亲和力较高,能够特异性地结合到骨重建活跃的骨表面,抑制破骨细胞功能,从而抑制骨吸收,降低椎体、非椎体和髋部骨折的风险。不同双膦酸盐抑制骨吸收的效率差别很大,临床上不同双膦酸盐药物的使用剂量和用法也有所差异,适应证也不完全相同,主要用于治疗绝经后骨质疏松症。现阶段主要用于防治骨质疏松的双膦酸盐包括口服以及静脉输注两种给药途径。常用的口服双膦酸盐包括阿仑膦酸钠、利塞膦酸钠和依替膦酸二钠等,静脉用药包括唑来膦酸和伊班膦酸钠。

### 5.骨形成促进剂

成骨细胞是骨形成的主要功能细胞,负责骨基质的合成、分泌、矿化。骨形成促进剂可增强成骨细胞功能,促进骨形成,增加骨量,常用的药物有氟化物、维生素 K、甲状旁腺激素、雄激素和他汀类药物等。

### 6.他汀类药物

最新研究表明,他汀类药物可以通过促进骨形态发生蛋白的基因表达,作用于存骨细胞,增加骨钙素基因的表达等机制,促进新骨的形成,稳定骨骼质量;通过对骨的重建,使骨丢失的骨质再生;具有抗骨质疏松的潜在价值,可有效治疗骨质疏松。

### (三)手术治疗

手术治疗并不是骨质疏松症的首选治疗方法。本病当选用保守治疗,当治疗无效且病情较重、严重影响患者生活时,应考虑手术治疗。

## 三、中医辨证

肾气虚损是骨质疏松症的主要病机。腰背酸软、疼痛,双下肢乏力,关节酸痛等是骨质疏松症的主要症状,且骨质疏松症患者较容易发生骨折。所以,中医治疗骨质疏松症的原则是以调补肝、脾、肾三脏为主要方法。骨质疏松症分以下证型进行中医药治疗。

（一）气滞血瘀证

主症：①腰背部疼痛，刺痛不移；②局部拒按。

次症：肢体关节活动不利。

舌脉：①舌紫暗或有瘀斑，苔薄白；②脉涩。

（二）脾胃气虚证

主症：①腰膝酸软；②四肢困倦。

次症：①面黄肌瘦，食欲缺乏；②腹胀便溏。

舌脉：①舌苔厚腻；②脉濡。

（三）肝肾亏损证

主症：①腰膝酸软，日久无力；②绵绵作痛，反复发作，遇劳痛甚，卧后减轻。

次症：头晕耳鸣。

舌脉：①舌淡，苔薄白；②脉弱。

（四）肾阳不足证

主症：①患处疼痛，湿冷，皮肤光亮；②形寒肢冷，腰膝酸冷。

次症：①神疲倦怠，面色苍白；②四肢痿软。

舌脉：①舌淡苔白；②脉沉细无力。

（五）肾阴不足证

主症：①患处灼痛，关节僵硬；②形体消瘦，腰膝酸软。

次症：①健忘失眠，眩晕耳鸣；②五心烦热，咽干唇燥。

舌脉：①舌红苔少；②脉细数。

（六）气血两虚证

主症：①腰膝酸软无力；②局部隐痛。

次症：①食少气短，倦怠神疲；②面色无华，头晕目眩。

舌脉：①舌淡白；②脉细。

（七）风邪侵袭证

主症：①患处胀痛，游走不定；②肢节屈伸不利，局部可见红斑。

次症：肢体痿软无力。

舌脉：①舌苔薄白；②脉浮。

（八）外寒内热证

主症：①同时出现寒症及热症；②同时亦造成肾精减少，骨骼缺乏营养。

次症：无明显症状。

舌脉：①舌质红，舌苔白色或呈黄色并厚腻；②脉细小或数。

## 四、中医治疗

（一）气滞血瘀证

治法：活血行气，通痹止痛。

方药：身痛逐瘀汤加减。本方由桃仁、红花、当归、川芎、秦艽、五灵脂、羌活、没药、香附、地龙、牛膝、甘草组成。目赤肿痛者，可加决明子、夏枯草。

（二）脾胃气虚证

治法：益气健脾，渗湿止泻。

方药：参苓白术散加减。本方由人参、白术、桔梗、山药、薏苡仁、莲子肉、茯苓、砂仁、白扁豆、甘草组成。内寒腹痛者，可加干姜、肉桂；四肢不温者，可加桂枝。

（三）肝肾亏损证

治法：滋阴补肾，填精益髓。

方药：六味地黄丸加减。本方由熟地黄、山药、泽泻、丹皮、茯苓、山萸肉组成。阴虚火旺者，可加知母、玄参、黄柏；腰膝疼痛者，可加牛膝、杜仲。

（四）肾阳不足证

治法：补肾壮阳，填精益髓。

方药：右归丸加减。本方由鹿角胶、肉桂、杜仲、菟丝子、枸杞子、当归、制附子、熟地黄、山药、山茱萸组成。若恶心呕吐，可加柿蒂、砂仁；若嗜睡，可加黄芪。

（五）肾阴不足证

治法：滋阴补肾，填精益髓。

方药：左归丸加减。本方由山药、牛膝、山茱萸、菟丝子、枸杞子、龟板胶、鹿角胶、熟地黄组成。若气虚，可加黄芪、人参。

（六）气血两虚证

治法：益气补血，养荣补虚。

方药：八珍汤加减。本方由人参、白术、茯苓、当归、白芍、川芎、熟地黄、炙甘草组成。若干咳少痰，可加百合；若小便不利，可加茯苓、猪苓。

（七）风邪侵袭证

治法：祛风散邪，行气活血。

方药：防风汤加减。本方由防风、川芎、白芷、萆薢、白术、羌活、葛根、牛膝、附子、杏仁、麻黄、生姜、石膏、薏苡仁、桂心组成。若胸部满闷，可加枳壳；若身热，可加栀子、连翘。

（八）外寒内热证

治法：疏风泄热，发汗利水。

方药：越婢加术汤加减。本方由麻黄、生姜、白术、甘草、石膏、大枣组成。若大便秘结，可加肉苁蓉；若恶风，可加附子。

## 五、预防调摄

（一）饮食控制

饮食中要包含足够的钙质。熬骨头汤时加些醋，可帮助溶解骨头中的钙。服用钙质补充物时，可将钙质补充物置一锭于醋中，若裂成数块，则较易溶于胃里。摄取足够的维生素 D 以帮助吸收钙质。不要吃太多的肉，以免蛋白质促使钙质排出，而导致钙质流失。减少盐量，以免钙质随钠入尿液被排出。保持合理的膳食习惯和正确的营养搭配可以减缓引发骨质疏松。合理膳食主要针对饮食中存在的可能导致骨密度下降的营养因素。

（二）生活调摄

以运动强健骨骼，可增加骨骼的矿物质含量。对于老年人，应加强肌肉、关节的功能锻炼，提高肌肉的力量及关节的灵活性，从而能对抗一定的外力，减少发生外伤的机会。要戒烟，适当参加体育运动，选择适合自身特点的活动项目，不要运动量过大，重在循序渐进、持之以恒。长期适宜的运动不仅能够提升血清激素水平，而且可以将骨的峰值骨量提高，增强骨代谢。吸烟、酗酒、喝咖啡、熬夜都是不良的生活习惯，如果在这些方面做出改善，也能够防治骨质疏松症。不良的生活方式能加速引发骨质疏松症，因此应戒烟限酒，克服偏食，养成规律的生活作息，改变久坐的习惯，培养外出的习惯。

（三）心理调摄

嘱患者避免精神紧张。当想发怒时，应立刻调整呼吸，全身放松，做深呼吸运动。这时最好闭目静心，排除一切杂念，几分钟后即可心平气和。

（四）药物防治

激素补充治疗是防止骨质疏松症的长期首选方案，是绝经后骨质疏松最有效的预防措施。除西药双膦酸盐、钙剂、维生素 D 等，中药对骨质疏松症的治疗也有奇效，譬如骨康泰灵、强骨膏等，都有很不错的临床疗效。

## 六、预后

对于经过有效规范治疗的患者可延缓病情进展，部分患者甚至可达到治愈的目的。但对于发生骨折的患者，则有可能会伴随慢性疼痛，甚至会造成残疾，导致患者生活不能自理，对日常生活造成严重影响。骨质疏松症一般经过治疗后不影响患者的自然寿命。发生脆性骨折后，若产生严重的并发症，有可能会对患者的自然寿命造成影响。对于存在骨质疏松者，应做好相应的护理措施，例如加强营养以及选择合适的运动，还应服用抗骨质疏松的药物。

（孙承鑫　罗文君）

# 第二节　CBL 案例

## 案例一　排尿困难的王先生

**案例涉及章节**：第二章"以人为中心的健康照顾"。

**案例教学内容**：前列腺增生的健康管理。

**适用的教学对象**：中医学、中西医结合医学专业本科生。

**案例适用范围**：课上讨论。

**教学背景知识**：前列腺增生的中西医认识与诊疗、健康管理方案。

**案例正文**：

王先生，60 岁。6 个月前开始，他睡觉总是不踏实，晚上要去两三次厕所，每次小便量都很少,他想是不是在睡前少喝点水会好一些,于是他每天睡觉前都不饮水,并且睡前半小时要去厕所小便一次。3个月过去了,王先生的尿频仍然比较严重。尤其是最近1个月,晚上频繁起夜,尿量少不说,还比较费劲,站那里半天也排不出来,晚上没有办法好好休息,只要一躺在床上就想去厕所,半天才尿出来一点点,还总感觉裤子湿漉漉的。这让他感到很焦虑,于是决定到医院做身体检查,泌尿外科的张医生接诊。在张医生的建议下,王先生做了彩超和尿常规、肾功能的检查,检查结果显示王先生的尿常规、肾功能都正常,前列腺彩超提示有前列腺增大,前列腺大小为 44 mm×38 mm×35 mm。

张医生详细地询问了王先生的情况。王先生说自己晚上经常起来小便,而且排尿以后会出现尿滴沥、尿不尽的感觉,白天有尿意的时候,尿液不能立刻排出,常需等上数秒钟甚至数分钟才能排出,而且排尿的时候很费力,严重的时候甚至下腹部会出现胀痛不适的感觉,平时喜欢饮酒。查体:体温 36.3 ℃,脉搏 75 次/分,呼吸 17 次/分,血压 122/75 mmHg,神志清楚,全身皮肤及黏膜无黄染,未见皮下出血。浅表淋巴结未触及肿大,甲状腺未触及肿大,未闻及血管杂音。腹部柔软,无压痛、反跳痛。肝脏未触及、脾脏未触及,胸廓正常,双肺呼吸音清晰,未闻及干、湿啰音,未闻及胸膜摩擦音。麦氏点无压痛及反跳痛,肝浊音界正常,肝脾区无明显叩击痛,肠鸣音正常,无水冲脉、枪击音、毛细血管搏动征。腹部平坦,无腹壁静脉曲张,未见胃肠型及蠕动波,双下肢无水肿。舌淡红,苔薄白,脉细。

**相关问题:**

1.前列腺增生的病因。

2.饮酒与前列腺增生的关系。

3.排尿困难见于哪些常见病并进行鉴别诊断。

4.中西医诊断及治疗方案。

5.制订关于此患者的健康管理计划。

**参考答案:**

1.前列腺增生的病因

前列腺增生与年龄的增长有关。随着年龄的增长,衰老因素的增加,内分泌功能的失调和紊乱等,体内雄激素水平会相对失衡,促使前列腺间质腺体开始增生,前列腺体积就会增大,继而压迫尿道,影响排尿功能。雄激素是调控前列腺增长的最重要因素,前列腺内的雄激素大多来自于睾丸,受性激素的调控,前列腺间质细胞和腺上皮细胞相互影响。随年龄增大,体内性激素平衡失调以及雌激素、雄激素存在协同效应,造成前列腺增生。抽烟、饮酒、肥胖等因素也和前列腺增生病变存在关联。

**2.饮酒与前列腺增生的关系**

酒精可以刺激交感神经兴奋,使血管扩张,导致前列腺充血。如果喝酒过多,可能会导致前列腺过度充血,血液中的液体渗出到前列腺组织中,导致前列腺腺体出现水肿,进而压迫前列腺,引起前列腺增生。长期喝酒可使局部血管反复扩张,从而加重尿频、尿急、排尿困难、尿潴留等不适症状。

**3.排尿困难见于哪些常见病并进行鉴别诊断**

(1)膀胱颈部结石及其诊断标准:①排尿困难出现前有下腹部绞痛史,疼痛可向股部及会阴方向放射,疼痛当时或之后出现肉眼血尿或镜下血尿,膀胱内有尿潴留。②膀胱镜可发现结石,B超和CT检查在膀胱颈部可发现结石阴影。

(2)膀胱肿瘤及其诊断标准:①排尿困难逐渐加重。②病程较长,晚期可发现远处肿瘤转移病灶,无痛性肉眼血尿或镜下血尿是本病的特征性表现。③膀胱镜下活检可确定肿瘤性质。

(3)前尿道狭窄及其诊断标准:①见于前尿道瘢痕、结石、异物等。②瘢痕引起排尿困难者常有外伤史。

(4)低血钾及其诊断标准:①患者常有大量利尿、洗胃、呕吐、禁食等致低血钾病史,心率快,心电图可见病理性U波,血生化检查见血钾偏低。②由低血钾引起的排尿困难,随着补钾,排尿困难逐渐消失。

**4.中西医诊断及治疗方案**

(1)西医诊断:前列腺增生。前列腺增生症状比较明显的患者可选择药物治疗,如α受体阻滞剂(坦索罗辛缓释胶囊)、5α还原酶抑制剂(非那雄胺片)。α受体阻滞剂可以放松周围肌肉群,减少尿道阻力,缓解排尿困难;5α还原酶抑制剂可以让5α还原酶失去活性,避免睾酮转化成活性巨大的双氢睾酮,从而降低对前列腺的刺激。这类药物比较适合前列腺增生比较严重的患者,能够控制前列腺不再增大,有时还能部分缩小,改善排尿症状。

(2)中医诊断:癃闭(中气不足,膀胱气化不利)。中医治疗中气不足所致癃闭采用补中益气法。用补中益气汤加木通、车前子升清降浊以利水,或用升麻黄芪汤益气升清以降浊;纳少运迟者,可加怀山药、鸡内金、炒山楂等以助中焦运化。也可选择补中益气汤合春泽汤,方中人参、黄芪益气;白术健脾运湿;桂枝通阳,以助膀胱之气化;升麻、柴胡升清气而降浊阴;猪苓、泽泻、茯苓利尿渗湿。诸药配合,共奏益气健脾,升清降浊,化气利尿之功效。

5.制订关于此患者的健康管理计划

(1)饮食方面:清淡饮食,辛辣刺激性食品既可导致性器官充血,又会使痔疮、便秘症状加重,压迫前列腺,加重排尿困难。禁酒,饮酒可使前列腺及膀胱颈充血水肿而诱发尿潴留。

(2)防止受寒:秋末至初春,天气变化无常,寒冷往往会使病情加重。因此,患者一定要注意防寒,预防感冒和上呼吸道感染等。

(3)避免久坐:经常久坐会使痔疮等疾病的情况加重,也会使阴部充血,引起排尿困难。患者应多参加文体活动及体育锻炼等,有助于减轻症状。

(4)适量运动:不宜长时间骑车和久坐,工作时应每隔 1～2 小时就站起来活动一会儿,以减轻前列腺充血。

(5)按摩治疗:按摩小腹,点压脐下气海、关元等穴,有利于膀胱功能的恢复。小便后稍加压力按摩,可促进膀胱排空,减少残余尿液。

(孙承鑫)

# 案例二　一个闭经的姑娘

**案例涉及章节**:第二章"以人为中心的健康照顾"。

**案例教学内容**:闭经的诊疗思维及沟通技巧。

**适用的教学对象**:中医学、中西医结合医学专业本科生。

**案例适用范围**:课上讨论。

**教学背景知识**:闭经的中西医认识与诊疗方法。

**案例正文**:

小林是大山里一个 17 岁的姑娘。山区很偏远,经济和教育都很落后,小林仅读完了小学就在家里干农活了。小林平时月经不是很规律,经常推迟 10 多天,并伴随着剧烈的腹痛,严重的时候还会出现恶心、呕吐,但一直没有引起家人的重视。直到有一次,小林的月经迟迟未来,一开始她只是觉得又推迟了而已,也没在意,但是一个月过去了,月经还是没有来。小山村医生很少,就医十分不便,所以小林并没有去看医生。小林的妈妈觉得女儿可能是营养不良,于是给她吃了很多鸡蛋,叮嘱她多喝红糖水。又一个月过去了,小林的月经还是没来,妈妈虽然心里着急,但仍旧没带她去看医生。转眼三个月过去了,小林的妈妈终于坐不住了,带小林去找了邻村的一个赤脚医生,医生给小林开了一些孕酮片之类的药物,说小林一直没来月经是内分泌紊乱,不用太在意,吃一段时间药就好了。到了第四个月,小林依旧没有来月经,这次她们决定去找一个远近闻名的老中医看看。

这位老中医姓李,已经 70 多岁了,在一个小山村坐诊,小小的屋子里堆满了草药,翻山越岭来找他看病的人很多。李大夫详细询问了小林以前的月经情况,以及闭经这几个月的情况及诊疗经过,基本上都是妈妈替小林回答。当李大夫问小林有没有男朋友的时候,小林眼里闪过一丝惊慌,赶紧摇了摇头。小林的妈妈激动地说:"没有,没有,我的女儿可乖了,每天都在帮我干活,从来不出去乱跑。"随后李大夫让小林先出去等着,只留下小林的妈妈,询问小林最近有没有发生什么异常的情况。这时小林的妈妈才意识到,最近几个月小林变得有些不爱说话,也没有之前活泼,晚上还经常做噩梦。李大夫听完后又把小林单独叫了进来,这时小林显得更加战战兢兢。李大夫亲切地跟小林聊天:"孩子,别怕,有啥事跟爷爷说说,爷爷帮你保密。真的没有男朋友吗?有坏人欺负你吗?"在李大夫的耐心询问下,小林终于抑制不住内心的委屈,哭着告诉了李大夫 4 个月前发生的事:一天晚上,小林独自一人在家,有坏人突然闯入想要欺负小林,小林又喊又叫,最后摸到了一把剪刀才吓走了坏人。小林害怕极了,但是又怕这件事被别人知道后村里人议论她,所以就连妈妈她都没有说过。查体:体温 36.2 ℃,心率 86 次/分,呼吸 19 次/分,血压 112/82 mmHg,神志抑郁,呼吸平稳。月经初潮 13 岁,周期 35～40 天,经期 3～5 天,量中,色暗红,有血块,平素经前乳房胀痛、腰酸、腹痛拒按,现已停经 4 个周期。纳眠差,多梦,二便调。舌质暗,有瘀点,苔薄白,脉弦。

辅助检查:尿妊娠试验(HCG)阴性。

**相关问题:**

1.闭经的病因病机有哪些?

2.患者的经历与闭经之间的关系。

3.闭经相关疾病的鉴别。

4.中西医诊断及治疗方案。

5.特殊疾病及特殊人群的诊疗思维与沟通技巧。

**参考答案：**

1.闭经的病因病机

（1）中医：发病机制主要是冲任气血失调，有虚、实两个方面。虚者由于冲任亏败，源断其流；实者因邪气阻隔冲任，经血不通。导致闭经的病因复杂，有先天因素，也有后天因素，如饮食不节，思虑或劳累过度，七情内伤；可由月经不调发展而来，也有因他病致闭经者。常见的证型有肾虚、脾虚、血虚、气滞血瘀、寒凝血瘀和痰湿阻滞。

（2）西医：①子宫性闭经：闭经的原因在子宫。此时月经调节功能可正常，第二性征发育也往往正常，但子宫内膜对卵巢激素不产生正常的反应，从而引起闭经，称为"子宫反应衰竭"，如先天性子宫发育异常或无子宫、子宫内膜结核、内膜损伤、子宫内膜或子宫切除术后等。②卵巢性闭经：闭经的原因在卵巢。因卵巢功能低下、性激素水平低落，子宫内膜不发生周期性变化或萎缩而导致闭经，如先天性卵巢发育不全、卵巢功能早衰、双侧卵巢切除术后或由于某种原因卵巢组织已破坏等。③垂体性闭经：主要病变在垂体。垂体前叶器质性病变或功能失调可影响促性腺激素的分泌，继而影响卵巢功能而引起闭经。④下丘脑性闭经：是最常见的一类闭经。中枢神经系统、下丘脑功能失调可影响垂体，进而影响卵巢引起闭经。其病因最复杂，可由中枢神经系统器质性病变、精神因素、全身性疾病、某些药物、其他内分泌功能紊乱以及多囊卵巢综合征等引起。中枢神经系统的神经递质或下丘脑功能障碍引起促性腺激素释放激素分泌异常是下丘脑性闭经的特发性因素。

2.患者的经历与闭经之间的关系

小林受惊过度，又不敢向他人诉说，长期情志抑郁。七情内伤，肝气郁结，气滞血瘀，导致闭经。

3.闭经相关疾病的鉴别

闭经是一个临床常见又疑难的疾病，在诊断时，必须全面收集和分析病情资料，排除妊娠，并分辨是原发性闭经还是继发性闭经。继发性闭经应与早孕鉴别，尤其是既往月经后期者。

早孕：除闭经外，有妊娠反应，且子宫增大、软、饱满，子宫增大与停经月份相符，乳房增大，乳晕暗黑加宽，尿妊娠试验阳性，B超检查和多普勒检查均可证实妊娠。

原发性闭经和继发性闭经主要的区别在于，原发性闭经是指女孩的年龄达到 14 周岁,没有月经来潮,也没有第二性征的发育,或者女孩子年龄达到 16 周岁,有第二性征的发育,但是没有来月经。继发性闭经是指女性已经建立正常的月经周期,但由于某种原因出现不来月经,如按照自身的月经周期,超过 3 个月经周期没有来月经,或者超过 6 个月没有来月经。

4.中西医诊断及治疗方案

(1)中医诊断:闭经(气滞血瘀证)。中医通过辨证选方,选用理气活血、祛瘀通经的血府逐瘀汤加减,常用药物包括桃仁、红花、当归、生地黄、川芎、赤芍、牛膝、桔梗、柴胡、枳壳、甘草。胀痛甚者,可加川楝子、青皮、路路通行气止痛;腹痛拒按者,加用延胡索、姜黄、益母草活血通经。

(2)西医诊断:闭经。病因治疗:精神应激起因的患者,应进行有效的心理疏导。雌激素和(或)孕激素治疗:对青春期性幼稚及成人低雌激素血症所致的闭经,应采用雌激素治疗。针对疾病病理、生理紊乱的内分泌治疗:根据闭经的病因及其病理、生理机制,采用有针对性的内分泌药物治疗,以纠正体内紊乱的激素水平,从而达到治疗目的。

5.特殊疾病及特殊人群的诊疗思维与沟通技巧

全科医疗的诊疗思维:以问题为导向的系统思维,以证据为基础的辩证思维,以人为中心的整体照顾。当面对患者的时候,全科医生要充分了解患者的社会背景、家庭背景、个人背景,分析患者的期望与需要。

沟通技巧包括语言沟通技巧和非语言沟通技巧,在问诊过程中要运用倾听、接受、肯定、巧问、代述、鼓励等技巧,同时要注意医生自己的表情、语声音调、目光、距离等非语言技巧。在问诊特殊患者时,要有较强的观察力,保护患者隐私,以人为中心,通过良好有效的沟通,尽量全面地收集病情相关资料。

(吕智敏)

# 案例三　乳房有肿块的李姑娘

**案例涉及章节:**第二章"以人为中心的健康照顾"。

**案例教学内容:**乳核的健康管理。

**适用的教学对象:**中医学、中西医结合医学专业本科生。

**案例适用范围:**课上讨论。

**教学背景知识:**乳核的中西医认识与诊疗、健康管理方案。

**案例正文：**

李姑娘今年 23 岁,昨晚洗澡的时候摸到右侧乳房好像有个什么小东西,像花生粒那么大。一开始她以为是错觉,随后躺在床上仔仔细细摸了一下,还真是有一个明显的小东西在皮肤下面! 李姑娘心想,坏了,这怕不是得了什么绝症吧! 这一晚上她辗转反侧,经过一夜思想斗争,终于还是决定赶紧去医院查一查到底是什么。大概是出于对未知事物的恐惧,她打心底里还是害怕。李姑娘向身边的同学打听了一下,了解到某医院有一位宋大夫是这方面的专家,于是第二天早早地就去挂号。

宋大夫待人很亲切,详细了解了李姑娘的情况:从发现有肿块到现在没有出现疼痛等不适,双侧乳房皮肤没有改变,乳头没有溢液,肿块活动度好,边界清晰,与周围皮肤组织无粘连,月经前期乳房会有一阵阵刺痛,疼痛位置不固定,偶尔发胀,月经来后偶尔也有一点刺痛,不过没有经前明显;月经一般都会延迟,最迟 50 天才来,色暗有块,近期因为与舍友闹矛盾导致情绪也不太好;平时不抽烟也不喝酒,16 岁时做过一次阑尾切除术,没有药物及食物过敏史。

查体:体温 36.3 ℃,心率 80 次/分,呼吸 18 次/分,血压 118/76 mmHg,神志清楚,呼吸平稳,口唇无发绀,眼部稍红,扁桃体无肿大。浅表淋巴结无肿大,双肺呼吸音清,心脏各瓣膜未闻及杂音,右侧乳房外上象限 10 点钟方向可触及包块,边界清晰,无粘连。腹平软,肝脾未触及,四肢关节无畸形,纳眠可,二便调。舌红苔白,脉弦滑。

辅助检查:乳腺 B 超示双侧乳腺增生;右侧乳房外上象限 10 点钟方向见大小 16 mm×8 mm 低回声,形态规则,边界清晰,边缘光整,内部回声均匀,未见钙化,后方回声不变,未见明显血流信号,右侧乳腺低回声结节。

**相关问题：**

1.乳腺纤维腺瘤的病因有哪些?

2.乳腺纤维腺瘤的鉴别诊断。

3.乳腺纤维腺瘤的临床常见分级。

4.中西医诊断及临床表现,并制订治疗方案。

5.制订针对此患者的健康管理计划。

**参考答案：**

1.乳腺纤维腺瘤的病因

纤维腺瘤是乳腺最常见的良性肿瘤。本病发生的原因主要是乳腺组织对雌激素的敏感性异常增高,可能和纤维细胞中所含雌激素受体的量或质异常有关;一般认为是由于某一区域乳房组织腺上皮或纤维细胞对雌激素异常敏感,发生过度增生导致纤维腺瘤形成。

2.乳腺纤维腺瘤的鉴别诊断

(1)乳腺小叶增生病:乳腺小叶增生是指乳腺小叶变大、小叶内腺泡数量增多的现象,可能与内分泌失调有关,部分与月经周期变化等生理性因素有关。患者主要表现为乳腺疼痛、乳腺肿块,症状随月经周期反复发作,极少数非典型增生者有恶变可能。

(2)乳腺癌:首先,两者肉眼大体观不同:乳腺纤维腺瘤通常是肿物,有包膜,表面光滑,直径一般小于3 cm,肿物切面灰白、实性,质地韧,活动度较好,与周围界限清晰。乳腺癌肉眼大体观肿物与周围界限不清,活动度欠佳,肿物切面呈灰白、灰红、实性,质地比较硬,肿物有时中央凹陷,会伴有粉刺状物,肿物大小不等。其次,镜下特点不同:乳腺纤维腺瘤主要是由不同程度增生的梭形细胞间质组成,分为裂隙状管内型和腺管状管周型。乳腺癌镜下可以看到大量的肿瘤细胞,细胞异型性明显,有坏死和病理性核分裂象等特点。再次,二者发病年龄不一:乳腺纤维腺瘤好发于青年女性,20～25周岁发病率最高,乳腺癌则好发于40～60岁的女性。最后,二者治疗方法不同:乳腺纤维腺瘤是一种良性病变,通常将肿物切除即可,定期复查,以免复发。乳腺癌是恶性肿瘤,需要手术切除治疗,必要时结合相关基因检测,配合放化疗或靶向药物治疗。

3.乳腺纤维腺瘤的临床常见分级

BI-RADS分级是美国放射学会创立并推荐的乳腺影响报告和数据系统中采用的表示乳腺改变的标准,分0～6七级。

BI-RADS 0:单一的影像学检查不能评价其性质或有无改变,需要结合其他影像学检查。

BI-RADS 1:检查结果呈阴性,未发现异常病变。

BI-RADS 2:基本上可以排除恶性病变,可6～12个月随诊。

BI-RADS 3:良性病变可能性大,恶性可能性低于2%,可3～6个月后复查。

BI-RADS 4:恶性可能性为2%～95%,需穿刺或者切除活检。此级可进一步分为4A、4B、4C,4A的恶性可能性为2%～10%,4B的恶性可能性为10%～50%,4C的恶性可能性为50%～95%。

BI-RADS 5：具备典型的恶性征象，高度可能为恶性，可能性大于95％。

BI-RADS 6：已活检病理证实为恶性，再做影像学检查即为此类。

4.中西医诊断及临床表现，并制订治疗方案

（1）中医诊断：乳核（肝郁痰凝证）。

中医临床表现：乳房肿块，质韧不坚，胀痛或刺痛，随喜怒消长，胸闷胁胀，善郁易怒，失眠多梦，心烦口苦，苔薄黄，脉弦滑。

中医治法：疏肝解郁，化痰散结。

中药选方：逍遥蒌贝散加减。本方由柴胡、郁金、当归、白芍、茯苓、瓜蒌、半夏、贝母等组成。

（2）西医诊断：乳腺纤维腺瘤。

西医临床表现：纤维腺瘤多数发生于乳腺边缘及厚实区。纤维腺瘤往往呈椭圆形或圆球形，边界清楚，活动度大，有包膜，触诊活动度佳，质韧，与皮肤及胸大肌无粘连，不引起淋巴结肿大。纤维腺瘤周围可存在乳腺增生。

西医治疗方案：手术切除是唯一治疗方案，无特效药物。诊断明确的未婚患者可择期手术，但宜在妊娠前切除。妊娠后发现纤维腺瘤，若不能排除癌的可能，应尽早进行手术。青年女性多发纤维腺瘤可选择先单个切除或对其中一个行空芯针穿刺活检明确诊断，其余可定期行B超检查随访。当对纤维腺瘤诊断有怀疑时，应尽早手术切除或穿刺活检。

5.制订针对此患者的健康管理计划

（1）达到和保持健康体重，应尽量使体重达到正常范围（体重指数为18.5～23.9 kg/m²）。推荐低膳食能量摄入，并接受有针对性的运动减重指导。

（2）有规律地参与体力活动。每周坚持至少150分钟的中等强度运动（每周5次，每次30分钟），或75分钟的高强度有氧运动、力量性训练。

（3）合理营养和膳食。推荐低脂饮食，选用优质蛋白（例如鱼、瘦肉、蛋、坚果、大豆等），多吃蔬菜、水果、全谷物，少吃精制谷物、红肉、加工肉、甜点、高脂牛奶和油炸食品。

（4）减少激素摄入。慎用含大量雌激素的保健品，在不必要的情况下不要额外补充激素。

（5）戒烟禁酒。需要改掉不良生活习惯。

（刘淑媛）

# 案例四　突然腰疼的吴大爷

**案例涉及章节**:第五章"以预防为导向的卫生服务"。

**案例教学内容**:蛇串疮的健康管理。

**适用的教学对象**:中医学、中西医结合医学专业本科生。

**案例适用范围**:课上讨论。

**教学背景知识**:蛇串疮的中西医认识与诊疗、健康管理方案。

**案例正文**:

吴大爷今年 85 岁,最近 5 天他突然腰背部、胁肋部疼痛不适,开始没有重视,以为只是人老了,不小心扭到了,结果两三天后疼痛处皮肤逐渐出现疱疹、红肿、疼痛,好像火在烧似的,非常痒,一抓破还有渗液。吴大爷心里面咯噔一下:这不就是老话儿说的缠腰火丹吗? 虽然早就听说过,但现在发生在自己身上,真是被折磨得够呛。吴大爷连饭也吃不下了,赶紧上医院瞧瞧去。

来到医院,医生详细询问了病情。吴大爷右侧腰背部大片红肿、簇集性水疱,粟粒至绿豆大小,局部有渗出,疱液澄清,疼痛不适;右侧胁肋散在红色皮疹;四肢、背部皮肤粗糙,局部肿胀,伴有结痂抓痕,瘙痒明显,未超过体表正中线。吴大爷患有高血压 20 年余,平时规律口服非洛地平缓释片 5 mg/d;冠心病 10 年余,未规律服药;前列腺癌 4 年,口服比卡鲁胺片每 4 日一粒,戈舍瑞林缓释植入剂每 4~5 个月一次。

查体:体温 36.5 ℃,脉搏 70 次/分,呼吸 18 次/分,血压 120/79 mmHg,表情疲惫,面色少华,形体正常,语气清,气息平。两肺呼吸音清,心脏各瓣膜区未闻及杂音,腹平软,肝脾未触及,四肢关节无畸形,下肢无水肿。右侧腰背部大片红肿、簇集性水疱,粟粒至绿豆大小,局部有渗出,疱液澄清;右侧胁肋散在红色皮疹;四肢、背部皮肤粗糙,局部肿胀,伴有结痂抓痕,未超过体表正中线。口干口苦,大小便正常,舌红,苔腻,脉滑。

**相关问题**:

1.蛇串疮的西医病名及病因。

2.蛇串疮的临床特点并进行鉴别诊断。

3.本患者的中西医诊断及治疗方案。

4.制订针对此患者的健康管理计划。

**参考答案：**

1.蛇串疮的西医病名及病因

蛇串疮在西医上称作"带状疱疹"，其病原体为水痘-带状疱疹病毒，有亲神经和皮肤特性。带状疱疹的最大危险因素是年龄，尤其是 50 岁以上人群。此外，细胞免疫缺陷、机械性创伤以及近期精神压力大、过度劳累或免疫力下降也可能是诱发带状疱疹的危险因素。

2.蛇串疮的临床特点并进行鉴别诊断

（1）蛇串疮的临床特点：本病好发于春秋季，潜伏期为 7～14 天；多见于成年人，发病率随着年龄增大而呈显著上升趋势；依次好发于肋间神经、颅神经和腰骶神经支配的区域，损害常为一个神经节段。皮损为单侧沿某一周围神经呈带状排列的簇集性水疱，疱壁紧张发亮，疱液澄清，周围绕有红晕，一般不超过体表正中线，簇间皮肤正常。前驱期可出现轻度乏力、低热、食欲缺乏等全身症状，持续 1～5 天，亦可无前驱症状即发疹。神经痛为本病特征之一，可在发病前或伴随皮疹出现。老年患者疼痛较为剧烈，甚至影响睡眠。病程一般为 2～3 周，老年人为 3～4 周。本病有自限性，愈后很少复发。

（2）接触性皮炎的诊断标准：①接触性皮炎发病前有明显的接触过敏物质史，局限于接触部位，边界清楚。②皮疹潮红、肿胀，有水疱；自觉瘙痒、灼热。

（3）热疮的诊断标准：①热疮多发生于皮肤黏膜交界处。②皮疹为针头大小到绿豆大小的水疱，常为一群。③疼痛不明显。④1 周左右痊愈，但易复发。

3.本患者的中西医诊断及治疗方案

（1）西医诊断：带状疱疹性神经痛。药物治疗包括早期足量的抗病毒治疗，及早应用阿昔洛韦静滴，此外尚可用阿糖腺苷缓慢静滴，也可口服阿昔洛韦或泛昔洛韦等，肾功能减退者需减量。早期应用糖皮质激素以减轻症状，最好是起病 5～7 天内应用。一般应用泼尼松 20～30 mg/d，分 2～3 次口服，连用 3～7 天。药物止痛：使用三环类抗抑郁药，如阿米替林。使用营养神经的药物，如甲钴胺、维生素 $B_1$ 等。也可外用阿昔洛韦乳膏。

（2）中医诊断：蛇串疮（湿热蕴结证）。中医可以从内治和外治两方面进行治疗。外治可使用火针、三棱针、针灸围刺治疗，或者外敷玉露膏、青黛散等进行药物治疗。内治可通过中医辨证，选用清热利湿、凉血止痛的药物，包括龙胆草、栀子、黄芩、柴胡、生地、当归、紫草等。

4.针对此患者的健康管理计划

(1)保持心情舒畅,以免肝郁气滞化火加重病情。

(2)忌食肥甘厚味和鱼腥之物,饮食宜清淡,多吃蔬菜、水果。

(3)忌用热水烫洗患处,内衣宜柔软宽松以减少摩擦。

(4)皮损局部保持干燥、清洁,忌用刺激性强的软膏涂敷,以防皮损范围扩大或病情加重。

(李惠)

# 案例五　上厕所费劲的罗大妈

**案例涉及章节**:第五章"以预防为导向的卫生服务"。

**案例教学内容**:便秘的健康管理。

**适用的教学对象**:中医学、中西医结合医学专业本科生。

**案例适用范围**:课后学习。

**教学背景知识**:便秘的中西医认识与诊疗、健康管理方案。

**案例正文**:

罗大妈,66 岁。近半年来,她总是被便秘所困扰。一开始她并不重视,以为是最近吃了煎炸食品和辛辣刺激食物的原因,多喝点水很快就会好,但是没想到便秘越来越严重,甚至 4～5 日一次,而且便质偏干,时常在厕所里蹲到脚麻,甚至便中带血。她开始紧张起来,特别是想到自己还曾做过阑尾腺癌切除手术,更加害怕了,担心是不是肿瘤复发或者转移了。于是她就去医院复查,医生让她做了血常规、粪便常规、肿瘤标记物等检验,没有发现问题,腹部 CT 和肝胆胰脾肾彩超检查也没有发现问题,肠镜检查发现有内痔,医生认为她可能是功能性便秘,让她服用乳果糖治疗,但不见好转,甚至有一段时间 6 天都没大便。罗大妈自己很烦心,食欲严重下降,一整天都乏力,连带着睡觉都不好了。朋友推荐她去一位姓李的医生的门诊就诊,认为李医生专业水平高,待人亲切。

李医生详细地问了罗大妈的病情:从半年前开始,大便就变成 4～5 日一次,便质偏干,甚至便中带血,腹部胀满,排气增多,偶腹痛,食欲差,睡眠也不好,服用乳果糖后,症状一开始稍缓解,但后面就不见效了。查体:体温 36.3 ℃,心率 85 次/分,呼吸 17 次/分,血压 124/70 mmHg。腹部平坦,右下腹见一约 5 cm 的手术瘢痕,无腹壁静脉曲张,无胃肠型和蠕动波。腹部柔软,左下腹压痛,无反跳痛,肝脾未触及,未触及腹部包块,麦氏点无压痛及反跳痛,墨菲氏征阴性,肾脏未触及,肝浊音界正常,肝肾区无明显叩击痛。腹部叩诊鼓音,移动性浊音阴性,肠鸣音正常,4～5次/分,无过水声。肛门及外生殖器未查,脊柱生理弯曲存在,四肢无畸形,双下肢无水肿。舌红,苔黄燥,脉滑数。

**相关问题:**

1.便秘的病因有哪些?

2.结肠肿瘤与本病的关系。

3.便血还常见于哪些疾病并进行鉴别诊断。

4.本患者可能的中西医诊断,并制订治疗方案。

5.制订针对本患者的健康管理计划。

6.社区老年人的健康管理。

**参考答案:**

1.便秘的病因

便秘分为器质性便秘和功能性便秘。

(1)器质性便秘:①结肠肛门疾病:先天性疾病、肠腔狭窄、出口性梗阻、肛管及肛周疾病等。②肠外疾病:神经与精神疾病、内分泌与代谢病、盆腔疾病、药源性疾病、肌病等。

(2)功能性便秘:①不良生活习惯:食量过少、食物热量过高、蔬菜水果少、久坐、不良的排便习惯等。②社会与心理因素:人际关系紧张、家庭不和睦、心情长期处于压抑状态、生活规律改变等。③肠易激综合征引起的便秘。

2.结肠肿瘤与本病的关系

结肠肿瘤临床上多数会引起便秘的症状,主要是肿瘤造成肠腔狭窄,从而导致便秘的发生。此外,肿瘤还可以由于疾病的播散,引起完全性肠梗阻,进而也会出现便秘的症状。

3.便血还常见于哪些疾病并进行鉴别诊断

(1)溃疡性结肠炎。诊断标准:①持续或反复发作腹泻和黏液脓血便、腹痛、里急后重,伴有或不伴不同程度全身症状者。②在排除慢性细菌性痢疾、阿米巴痢疾、慢性血吸虫病、肠结核等感染性结肠炎及克罗恩病缺血性肠炎的基础上,具有以下结肠镜检查重要改变中至少1项并符合本病黏膜活检组织学所见可以诊断本病:a.黏膜血管纹理模糊、紊乱或消失,血管充血、水肿、易脆、出血及有脓性分泌物附着;b.病变明显处见弥漫性糜烂和多发性浅溃疡;c.慢性病变常见黏膜粗糙,呈细颗粒状,有炎性息肉及桥状黏膜,在反复溃疡愈合、瘢痕形成过程中,结肠变形缩短,结肠袋变浅、变钝或消失。

(2)内痔。诊断标准:初发常以无痛性便血为主要症状,血液与大便不相混,多在排便时滴血或射血。出血呈间歇性,每当饮酒、过劳、便秘或腹泻时便血复发和加重。出血严重时可引起贫血。肛查时见齿状线上黏膜呈半球状隆起,色鲜红、暗红或灰白。随着痔核增大,在排便或咳嗽时痔核可脱出肛外,若不及时回纳,可形成内痔嵌顿,并有分泌物溢出,肛门坠胀。

(3)放射性直肠炎。诊断标准:①直肠部位受分次照射或等效一次照射,直肠累积吸收剂量范围为 45～60 Gy。②盆腔器官肿瘤采用腔内照射或外照射(近、远距离照射)治疗后或直肠局部大剂量意外照射后数日出现里急后重、排黏液便、腹痛等;数周甚至在半年内,临床上出现肠道功能紊乱(便秘或腹泻)以及不同程度的腹痛、便血、肛门刺痛、大便时坠痛等直肠反应。③纤维肠镜检查见黏膜水肿、充血、出血灶、糜烂乃至坏死。

4.本患者可能的中西医诊断及治疗方案

(1)西医诊断:便秘。便秘的治疗方法有很多,治疗药物主要包括以下几种类型。①泻药:通过刺激肠道分泌,减少吸收,增加肠腔内渗透压和流体静力压而发挥导泻作用。②促动力药:常用药物有莫沙必利和伊托必利,通过刺激肠肌间神经元,促进胃肠平滑肌蠕动,促进小肠和大肠的运转。③调节肠道菌群的药物:补充有效菌群发酵糖产生大量有机酸,使肠腔内的 pH 值下降,调节肠道正常蠕动,改变肠道微生态,对缓解便秘和腹胀有一定作用。还可以使用生物反馈疗法,即通过测压和肌电设备使患者直观地感知其排便的盆底肌的功能状态,"意会"在排便时如何放松盆底肌,同时增加腹内压实现排便的疗法。对于粪便嵌塞者,可使用栓剂(甘油栓)或清洁灌肠。

(2)中医诊断:便秘(热秘)。便秘病位主要在大肠,涉及脾、胃、肺、肝、肾等多个脏腑,基本病机为大肠传导失常。本患者为热秘,邪滞大肠,腑气闭塞不通。其治疗以祛邪为主,治法为泻热导滞,润肠通便。采用麻子仁汤,本方由麻子仁、芍药、枳实、大黄、厚朴、杏仁组成。

5.针对本患者的健康管理计划

(1)加强饮食管理,食用含有益生菌的食物,可帮助消化;增加食物中膳食纤维的含量。高纤维的水果包括树莓、梨、带皮的苹果、香蕉、橘子、草莓等。高纤维的蔬菜包括豌豆、西蓝花、萝卜、土豆、甜玉米等。高纤维的粗粮包括麦麸、藜麦、燕麦、糙米、全麦面包等。

（2）多运动可以帮助患者增加肠道肌肉的活动,对于卧床、运动量少的老年患者益处更大。

（3）养成良好的排便习惯,不要抑制便意,如厕时不用着急,但应避免时间过长,避免注意力不集中,减少外界因素干扰。可有意识地训练排便规律,如在餐后 20～30 分钟。

（4）多饮水,尽量选择温开水,不宜喝浓茶。

（5）缓解压力,通过深呼吸、心理意象或药物帮助缓解压力,从而减轻便秘症状。

6.社区老年人的健康管理

针对辖区内 65 岁及以上常住居民进行每年一次的健康管理服务,具体内容如下。

（1）评估健康状况。

（2）进行健康指导。告知居民健康体检结果并进行相应健康指导,将已确诊的患者纳入相应的慢性病患者进行健康管理,建议定期体检,进行健康生活方式以及疫苗接种、骨质疏松预防、防跌倒措施、意外伤害预防和自救等健康指导,告知或预约下一次健康管理服务的时间。

（3）处理健康问题。每年至少提供一次中医健康指导,半年后至少进行一次有中医内容的随访。通过四诊,评估健康状况。了解患者心理、饮食、起居、运动等生活方式,所患病证以及使用的中医治疗方法和保健方法。对所有老年居民进行日常心理调摄、饮食调养、起居调摄、运动保健等养生保健方法指导。对患有常见病证的居民进行体穴、耳穴、推拿、饮食等养生保健指导。开展中医体质辨识,并进行有针对性的养生保健指导。

（江英豪　张新）

# 案例六　血糖高的戴先生

**案例涉及章节:**第五章"以预防为导向的卫生服务"。

**案例教学内容:**2 型糖尿病的健康管理。

**适用的教学对象:**中医学、中西医结合医学专业本科生。

**案例适用范围:**课后学习。

**教学背景知识:**糖尿病的中西医认识与诊疗、健康管理方案。

**案例正文：**

戴先生，56岁。半年前，他突然感觉浑身乏力，工作也提不起精神，经常感到疲劳，当时并未引起重视，认为只是最近的工作压力大，总是熬夜，过于劳累导致的，休息一段时间便可以缓解。于是他停下工作，在家休养了一段时间。这段时间，戴先生控制了饮食，睡眠也变得规律，疲劳的感觉缓解了很多。但是恢复工作后，他又像以往那样忙碌、熬夜，大概过了2个月，他再次出现了困倦和乏力的感觉，并且休息后疲劳的感觉也难以缓解，睡眠质量也变差了，他很担心自己的身体是不是出现了问题。在妻子的建议下，他来到医院做了身体检查，检查结果显示空腹血糖值为15 mmol/L，腹部B超检查提示有轻度脂肪肝。于是，妻子帮助他预约了内分泌科李医生的门诊。

李医生询问了他的情况。戴先生说自己工作压力比较大，情绪容易激动，平时饮食不规律，作息也不规律，半年时间体重从80 kg降到70 kg，时常感到全身无力，睡眠质量差，最近一段时间感觉情况加重，夜间排尿次数增多。辅助检查：三酰甘油1.76 mmol/L，糖化血红蛋白9.6%。查体：体温37.2 ℃，脉搏70次/分，呼吸19次/分，血压132/80 mmHg。发育正常，头颅五官无畸形，眼睑无水肿，巩膜无黄染，双侧瞳孔等大，对光反射灵敏。胸廓正常，双肺呼吸音清晰，未闻及干、湿啰音，未闻及胸膜摩擦音。腹部平坦，无腹壁静脉暴露，无胃肠型和蠕动波。腹部柔软，无压痛、反跳痛，肝脏未触及，脾脏未触及，未触及腹部包块，麦氏点无压痛及反跳痛，双下肢无水肿。舌淡红，苔白腻，脉滑。

**相关问题：**

1.2型糖尿病的病因有哪些？

2.胰岛素抵抗与本病的关系。

3.血糖升高见于哪些常见病并进行鉴别诊断。

4.本患者可能的中西医诊断及治疗方案。

5.制订关于本患者的健康管理计划。

**参考答案：**

1.2型糖尿病的病因

（1）年龄增长、营养因素、体力活动少、应激因素、化学毒物接触等因素。

（2）胰岛素抵抗和β细胞功能缺陷。胰岛素抵抗是指胰岛素作用的靶器官组织，对胰岛素作用的敏感性降低。β细胞功能缺陷主要表现在两个方面：胰岛素分泌量的缺陷，胰岛素分泌模式异常。

（3）葡萄糖毒性和脂毒性。糖尿病在发生发展过程中所出现的高血糖和脂代谢紊乱，可进一步降低胰岛素敏感性和损伤胰岛 β 细胞功能，是糖尿病发病机制中最重要的获得性因素。

（4）婴儿极低体重和出生早期营养不良，影响胰岛 β 细胞的发育。

（5）遗传因素。

2.胰岛素抵抗与本病的关系

胰岛素抵抗是糖尿病发生发展的主要因素。由于遗传和后天因素影响，比如肥胖、高龄及缺少运动等，产生胰岛素抵抗，导致机体细胞对胰岛素不敏感，使胰岛素降血糖的效能降低。这时，胰腺就需要竭力地分泌更多的胰岛素来参与调节血糖。而高胰岛素血症反过来会进一步加重胰岛素抵抗。随着这种恶性循环的发展，最终胰腺会因为疲惫衰竭而没有办法分泌更多的胰岛素。这个时候，正常的血糖水平也没有办法保持，就会出现高血糖状态。

3.血糖升高见于哪些常见病并进行鉴别诊断

（1）甲状腺功能亢进症。诊断标准：①甲状腺肿大，而且是对称性肿大。②高代谢症状和体征，比如脾气暴躁、心率增快、心悸、心房颤动、眼球突出、眼睑不能闭合、眼间距宽等表现。③血清甲状腺激素水平增高，促甲状腺激素水平降低。

（2）库欣综合征。诊断标准：库欣综合征是由于各种原因出现的体内糖皮质激素水平异常升高，这些患者体内会存在大量的糖皮质激素拮抗胰岛素的作用，引起血糖水平升高。患者通常会出现水牛背、满月脸、皮肤紫纹、向心性肥胖、身体毛发增多、性功能障碍以及身体感觉疲乏无力。

（3）原发性醛固酮增多症。诊断标准：①原发性醛固酮增多症的诊断应该具备高血压、血和尿醛固酮增多，而且不被抑制，血浆肾素活性水平降低而且不被兴奋等条件。②由于醛固酮水平的异常会导致低钾血症，低钾血症会对胰岛 β 细胞钠钾泵的转运出现影响，这时候患者也会出现血糖的轻度异常，所以除糖尿病以外很多其他疾病也可以导致血糖水平的升高。这些疾病通常不是胰岛素的缺乏导致的，而是拮抗胰岛素的作用导致的。

4.本患者可能的中西医诊断及治疗方案

（1）西医诊断：2 型糖尿病。首选口服降糖的药物，比如二甲双胍、格列美脲、格列喹酮等。运动有利于身体健康，坚持运动可以起到较好的治疗效果，如慢跑、游泳、骑自行车等，都是适合 2 型糖尿病患者的运动方式。建议在饭后 2

个小时左右进行运动,能更好地控制血糖。正确的饮食可以起到辅助治疗 2 型糖尿病的作用,患者日常饮食要注意清淡及营养均衡。

(2)中医诊断:消渴病(脾虚不运)。中医以健脾补虚法治疗,使脾运化得到恢复。可采用健脾丸加减治疗,方中茯苓、白术具有健脾化湿、止泻的功效,人参具有健脾的功效,山药、肉豆蔻具有健脾益气之效,陈皮、砂仁、木香具有理气醒脾化湿之效,而加入神曲、山楂、麦芽可以消食和胃,增强胃动力。诸药合用,补而不滞。

5.针对本患者的健康管理计划

(1)饮食方面:高血糖生成指数的食物如面条、大米饭等,进入胃肠后消化快、吸收率高,葡萄糖释放快,葡萄糖进入血液后峰值高,血糖升得高;低血糖生成指数的食物如大豆、扁豆、樱桃等,在胃肠中停留时间长,吸收率低,葡萄糖释放缓慢,葡萄糖进入血液后的峰值低,下降速度也慢,血糖比较低。饮食上以低盐、低脂、低糖饮食为主,定时定量,尽量食用高膳食纤维食物,如青菜、黄瓜、燕麦等;如进食土豆、山药、玉米、芋头、番薯等淀粉含量较高的食物,应尽量减少主食摄入。

(2)规律锻炼:在运动疗法方面,运动时间以餐后 30～60 分钟后为宜,以户外有氧运动为主,建议快走、慢跑、打太极拳、打乒乓球、游泳等,每周运动时间不少于 450 分钟,且应保证充足的日晒时间。

(3)药物治疗:常用的是盐酸二甲双胍片;磺脲类药物,如格列美脲、格列本脲、格列齐特;α 葡萄糖苷酶抑制剂,如阿卡波糖片等。必要时加用胰岛素进行注射,如餐前注射中效胰岛素配合口服药物治疗。

(4)保持心情愉快,定期进行血糖测量。

(孙承鑫　张新)

# 案例七　黄大爷的泡沫尿

**案例涉及章节:**第五章"以预防为导向的卫生服务"。

**案例教学内容:**慢性肾脏病的健康管理。

**适用的教学对象:**中医学、中西医结合医学专业本科生。

**案例适用范围:**课上讨论。

**教学背景知识:**慢性肾脏病的中西医认识与诊疗、健康管理方案。

**案例正文：**

黄大爷,68 岁。大概 3 个月前,他发现小便中有不少泡沫,刚开始他并没有放在心上,以为是正常现象,过几天就没事了。但是 3 个月过去了,他小便中的泡沫好像一直还有,而且觉得浑身越来越没劲儿了。于是,黄大爷开始紧张起来,心想该不会是最近血糖控制得不好吧? 10 年前他被查出糖尿病,一直在口服降糖药控制血糖,但是却没有定期进行血糖监测。于是他到医院复查,医生让他做了空腹血糖(FPG)、糖化血红蛋白(GHbA1)、胰岛素功能、肾功能等检查,结果显示 FPG 为 7.3 mmol/L,GHbA1 为 7.7%,肾小球滤过率为 63 mL/(min・1.73 m²),尿蛋白(+),其余检查结果无明显异常。医生认为他可能是最近血糖控制情况不好引起的,帮他调整了用药方案,让他服药后观察下。但是黄大爷情况仍不见好转,甚至后来还出现了双下肢水肿,一活动就喘得厉害。黄大爷很担心自己得了什么不治之症,导致精神状态也很不好。朋友给黄大爷推荐了一位姓谢的医生,说谢医生态度很好,也很专业,曾看好过他的病。

谢医生详细地问了王大爷的病情:3 个月以来,小便中泡沫一直比较多,伴有乏力,最近开始出现双下肢水肿,一活动就气喘,走起路来双腿疼痛,但无明显尿急尿痛,以前从没有出现过这种情况。患糖尿病 10 年,平时口服降糖药治疗。无药物及食物过敏史。平素也无吸烟及嗜酒史。查体:体温 36.2 ℃,心率 74 次/分,呼吸 20 次/分,血压 111/53 mmHg。双肾未触及,双肾区无叩击痛,双侧输尿管行程区无压痛,双侧肋脊点无压痛,双侧肋腰点无压痛,四肢肌力、肌张力正常,双侧肱二头肌、肱三头肌肌腱反射正常,双侧膝跳反射、跟腱反射正常,生理反射正常,病理反射未引出,双侧巴宾斯基(Babinski)征阴性,双下肢水肿。食欲正常,睡眠一般,大便正常,舌质暗,苔白滑,脉沉缓。

**相关问题：**

1.慢性肾脏病的病因有哪些?

2.糖尿病与本病的关系。

3.下肢水肿见于哪些常见病并进行鉴别诊断。

4.本患者可能的中西医诊断,并制订治疗方案。

5.制订针对本患者的健康管理计划。

**参考答案：**

1.慢性肾脏病的病因

慢性肾脏病的主要病因有原发性肾小球肾炎、慢性肾盂肾炎、高血压肾小动脉硬化、继发性肾小球肾炎、肾小管间质病变、遗传性肾脏疾病以及长期服用解热镇痛剂或接触重金属等。

2.糖尿病与本病的关系

糖尿病引起肾脏损害包括两方面：①通过血流动力学异常改变。血流动力学异常是由于糖尿病带来的高压力，肾小球出现高滤过、高灌注；也可以是由于肾小球入球小动脉阻力明显降低、出球小动脉阻力相对增加，从而导致肾小球滤过压增加，出现肾小球高滤过的状态。高滤过造成肾小球基底膜增厚，肾小球内系膜明显增宽，系膜细胞增加造成了祖细胞的紊乱，引起肾脏结构的破坏。②出现了代谢的紊乱，造成糖尿病肾病，比如氧化应激、多元醇通路代谢增加、晚期的糖基化终末产物形成、蛋白激酶活化。明显的代谢异常是造成糖尿病肾病损害的重要因素之一。

3.下肢水肿见于哪些常见病并进行鉴别诊断

（1）心力衰竭。诊断标准：①有冠心病、高血压等基础心血管病的病史。②休息或运动时出现呼吸困难、乏力、下肢水肿的症状。③有心动过速、呼吸急促、肺部啰音、胸腔积液、颈静脉压力增高、外周水肿、肝脏肿大的体征。④有无心脏彩超异常、利钠肽水平升高等心脏结构或功能异常的客观证据。

（2）下肢静脉血栓。诊断标准：①起病较急，患肢肿胀、发硬、疼痛，活动后加重，且常伴有发热、脉快。②血栓部位压痛，沿血管可扪及索状物，血栓远侧肢体或全肢体肿胀，皮肤呈青紫色，皮温降低，足背胫后动脉搏动减弱或消失。③放射性纤维蛋白原试验、多普勒超声及静脉血流图检查可确定诊断。

（3）甲状腺功能减退症。诊断标准：①症状以代谢率减低和交感神经兴奋性下降为主。典型体征有表情呆滞，反应迟钝，声音嘶哑，听力障碍，面色苍白，颜面和（或）眼睑水肿，唇厚舌大、常有齿痕，皮肤干燥、粗糙、脱皮屑，皮肤温度低，下肢水肿等。②实验室检查见血清促甲状腺激素（TSH）增高，血清游离甲状腺素（$FT_4$）减低，原发性甲状腺功能减退症即可以成立。如果甲状腺过氧化物酶抗体阳性，可考虑为自身免疫性甲状腺炎。③实验室检查见血清 TSH 减低或者正常，血清总甲状腺素、$FT_4$减低，考虑中枢性甲状腺功能减退症，需做促甲状腺激素释放激素兴奋试验证实，进一步寻找垂体和下丘脑的病变。

4.本患者可能的中西医诊断及治疗方案

(1)西医诊断:慢性肾脏病(2 期)。慢性肾脏病(2 期)的治疗包括:①坚持病因治疗,防治导致肾功能损伤的病因,阻止或延缓疾病的进展,并需每年定期检查尿常规、肾功能等至少 2 次,以早期诊治慢性肾脏病。②及时、有效地控制高血压。24 小时持续、有效地控制高血压,对保护靶器官具有重要作用。血管紧张素转化酶抑制剂和血管紧张素Ⅱ受体拮抗剂具有良好的降压作用,还有其独特的减少肾小球高滤过、减轻蛋白尿的作用,主要通过扩张出球小动脉实现,同时也有抗氧化、减轻肾小球基底膜损害、减少系膜基质沉积等作用。③严格控制血糖,使糖尿病患者 FPG 控制在 5.0～7.2 mmol/L(睡前 6.1～8.3 mmol/L),GHbA1<7.0%,可延缓慢性肾脏病进展。④控制蛋白尿,尽可能将蛋白尿控制在低于 0.5 g/24 h,可改善疾病长期预后,包括延缓病程进展和提高生存率。⑤积极纠正贫血以及应用他汀类药物等,对肾功能有一定的保护作用。

(2)中医诊断:水肿(脾阳虚衰)。水肿病位在肺、脾、肾,关键在肾。基本病理变化为肺失通调,脾失转输,肾失开阖,三焦气化不利。水肿又分为阳水和阴水。本患者为阴水中的脾阳虚衰证,治法为健脾温阳利水,代表方为实脾饮。本方由附子、干姜、白术、茯苓、木瓜、厚朴、木香、槟榔、草蔻仁、生姜、大枣、炙甘草组成。若气虚甚,症见气短声弱,加人参、黄芪;若小便短少,加桂枝、泽泻。

5.针对本患者的健康管理计划

(1)低盐饮食,建议盐的摄入量低于 5 g/d。少食用高盐的酱菜类食物(如榨菜、咸菜等)以及高盐的调料(如食盐、蚝油等)。血压应控制在 130/80 mmHg 以下。

(2)控制血糖,使 GHbA1<7.0%。注意少食用含糖量高的饮料和水果(如奶茶、瓶装饮料、榴莲等)。

(3)控制蛋白质的摄入,推荐摄入量为 0.8 g/(kg·d),保证基本生理需求。

(4)限制钾、磷的摄入。避免或减少食用含钾高的食物和水果(如山药、马铃薯、香蕉等),避免或减少食用动物内脏、坚果类、干菜等含磷高的食物。

(5)戒烟限酒,适度锻炼(每周至少 5 次,每次 30 分钟),将体重指数控制在18.5～24.0 kg/m²。

(江英豪)

# 案例八　胃不舒服的袁大娘

**案例涉及章节:**第五章"以预防为导向的卫生服务"。

**案例教学内容:**慢性萎缩性胃炎的健康管理。

**适用的教学对象:**中医学、中西医结合医学专业本科生。

**案例适用范围:**课上讨论。

**教学背景知识:**慢性萎缩性胃炎的中西医认识与诊疗、健康管理方案。

**案例正文:**

袁大娘今年 73 岁。最近 2 个月,她总是被胃胀所困扰。一开始,她并不重视,以为只是饮食不规律造成的,但最近每次吃饭后胃部胀满便加重,甚至不想吃饭,胃中还有热辣辣的感觉,饿了也胃胀,甚至开始隐隐作痛。袁大娘回想起自己平时还有胸闷气短、心慌乏力、头晕、口干口苦等老毛病,便坐不住了,心想"还是去看看吧,检查检查",于是来到了市里著名的三甲医院,找到了杨医生。

杨医生详细询问了袁大娘的病情:从开始出现胃部胀满到现在,症状时断时续,一般进食或者饥饿的时候加重,没有反酸、恶心、呕吐的情况,以前从未有过这样的情况发生,也没有什么其他的疾病,有头孢类抗生素过敏史。杨医生为了弄清病情,让袁大娘做了一些常规的检查。心脏和腹部彩超、血常规、血生化、心电图、女性肿瘤标志物等都没有发现问题;胃镜示食管炎,慢性萎缩性胃炎伴糜烂;$^{13}$C呼气试验 Hp 检验报告示 Hp(+)。查体:体温 36.2 ℃,脉搏 88 次/分,呼吸 18 次/分,血压 151/75 mmHg。神志清楚,呼吸平稳,口唇无发绀,咽部稍红,扁桃体无肿大。浅表淋巴结无肿大,两肺呼吸音清,心脏各瓣膜区未闻及杂音。腹平软,肝脾未触及,四肢关节无畸形,下肢无水肿。食欲缺乏,二便调,舌黯,苔黄厚,舌下脉络可,脉弦细。

**相关问题:**

1.胃炎的病因。

2.胃炎的诊断。

3.本患者的诊断与治疗方案。

4.针对 Hp 感染患者的健康管理计划。

**参考答案:**

1.**胃炎的病因**

急性胃炎的病因主要是应激,如严重创伤、手术、多器官功能衰竭等,药物原因主要为非甾体抗炎药。慢性胃炎的病因主要是 Hp 感染、十二指肠-胃反流、自身免疫等。Hp 感染是慢性胃炎最常见的病因。

2.胃炎的诊断

胃炎的确诊主要依赖于内镜与病理检查,尤以后者的价值更大。对慢性胃炎的诊断应尽可能地明确病因,特殊类型胃炎的内镜诊断必须结合病因和病理。

(1)临床表现:慢性胃炎是胃黏膜的慢性炎性反应,多数慢性胃炎患者可无明显临床症状,有症状者主要表现为非特异性消化不良,如上腹部不适、饱胀、疼痛、食欲缺乏、嗳气、反酸等,部分患者还可有健忘、焦虑、抑郁等精神心理症状。消化不良症状的有无及其严重程度与慢性胃炎的组织学所见和内镜分级无明显相关性。

(2)内镜及病理检查:内镜诊断包括以下三个方面。①非萎缩性胃炎:内镜下可见黏膜红斑、黏膜出血点或斑块,黏膜粗糙,伴或不伴水肿、充血、渗出等基本表现。②萎缩性胃炎:内镜下可见黏膜红白相间,以白相为主,皱襞变平甚至消失,部分黏膜血管显露,可伴有黏膜颗粒状或结节状等表现。③如伴有胆汁反流、糜烂、黏膜内出血等,描述为萎缩性胃炎或非萎缩性胃炎伴胆汁反流、糜烂、黏膜内出血等。

病理诊断:根据需要可取两块或以上活检组织,内镜医师应向病理科提供取材的部位、内镜检查结果和简要病史。病理医师应报告每一块活检标本的组织学变化,对幽门螺杆菌感染、慢性炎性反应、活动性、萎缩、肠上皮化生和异型增生(上皮内瘤变)应予以分级。慢性胃炎活检显示有固有腺体的萎缩(包括化生性萎缩和非化生性萎缩),即可诊断为萎缩性胃炎,不必考虑活检标本的萎缩块数与程度。临床医师可结合病理结果和内镜所见,作出病变范围与程度的判断。

(3)实验室检查:①幽门螺杆菌是引起慢性胃炎的最重要的原因,建议常规检测。②维生素 B、自身抗体等在诊断萎缩性胃炎时建议检测。③血清胃泌素-17、胃蛋白酶Ⅰ和胃蛋白酶Ⅱ可能有助于判断有无胃黏膜萎缩和萎缩部位。

3.本患者的诊断与治疗方案

(1)西医诊断:慢性萎缩性胃炎。对于慢性萎缩性胃炎患者,应该给予短期或长期间歇治疗,包括对因治疗和对症治疗。①对因治疗:对 Hp 相关胃炎,需要运用抗生素如克拉霉素、阿莫西林、甲硝唑、四环素等联合 PPI 才能发挥作用。目前倡导的联合方案为含有铋剂的四联方案,即 1 种 PPI＋2 种抗生素＋

1 种铋剂,铋剂包括枸橼酸铋钾、果胶铋等,疗程为 10～14 天。②对症治疗:可用药物适度抑制或中和胃酸,用促动力剂或消化酶制剂缓解动力不足或消化酶不足引起的腹胀等症状,黏膜保护剂有助于缓解腹痛与反酸等症状。

(2)中医诊断:痞满(湿热困脾)。中医可以从内治和外治两方面进行治疗。外治可通过穴位贴敷、耳穴压豆或者针灸进行治疗,如可在耳穴胃、脾、肝、肾上腺等进行耳穴压豆。内治可通过中医辨证,口服中药进行发病前调理或者发病时治疗。中药治疗方面通常选用清热除湿、开胃健脾的药物,常用的中药包括炙厚朴、木香、砂仁、枳壳、陈皮、茯苓、黄连、藿香等,配伍使用能有效缓解胃胀、纳呆等症状。

4.针对 Hp 感染患者的健康管理计划

(1)Hp 的传播可通过手、不洁食物、不洁餐具、水源等途径,"经口"是最主要的传播方式和途径。幽门螺杆菌感染一般呈现家庭聚集性,凡是家庭中有一人感染幽门螺杆菌,在共同吃饭时会因为共用碗筷而导致交叉感染。为能彻底根除或避免再次感染,家庭其他成员需共同治疗。提倡家庭内使用分餐制和公筷制,餐具必须彻底消毒,防止接触感染。有些家长习惯把食物咀嚼碎之后再喂婴儿,这种坏习惯可使孩子感染幽门螺杆菌,必须坚决拒绝。同时,要注意饮食卫生,养成饭前便后洗手的好习惯。即使幽门螺杆菌感染彻底治愈后也不能松懈,若没有注意,仍然有复发的可能性。

(2)保持良好的心理状态,保证充足的睡眠。

(3)饮食方面:食物应多样化,按时定量,避免偏食,注意补充多种营养,饮食中应注意细嚼慢咽,进食易于消化的食物;不吃霉变食物;少吃熏制、腌制、富含硝酸盐和亚硝酸盐的食物,多吃新鲜食品;避免烟酒的摄入,忌浓茶、咖啡等刺激性饮料;慎用、忌用刺激胃黏膜类药物。

(4)定期行胃镜监测,酌情病理随访,按时复诊。

(李惠)

# 第三节　PBL案例

## 案例一　被头痛折磨的赵先生

**案例涉及章节**：第二章"以人为中心的健康照顾"。

**案例教学内容**：以人为中心的照顾原则。

**适用的教学对象**：中医学、中西医结合医学专业本科生。

**案例适用范围**：课上讨论。

**教学背景知识**：全科医学的诊疗思维，如何全面地了解患者。

**案例正文**：

### 一、案例摘要

赵先生，52岁，发作性头部颞侧胀痛，进行性加重，偶有头晕。患者长期失眠、乏力、烦躁，饮食正常，二便调，口干，舌红少苔，脉弦细。医生考虑为血管神经性头痛，使用盐酸氟桂利嗪胶囊和正天丸治疗效果不明显。患者有工作矛盾、家庭矛盾，平时吸烟、酗酒。经全科医生综合治疗后，患者病情缓解。

关键环节：运用全科医学的理念和方法，注重整体观以及患者工作、生活、心理对疾病的影响，掌握如何了解患者、理解患者。

学习目的：掌握如何了解患者、理解患者，了解患者工作、生活、心理对疾病的影响，能够学会运用生物-心理-社会医学模式来分析临床问题，学会对患者进行人文关怀，能够指导疾病的治疗和健康的维护。

### 二、关键词

头痛、了解患者、健康教育。

## 三、学习目标

知识目标：了解全科医生应诊的任务，掌握了解患者、理解患者的方法和内容，能够在临床过程中提供以人为中心的服务。

能力目标：学会对患者进行人文关怀，能够从生物、心理、社会等多维度来分析临床问题，注重"背景"对疾病及其预后的影响。

情感目标：塑造医学人文精神，树立大医精诚、医者仁心的职业信仰。

## 四、时间安排

该案例讨论的时间安排如表 5-5 所示。

表 5-5　案例讨论时间安排

| 序列 | 主题 | 活动形式 | 时间 |
|---|---|---|---|
| 第一次<br>（2 学时） | 导学 | — | 10 分钟 |
| | 第一幕案例呈现 | 头脑激荡、讨论 | 20 分钟 |
| | 小组归纳 | — | 10 分钟 |
| | 第二幕案例呈现 | 头脑激荡、讨论 | 45 分钟 |
| | 小组归纳 | — | 10 分钟 |
| | 评价 | 学生自评、他评 | 5 分钟 |
| 第二次<br>（2 学时） | 汇总查询资料 | 头脑激荡、讨论 | 15 分钟 |
| | 深度讨论、反思 | 头脑激荡、讨论 | 10 分钟 |
| | 小组归纳 | — | 5 分钟 |
| | 组间交流 | — | 50 分钟 |
| | 评价 | 学生自评、他评 | 10 分钟 |
| | 反馈 | 教师评价并反馈 | 10 分钟 |

## 五、指导教师（Tutor）须知

1.本案例的学习内容

掌握如何了解患者、理解患者，了解患者工作、生活、心理对疾病的影响，能够学会运用生物-心理-社会医学模式来分析临床问题。

2.说明本案例学习的评价重点,告知学生评价标准

(1)第一幕案例呈现后,学生应能根据案例提供的信息,找到患者头痛的特点及影响因素,能够分析影响因素与头痛、头痛与全身症状的相互关系;病史采集逻辑性强。

(2)第二幕案例呈现后,学生能够从家庭和社会背景考虑家庭关系及社会关系对本病的影响,能用思维导图(或流程图)的形式分析病因病机,提出健康教育方案。

(3)案例讨论后能形成总结报告,对如何了解患者、了解患者哪些内容有完整的认识。

3.教师辅导要点

(1)说明案例情况。

(2)介绍可参考书籍。

(3)倾听学生讨论,引导学生针对问题查阅资料。

## 六、学习评价

1.自我评价

学生作自评报告,总结学习体会、收获、不足。

2.组内互评

每位同学选出三位对本组学习结果贡献最大的同学。

3.教师评价

教师对学生的发言水平、学习态度、团队精神、学习报告进行评价。

## 七、教室、教材、教具

本案例讨论需使用 PBL 教室,配备多媒体和白板,教材选用姜建国主编的《中医全科医学概论》(中国中医药出版社 2016 年版)。

## 八、参考资料

于晓松、路孝琴主编的《全科医学概论》(人民卫生出版社 2018 年版),张伯礼、吴勉华主编的《中医内科学》(中国中医药出版社 2017 年版),葛均波、徐永健、王辰主编的《内科学》(人民卫生出版社 2018 年版)。

## 九、案例讨论

导学
学习目标及学习方法(5 分钟)
——————————————————————————————

提示:
1.Tutor 先做自我介绍。
2.简介 PBL(如果学生是第一次进行 PBL 学习,需做较详细介绍)。
3.说明本案例的学习目标和要求、学习方法、评价方式。

分组(5 分钟)
——————————————————————————————

提示:
1.参与本案例学习的学生随机分组,10 人为一组,注意男女比例。
2.小组成员自我介绍,推荐小组长和记录员,强调小组长和记录员的职责。
3.要求小组成员协商和约定本小组的学习行为规则。

第一幕
——————————————————————————————

某医院,中医诊室。

一天下午,周医生刚上班,一对中年夫妇走进了诊室。那位女士先开口问:"大夫,你这里看头痛吗?"周医生说:"可以,哪位是患者呢?"那位女士拉了拉她身边的那位男士,回答:"是他,我家先生。"那位女士顺手把病历交给了医生。周医生说:"赵先生,您今年 52 岁了?看上去可年轻多了。"赵先生不好意思地笑了笑。周医生说："您过来坐下吧,哪里不舒服啊?"赵先生说："大夫,我就是经常头痛,一阵一阵的,时好时坏,有时候还觉得头晕。"周医生问："哪个部位痛啊?怎么个痛法?是针扎样的痛还是胀痛?"赵先生说："我头痛的时候,就感觉头的两边儿痛得厉害,还发胀,有的时候能感觉到血管一跳一跳的。"周医生说："你能和我说说,你的头痛是从什么时候开始的吗?在这个过程中,你的症状有什么变化吗?"赵先生说："我这头痛有半年多了,刚开始偶尔晕,也不太厉害,我认为是累着了,休息一下就好了,1个月顶多发作一两回,我也没有当回事儿。可最近我感觉头痛的次数多了,每次头痛时间更长了,痛得也更厉害了,有时候头痛的时候我都感到恶心。"周医生问："你想想头痛有什么诱因吗?"赵先生说："有时候累了或是发脾气后出现头痛,有时没有明显诱因也会出现头痛。"

周医生说："你看过医生或是做过什么检查吗?""查过了,血压150/95 mmHg,大夫说他是高血压,让他吃了降压药,但是头痛没有缓解,后来又担心脑袋里长了什么东西,做了好多检查。"赵先生的太太赶忙说,并把过去的检查结果拿给周医生看。赵先生神经系统查体未发现异常,颅脑 CT 检查结果正常,除血脂异常、肝酶略高、中度脂肪肝外,其余检查均正常。赵先生的太太说："都是喝酒喝出来的,他一见到酒就没命地喝,一顿能喝一斤白酒。原本今年能抱上孙子,但是前段时间儿媳妇流产了,他也不高兴,喝酒就更多了。"赵先生一脸不高兴,让赵太太别唠叨了。赵先生说："前段时间,我到医院做了系统的检查,大夫说我是血管神经性头痛,给我开了盐酸氟桂利嗪胶囊和正天丸,我吃了一段时间,效果不太明显。"赵先生的太太说："大夫说了,吃药期间不能喝酒,他也不听。"周医生问："你抽烟吗?每天能抽多少?"赵先生回答："每天一包吧。""可不止呢,他一天至少得抽两包。"赵太太抢着说。赵先生说："你知道还是我知道,你什么都知道,要我来干什么,本来我就不想来,那你在这,我走了,在家唠叨还不够,出来还丢人现眼。"在周医生的建议下,赵太太到诊室门外等着,他继续给赵先生诊治。

周医生问："你的睡眠怎么样?"赵先生说："可不怎么好,我睡得晚,夜里总醒,做梦也多,每天早晨起来都感到很累。我吃过一段时间安眠药,怕常吃对身体不好,就不吃了。"周医生问："睡眠不好多久了?"赵先生说："可有七八年了,老毛病了,有时候累极了也能睡个好觉,但这样的情况很少。"

周医生问："平时食欲好吗?"赵先生回答："还不错,平时应酬多,血脂也高,油腻的东西不敢多吃。"周医生问:"大小便怎么样?"赵先生回答:"都挺好的。"周医生问:"你的身体还有什么不舒服的吗?"赵先生说:"自从出现头痛,身体觉得不如以前有劲了,总是感到很疲劳,心里也很烦,总想发脾气。"

关键点:头痛、影响因素、全身症状。

讨论要点:

1.头痛的特点有哪些?

2.头痛与哪些因素有关?

3.头痛、失眠、疲劳、烦躁之间的相互关系。

4.血管神经性头痛的中医认识。

5.还需要了解患者哪些内容?

第二幕

————————————————————————————

周医生问:"你是做什么工作的?"赵先生回答:"我在一家企业做销售工作。"周医生说:"现在全球经济都在下滑,你的工作可不好干啊!"赵先生说:"大夫,你说得太对了,我这工作压力太大了。我哪里有休息时间,客户有需要,我们就得陪着,到处求爷爷告奶奶的。单位给我们定的销售任务越来越高,完不成就扣钱。俺家里那口子还整天埋怨我喝酒,喝酒也是工作啊! 俺家里那口子早就下岗了,我不挣钱谁养家,日子怎么过呢!"周医生说:"真是不容易啊,自己拼命工作,家人却不理解。"赵先生说:"大夫,听说您开的中药很管用,我这个病中药能治吗?"周医生说:"中医讲究辨证论治,治疗的效果很好的。"周医生给赵先生察舌诊脉,见舌红少苔,脉弦有力。赵先生补充说:"我平时总觉得口干,喝水比较多。"

周医生对其进行心理疏导,并详细解释了其头痛的病因和发病机制,对其进行了健康教育。赵先生表示能够理解,双方共同制订了健康维护计划。医生给予中药处方治疗,要求患者定期复诊。一个月后,患者头痛、失眠等症状明显减轻。

关键点:家庭关系、社会背景、病因病机、健康教育、中医辨证论治。

讨论要点:

1.夫妻关系不好、家庭不和睦的原因。

2.讨论家庭关系、社会关系与本病的相互作用。

3.讨论本病的病因、病机。

4.在生物-心理-社会医学模式下,讨论本病的健康教育内容。

（王晓妍）

# 案例二　胃里火辣辣

**案例涉及章节:**第二章"以人为中心的健康照顾"。

**案例教学内容:**以人为中心的服务策略。

**适用的教学对象:**中医学、中西医结合医学专业本科生。

**案例适用范围:**课上讨论。

**教学背景知识:**全科医生应诊的任务以及以人为中心的服务策略。

**案例正文:**

## 一、案例摘要

梁先生反复出现上腹部烧灼感,进食后加重,偶有上腹痛;平素吸烟,饮酒,喝咖啡;有发作性头痛和下背痛的病史,大便潜血试验阳性。父亲死于大肠癌,姐姐患克罗恩病。患者紧张、焦虑,两胁不舒,口干喜饮,口苦,舌红苔黄,脉弦滑。

关键环节:在临床过程中运用以人为中心的服务策略,注重整体观以及患者工作、生活、心理对疾病的影响。

学习目的:掌握全科医生应诊的任务以及以人为中心的服务策略,了解如何了解患者、理解患者,能够在临床诊疗过程中提供以人为中心的服务,不仅解决患者目前的健康问题,还要提供预防性的服务。

## 二、关键词

胃灼热、便血、焦虑、家族史。

## 三、学习目标

知识目标：了解如何了解患者、理解患者，掌握全科医生应诊的任务以及以人为中心的服务策略。

能力目标：能够在临床诊疗过程中提供以人为中心的服务，不仅解决患者目前的健康问题，还要提供预防性的服务。

情感目标：强化对生命的尊重，塑造医学人文精神，树立大医精诚的职业信仰。

## 四、时间安排

该案例讨论的时间安排如表 5-6 所示。

表 5-6　案例讨论时间安排

| 序列 | 主题 | 活动形式 | 时间 |
|---|---|---|---|
| 第一次<br>（3 学时） | 导学 | — | 10 分钟 |
| | 第一幕案例呈现 | 头脑激荡、讨论 | 20 分钟 |
| | 小组归纳 | — | 10 分钟 |
| | 第二幕案例呈现 | 头脑激荡、讨论 | 40 分钟 |
| | 小组归纳 | — | 10 分钟 |
| | 第三幕案例呈现 | 头脑激荡、讨论 | 40 分钟 |
| | 小组归纳 | — | 10 分钟 |
| | 评价 | 学生自评、他评 | 10 分钟 |
| 第二次<br>（2 学时） | 汇总查询资料 | 头脑激荡、讨论 | 15 分钟 |
| | 深度讨论 | 头脑激荡、讨论 | 5 分钟 |
| | 组间交流 | — | 50 分钟 |
| | 讨论、反思 | — | 10 分钟 |
| | 评价 | 学生自评、他评 | 10 分钟 |
| | 反馈 | 教师评价并反馈 | 10 分钟 |

## 五、Tutor 须知

1.本案例的学习内容

掌握全科医生应诊的任务以及以患者为中心的服务策略,熟悉如何了解患者、理解患者,能够在临床过程中提供以人为中心的服务,不仅解决目前的健康问题,还要提供预防性的服务。

2.说明本案例学习的评价重点,告知学生评价标准

(1)第一幕案例呈现后,学生应能根据案例提供的信息,完善病史采集;知道根据诊断计划需要进一步做哪些检查,学会与患者沟通并解释病情。

(2)第二幕呈现后,学生能够根据家族史、既往史对疾病的影响,提出进一步的检查方案。

(3)第三幕呈现后,学生能够了解中医对溃疡病的认识,并辨证论治,提出日常生活调护方案。

(4)案例讨论后能形成总结报告,用于组间交流。

3.教师辅导要点

(1)说明案例情况。

(2)介绍可参考书籍。

(3)倾听学生讨论,引导学生针对问题查阅资料。

## 六、学习评价

1.自我评价

学生作自评报告,总结学习体会、收获、不足。

2.组内互评

每位同学选出三位对本组学习结果贡献最大的同学。

3.教师评价

教师对学生的发言水平、学习态度、团队精神、学习报告进行评价。

## 七、教室、教材、教具

本案例讨论需使用 PBL 教室,配备多媒体和白板,教材选用姜建国主编的《中医全科医学概论》(中国中医药出版社 2016 年版)。

## 八、参考资料

于晓松、路孝琴主编的《全科医学概论》(人民卫生出版社 2018 年版),张伯礼、吴勉华主编的《中医内科学》(中国中医药出版社 2017 年版),葛均波、徐永健、王辰主编的《内科学》(人民卫生出版社 2018 年版)。

## 九、案例讨论

导学
学习目标及学习方法(5 分钟)
————————————————————————————

提示:
1.Tutor 先做自我介绍。
2.简介 PBL(如果学生是第一次进行 PBL 学习,需做较详细介绍)。
3.说明本案例的学习目标和要求、学习方法、评价方式。

分组(5 分钟)
————————————————————————————

提示:
1.参与本案例学习的学生随机分组,10 人为一组,注意男女比例。
2.小组成员自我介绍,推荐小组长和记录员,强调小组长和记录员的职责。
3.要求小组成员协商和约定本小组的学习行为规则。

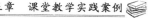

第一幕

————————————————————————————

梁某,男,45岁,是名律师,和朋友一起经营一家律师事务所。在过去6周,梁先生反复出现上腹部烧灼感,进食后加重,特别是进食辛辣、酸性食物后疼痛明显,服抗酸药和牛奶可以减轻。无恶心、呕吐、便秘、腹泻,偶有与胃灼热不同的上腹痛。类似情况过去也曾发生过几次,特别是在3年前离婚时明显。患者10余岁时有肝炎和胫骨骨折史。梁先生离婚后独自与两只狗一起生活。每日吸烟1盒,应酬多,酒量大,每天喝3~5杯咖啡,从不用镇静药。梁先生最近一个月体重下降近5 kg,对自己的病情十分担心,希望医生能告知他病情是否很严重。

关键点:采集病史、解释病情。

讨论要点:

1.还需了解哪些既往病史及其原因。

2.为进一步了解患者当前生活中存在的重要问题,还需要提问什么问题。

3.如果可能的话,患者还应该做哪些辅助检查。

4.此时如何向患者解释病情。

第二幕

————————————————————————————

医生给梁先生做了详细的全身体检。查体:血压138/90 mmHg,脉搏70次/分,呼吸18次/分。身高180 cm,体重84 kg。患者紧张、焦虑。胸部叩诊呈清音,窦性心律,无杂音。上腹部轻压痛,无包块,存在肠鸣音。医生询问家族病史,得知梁先生父亲66岁死于大肠癌;母亲78岁,做过白内障手术;姐姐47岁,患克罗恩病。梁先生有长期反复发作性头痛和下背痛的病史。两个月前,梁先生在医院查体发现大便潜血试验阳性。医生建议梁先生做进一步检查,在进一步检查结果出来之前,对梁先生的饮食、生活方式和用药提出建议。

关键点:家族史、既往史、大便潜血阳性、进一步检查方案。

讨论要点:

1.请说明这个疾病对梁先生可能意味着什么,目前他最担心的是什么。

2.大便潜血阳性意味着什么。

3.饮酒、吸烟对当前的疾病可能有什么影响。

4.既往史对本病有什么提示意义。

5.提出进一步检查方案。

第三幕

————————————————————————————————————————

梁先生做了一系列检查。检查结果:血生化除血脂异常外,其余指标正常。肿瘤标志物正常。腹部 B 超检查结果正常。胃镜检查提示胃溃疡,肠镜检查正常。医生建议梁先生在西药治疗的基础上同时结合中药治疗。梁先生食欲不佳,两侧胁肋部不舒,口干喜饮,口苦,小便正常,大便偏干,每日一次。舌红苔黄,脉弦滑。医生给予中药处方,并嘱咐梁先生在饮食、生活方式和用药方面的注意事项。

关键点:胃溃疡、中医辨证论治、生活调护。

讨论要点:

1.胃溃疡的中医认识。

2.本病的中医辨证论治及其分析。

3.梁先生在饮食、生活方式和用药方面的注意事项。

（王晓妍）

# 案例三　流不完的汗水

**案例涉及章节**:第五章"以预防为导向的卫生服务"。

**案例教学内容**:常见慢性病的中医药防治。

**适用的教学对象**:中医学、中西医结合医学专业本科生。

**案例适用范围**:课上讨论。

**教学背景知识**:中医治未病理论、预防保健与健康教育。

**案例正文**:

## 一、案例摘要

45 岁的林女士阵发性潮热、汗出 1 年余。伴有头晕,乏力,烦躁易怒,五心烦热,失眠,食欲缺乏。夫妻关系不和。辅助检查排除风湿热、甲状腺功能亢进症、肺结核、糖尿病等引起出汗增多的疾病,初步诊断为更年期综合征,中医诊断为汗证(阴虚火旺)。

关键环节:运用全科医学的理念和方法,注重整体观以及患者个人、家庭背景对疾病的影响。

学习目的:掌握更年期综合征的临床诊断与鉴别诊断,能够学会运用生物-心理-社会医学模式来分析临床问题,指导疾病的防治和健康的维护。

## 二、关键词

潮热汗出、鉴别诊断、中医辨证论治、健康教育。

## 三、学习目标

知识目标:了解潮热汗出可以见于哪些疾病,掌握不同疾病之间的鉴别要点以及防治疾病和维护健康的方案。

能力目标:能够从生物、心理、社会等多维度来分析临床常见问题,注重"背景"对疾病及其预后的影响。

情感目标:树立大医精诚、医者仁心的职业信仰,强化职业认同感,树立实事求是的科学精神。

## 四、时间安排

该案例讨论的时间安排如表 5-7 所示。

表 5-7　案例讨论时间安排

| 序列 | 主题 | 活动形式 | 时间 |
|---|---|---|---|
| 第一次<br>（3 学时） | 导学 | — | 10 分钟 |
| | 第一幕案例呈现 | 头脑激荡、讨论 | 20 分钟 |
| | 小组归纳 | — | 10 分钟 |
| | 第二幕案例呈现 | 头脑激荡、讨论 | 40 分钟 |
| | 小组归纳 | — | 10 分钟 |
| | 第三幕案例呈现 | 头脑激荡、讨论 | 40 分钟 |
| | 小组归纳 | — | 10 分钟 |
| | 评价 | 学生自评、他评 | 10 分钟 |
| 第二次<br>（2 学时） | 汇总查询资料 | 头脑激荡、讨论 | 15 分钟 |
| | 深度讨论 | 头脑激荡、讨论 | 5 分钟 |
| | 组间交流 | — | 50 分钟 |
| | 讨论、反思 | — | 10 分钟 |
| | 评价 | 学生自评、他评 | 10 分钟 |
| | 反馈 | 教师评价并反馈 | 10 分钟 |

## 五、Tutor 须知

1.本案例的学习内容

掌握更年期综合征的临床诊断与鉴别诊断,能够学会运用生物-心理-社会医学模式来分析临床问题,指导疾病的治疗和健康的维护。

2.说明本案例学习的评价重点,告知学生评价标准

(1)第一幕案例呈现后,学生应能根据案例提供的信息,讨论潮热汗出可见于哪些疾病,鉴别点有哪些,需要进一步了解哪些内容及做什么检查。从中医角度分析潮热汗出的病因病机。

(2)第二幕呈现后,学生能够分析辅助检查对于疾病鉴别诊断的意义,形成诊断,讨论子宫切除与汗出、更年期的关系。

(3)第三幕呈现后,学生能够讨论生活方式、家庭关系对本病的影响,分析中药处方,讨论健康教育要点。

（4）案例讨论后能形成总结报告，学会本病的鉴别诊断，掌握更年期汗出的诊疗及健康教育要点。

3.教师辅导要点

（1）说明案例情况。

（2）介绍可参考书籍。

（3）倾听学生讨论，引导学生针对问题查阅资料。

## 六、学习评价

1.自我评价

学生作自评报告，总结学习体会、收获、不足。

2.组内互评

每位同学选出三位对本组学习结果贡献最大的同学。

3.教师评价

教师对学生的发言水平、学习态度、团队精神、学习报告进行评价。

## 七、教室、教材、教具

本案例讨论需使用 PBL 教室，配备多媒体和白板，教材选用姜建国主编的《中医全科医学概论》（中国中医药出版社 2016 年版）。

## 八、参考资料

于晓松、路孝琴主编的《全科医学概论》（人民卫生出版社 2018 年版），张伯礼、吴勉华主编的《中医内科学》（中国中医药出版社 2017 年版），葛均波、徐永健、王辰主编的《内科学》（人民卫生出版社 2018 年版）。

## 九、案例讨论

导学

学习目标及学习方法（5 分钟）

————————————————————————————

提示：

1.Tutor 先做自我介绍。

2.简介 PBL（如果学生是第一次进行 PBL 学习,需做较详细介绍）。

3.说明本案例的学习目标和要求、学习方法、评价方式。

分组（5 分钟）

————————————————————————————

提示：

1.参与本案例学习的学生随机分组,10 人为一组,注意男女比例。

2.小组成员自我介绍,推荐小组长和记录员,强调小组长和记录员的职责。

3.要求小组成员协商和约定本小组的学习行为规则。

第一幕

————————————————————————————

林女士,45 岁,机关工作人员。最近一年多,她总是比别人怕热,浑身突然一阵发热,然后大汗淋漓,即使是大冬天也总是要带着手帕随时擦汗,晚上睡着后也会浑身出汗,然后浑身发冷而被冻醒。前些天零下十几度,李女士在家睡觉时觉得热,非要开窗户通风,结果丈夫被冻感冒了,气得丈夫和她分房睡。

为了治疗出汗的毛病,林女士看广告吃了很多保健品,都不管用。朋友又推荐她吃谷维素,林女士吃了半个月,出汗有点好转,但是出现了脱发,林女士认为不良反应太大,就停了药。林女士之前也找过中医看病,吃过一段时间中药,效果也不明显。

关键点:潮热汗出、病因病机、鉴别诊断。

讨论要点:

1.本患者可能的中医诊断和西医诊断。

2.从中医角度分析潮热汗出的病因病机。

3.确诊本案例的疾病需要哪些辅助检查？

4.谷维素的作用与不良反应。

第二幕

————————————————————————————

　　林女士在朋友的推荐下,找到了张医生。林女士跟张医生讲了她这一年多出汗的情况。张医生问:"你这段时间做过什么检查没有?"林女士说:"前不久单位刚组织了查体,没有什么异常,我之前找医生看过出汗这个毛病,医生建议我做了些检查,结果我也带来了。"检查结果显示:血沉 5 mm/h,抗链球菌溶血素"O" 150 IU/mL,类风湿因子 28.26 IU/mL;甲状腺功能:游离三碘甲状腺原氨酸(FT₃) 4.83 pmol/L,FT₄ 18 pmol/L,TSH 3.7 mIU/L;三酰甘油(TG)2.16 μg/L,空腹血糖 5.6 mmol/L,结核抗体(一);胸部 X 线检查正常。张医生问林女士月经是否正常,林女士不好意思地回答,三年前她查出子宫腺肌病,做手术把子宫切除了。张医生询问林女士除了出汗之外,还有什么不舒服。林女士说她最近胃口不好,瘦了好多;原本脾气很好的她最近总是感觉很烦,总想发火,因为家里的琐事和丈夫闹矛盾;晚上休息不好,开始躺下睡觉的时候觉得热,睡着了就出汗,两条腿出汗格外多,能湿透床单,半夜里又会被冻醒,醒来就又睡不着了;晚上休息不好,白天没有精神,头晕,身上也没有力气。林女士担心自己子宫切除后会提早进入更年期。

　　关键点:辅助检查、子宫切除、半身汗出、更年期。

　　讨论要点:

　　1.以上检查对于疾病的诊断有什么提示意义?

　　2.子宫切除与潮热汗出的关系。

　　3.中医对半身汗出的认识。

第三幕

————————————————————————————

　　张医生详细询问了林女士平时的生活情况:孩子在外地上大学,平时家里就她和丈夫两人。林女士说她朋友很少,除了工作和照顾家庭,她也没有什么爱好。林女士身体偏瘦,口干、便干,舌红少苔,脉细弱。

　　张医生给予中药处方:生地黄 15 g,熟地黄 15 g,当归 9 g,黄柏 9 g,黄芪12 g,牡蛎30 g,浮小麦 30 g,白薇 12 g,麦冬 12 g,五味子 9 g,酸枣仁 30 g。14 剂,水煎服,每日一剂,早晚温服,并嘱咐林女士生活中的注意事项。半月后,林女士复诊,症状明显减轻,气色也好了很多。

关键点：社会活动缺乏、中医辨证、健康教育。

讨论要点：

1.个人生活方式、家庭关系与本病的相互作用。

2.确定中医诊断，分析中药处方。

3.基于生物-心理-社会医学模式，讨论本病的预防和治疗。

4.讨论本病的健康教育内容。

（王晓妍）

# 案例四　没有食欲的张女士

**案例涉及章节**：第五章"以预防为导向的卫生服务"。

**案例教学内容**：社区常见慢性疾病的中医药防治。

**适用的教学对象**：中医学、中西医结合医学专业本科生。

**案例适用范围**：课上讨论。

**教学背景知识**：社区常见慢性疾病的中西医诊疗。

**案例正文**：

## 一、案例摘要

张女士，胃脘部痞满不适反复发作 10 余年，加重 1 个月。张女士上腹胃脘部饱胀，偶尔会隐隐作痛，嗳气，反酸，浑身没有力气，没有食欲，也吃不多，大便 2～3 天一次，难解。消化内镜检查示：非萎缩性胃炎。取胃液检查示：幽门螺杆菌（＋）。血脂异常、中度脂肪肝、胆囊息肉，其余体检指标正常。舌淡苔白，脉细。患者有心绞痛病史，长期服用阿司匹林。

关键环节：掌握胃脘胀痛的中西医诊断思路，能够指导疾病的治疗和健康的维护。

学习目的：掌握胃脘胀痛的中西医诊断思路，了解胃脘胀痛的常见病因，能够学会运用生物-心理-社会医学模式来分析临床问题，学会对患者进行人文关怀，能够指导疾病的治疗和健康的维护。

## 二、关键词

胃脘胀痛、幽门螺杆菌、辨证论治。

## 三、学习目标

知识目标：了解引发胃脘胀痛的常见疾病的诊断与鉴别诊断，掌握胃脘胀痛的中西医诊断思路。

能力目标：能够给出胃脘胀痛的中西医治疗方案和健康维护方案。

情感目标：树立尊重生命、关爱患者的医学人文精神。

## 四、时间安排

该案例讨论的时间安排如表 5-8 所示。

表 5-8　案例讨论时间安排

| 序列 | 主题 | 活动形式 | 时间 |
|---|---|---|---|
| 第一次<br>（3 学时） | 导学 | — | 10 分钟 |
| | 第一幕案例呈现 | 头脑激荡、讨论 | 20 分钟 |
| | 小组归纳 | — | 10 分钟 |
| | 第二幕案例呈现 | 头脑激荡、讨论 | 40 分钟 |
| | 小组归纳 | — | 10 分钟 |
| | 第三幕案例呈现 | 头脑激荡、讨论 | 40 分钟 |
| | 小组归纳 | — | 10 分钟 |
| | 评价 | 学生自评、他评 | 10 分钟 |

续表

| 序列 | 主题 | 活动形式 | 时间 |
|------|------|----------|------|
| 第二次<br>（2学时） | 汇总查询资料 | 头脑激荡、讨论 | 15分钟 |
| | 深度讨论 | 头脑激荡、讨论 | 5分钟 |
| | 组间交流 | — | 50分钟 |
| | 讨论、反思 | — | 10分钟 |
| | 评价 | 学生自评、他评 | 10分钟 |
| | 反馈 | 教师评价并反馈 | 10分钟 |

## 五、Tutor 须知

1.本案例的学习内容

掌握胃脘胀痛的中西医诊断思路,了解胃脘胀痛的常见病因,能够学会运用生物-心理-社会医学模式来分析临床问题,学会对患者进行人文关怀,能够指导疾病的治疗和健康的维护。

2.说明本案例学习的评价重点,告知学生评价标准

(1)第一幕案例呈现后,学生能根据案例提供的信息,讨论胃脘胀痛的常见病因,多见于哪些疾病,提出进一步检查方案。

(2)第二幕呈现后,学生能够分析查体异常指标对胃脘痛的影响,知道变异性心绞痛与胃痛的鉴别点。

(3)第三幕呈现后,学生能够进行中医辨证论治、处方分析,给出饮食调护方案。

(4)案例讨论后能形成总结报告,组间交流,互通有无。

3.教师辅导要点

(1)说明案例情况。

(2)介绍可参考书籍。

(3)倾听学生讨论,引导学生针对问题查阅资料。

## 六、学习评价

1.自我评价

学生作自评报告,总结学习体会、收获、不足。

2.组内互评

每位同学选出三位对本组学习结果贡献最大的同学。

3.教师评价

教师对学生的发言水平、学习态度、团队精神、学习报告进行评价。

## 七、教室、教材、教具

本案例讨论需使用 PBL 教室,配备多媒体和白板,教材选用姜建国主编的《中医全科医学概论》(中国中医药出版社 2016 年版)。

## 八、参考资料

于晓松、路孝琴主编的《全科医学概论》(人民卫生出版社 2018 年版),张伯礼、吴勉华主编的《中医内科学》(中国中医药出版社 2017 年版),葛均波、徐永健、王辰主编的《内科学》(人民卫生出版社 2018 年版)。

## 九、案例讨论

导学

学习目标及学习方法(5 分钟)

————————————————————————————

提示:

1.Tutor 先做自我介绍。

2.简介 PBL(如果学生是第一次进行 PBL 学习,需做较详细介绍)。

3.说明本案例的学习目标和要求、学习方法、评价方式。

分组(5 分钟)

————————————————————————————————————

提示:

1.参与本案例学习的学生随机分组,10 人为一组,注意男女比例。

2.小组成员自我介绍,推荐小组长和记录员,强调小组长和记录员的职责。

3.要求小组成员协商和约定本小组的学习行为规则。

第一幕

————————————————————————————————————

张某,女,56 岁,于 2021 年 11 月至某医院就诊,自述胃脘部痞满不适反复发作 10 余年,加重 1 个月。上腹胃脘部饱胀,偶尔会隐隐作痛,嗳气,反酸,浑身没有力气,没有食欲,也吃不多,大便 2～3 天一次,大便干燥,排便困难。$^{14}C$ 呼气试验阳性。

关键点:胃脘胀痛、食欲缺乏、进一步检查方案。

讨论要点:

1.胃脘胀痛与哪些因素有关。

2.出现胃脘胀痛症状的常见疾病的诊断与鉴别诊断。

3.确定诊断还需做哪些检查。

4.既往病史及用药史对消化道症状的影响。

5.消化道内镜检查的必要性。

6.幽门螺杆菌对消化道疾病的影响。

第二幕

————————————————————————————————————

医生建议患者完善实验室检查,排除肝胆胰脾肾等病变,做血尿便常规、肝肾功能、腹部 B 超等检查,检测相应的肿瘤标志物。检查结果显示:血脂异常、中度脂肪肝、胆囊息肉,其余指标均处于正常范围内。医生问及既往的病史,患者诉其有心绞痛病史,长期服用阿司匹林。医生进一步完善检查,给患者做心电图、心脏彩超。检查结果显示:心肌无明显缺血,心脏功能良好。消化内镜检查示:非萎缩性胃炎。取胃液检查示:幽门螺杆菌(＋)。

关键点:非萎缩性胃炎、心脏功能检查、阿司匹林、幽门螺杆菌。

讨论要点：

1.患者查体异常指标对胃脘痛的影响。

2.阿司匹林对消化道症状的影响。

3.胆囊息肉对消化道症状的影响。

4.如何减轻阿司匹林对胃肠道的影响。

5.变异性心绞痛与胃痛的鉴别。

6.慢性萎缩性胃炎与慢性非萎缩性胃炎的鉴别。

第三幕

————————————————————————————————————

医生首先给予三联药物抗幽门螺杆菌治疗,同时让患者口服促胃肠动力药多潘立酮,疗程结束后复查幽门螺杆菌,结果为阴性。患者食欲还是不好,想请医生开中药调理。患者形体瘦弱,面色黄,身体倦怠,舌质淡,苔薄白,脉细弱。医生对患者进行四诊合参,处方:党参 15 g,白术 10 g,茯苓 10 g,甘草 6 g,陈皮 10 g,半夏 10 g,木香 9 g,砂仁 6 g(后下),山药 10 g,焦三仙各 15 g,乌贼骨 15 g,煅瓦楞子 15 g。7 剂,水煎服,每日一剂,早晚温服。医生嘱咐患者饮食注意事项,建议其他家庭成员也检测是否有幽门螺杆菌感染。

关键点:抗幽门螺杆菌治疗、中医辨证论治、处方分析、饮食调护。

讨论要点：

1.抗幽门螺杆菌的西医治疗方案。

2.中医如何认识消化不良？

3.中药处方分析。

4.饮食注意事项有哪些？

5.为什么其他家庭成员也要检测幽门螺杆菌？

（王晓妍）

# 第四节　SP 案例

## 案例一　乳痈

**案例涉及章节：**第二章"以人为中心的健康照顾"的第一节"全科医疗的诊疗思维"。

**案例教学内容：**以问题为导向的系统思维。

**适用的教学对象：**中医学、中西医结合医学专业本科生。

**案例适用范围：**课上问诊并讨论。

**教学背景知识：**全科医学的诊疗思维。

**案例正文：**

### 一、案例简介

1.一般情况

患者郭某,26 岁,女性。

体温 38.8 ℃,脉搏 95 次/分,呼吸 21 次/分,血压 110/70 mmHg。

2.现病史

患者产后半月余,现母乳喂养中。2 日前左乳红肿发热伴疼痛加重,左乳内结块,泌乳不畅,推乳师推乳后缓解不佳,后未治疗。现症见：左乳红肿发热伴疼痛,左乳内结块,皮色不变,排乳不畅,乳头红肿伴破损,恶寒发热,胸闷,胁肋胀痛,烦闷叹气,口苦口干,喜饮,乏力,无胸痛,纳少,睡眠一般,小便黄,大便干结,2～3 日一行。舌红苔黄,脉弦数。

3.既往史

患者平素健康状况良好,无肝炎、结核病史。无药物及食物过敏史。无冠心病、糖尿病等病史。

4.个人史

患者出生并长于原籍,近 14 天无新冠病毒感染病例接触史,近 14 天无新冠病毒感染中高风险地区或其他有本地病例持续传播地区旅居史,近 28 天无境外旅居史,生活及工作环境良好。

5.婚姻史

患者已婚,育有一子,丈夫及儿子均体健。

6.月经史

患者14岁月经来潮,既往月经规律,28日一行,5日净。

7.家族史

父亲、母亲及一兄均体健。

8.体格检查

患者为青年女性,营养良好,急性面容,神志清晰。口唇及甲床无发绀,无颈静脉怒张。胸廓对称,无畸形,双肺呼吸音清。心前区无隆起,心尖冲动位于左侧第5肋间锁骨中线稍内侧0.5 cm处。心前区未触及震颤。叩诊心浊音界不大,听诊心率为95次/分,律整。各瓣膜听诊区均未听到杂音及心包摩擦音。腹部柔软,全腹无压痛及肌紧张,肝、脾不大。四肢活动自如,双下肢无水肿。神经系统查体:生理反射存在,病理反射未引出。

专科检查:双乳饱胀;左乳外侧皮肤红,肤热,扪及8 cm×5 cm大小包块,边界不清,质韧,压痛,无波动感,周边腺体组织增厚;左乳头破损,泌乳不畅;左腋下可及一1 cm×1 cm大小淋巴结,质韧,活动度好,无压痛。

实验室检查:①血常规:白细胞总数$11 \times 10^9$/L,中性粒细胞$0.8 \times 10^9$/L,淋巴细胞$0.2 \times 10^9$/L。②B超:左乳肿块区腺体组织增厚,内部回声较正常低,分布欠均匀。

## 二、剧本

医生:你好,我是你的主治大夫。请问你的姓名?

患者:我叫××。

医生:请问你多少岁?

患者:26岁。

医生:现在我想了解一下你的病情,请你告诉我,今天来,你主要想看什么问题?

患者:我刚生完小孩半个月了,左侧乳房出现一个大肿块,又肿又疼,还有点胀,皮肤还发红发热。

医生:你这种情况是从什么时候开始的?

患者:2天前。

医生:乳汁通畅吗?

患者:不通畅。

医生:乳头有破损的地方吗?

患者:有,小孩吃奶时很疼。医生等一下你给看看,乳头都红肿了。

医生:好的,稍后我会给你进行仔细的查体。你乳房哪个位置疼痛? 自己能摸到乳房肿块吗?

患者:就是感觉左边乳头上方很痛,有个肿块,不敢摸。

医生:发烧了吗?

患者:嗯,先是很冷,然后体温就到了38.8 ℃。

医生:你采取过什么治疗方法呢?

患者:请了推乳师,但是感觉她不能有效改善我的症状,疼的地方仍然疼。

医生:这次发病后你做过什么检查?

患者:没有,这不发烧我就马上来医院了,怕耽误给孩子喂奶。

医生:平时情绪怎么样?

患者:最近比较烦躁,还胸闷,胸肋这两边老胀痛。喜欢叹气,感觉叹口气能舒服点。

医生:你的饮食情况怎么样?

患者:我吃饭最近一般,看什么都没食欲。

医生:你的睡眠怎么样?

患者:睡眠一般,有时候疼得睡不着觉,半夜还要起来给孩子喂奶。

医生:你的大小便情况如何?

患者:小便挺黄的,大便比较干,不好解,两三天一次。

医生:你还有什么不舒服的吗? 比如口干口苦吗?

患者:嗯,我总感觉口干口苦,总是特别想喝水。最近精神也一般,发烧之后觉得浑身累得慌。

医生:能理解,确实生病都不舒服,更何况还要喂宝宝。因为这是我们第一次会面,我想了解你过去的健康情况。

患者:好的。

医生:你过去的健康情况总体来说怎么样?

患者:身体一直挺好。

医生:你曾经住过院或做过什么手术吗?

患者:没有。

医生:你对青霉素或其他东西过敏吗?

患者:没有,我打过青霉素,对青霉素不过敏。

医生:你出生在什么地方? 去哪些地方长久居住过?

患者:一直在本地居住。

医生:你有什么特殊嗜好吗? 比如烟酒方面?

患者:没有,不抽烟也不喝酒。

医生:家里人以前有乳腺相关的疾病吗?

患者:没有。

医生:第一次来月经的时候多少岁?

患者:14 岁来的月经。

医生:月经规律吗? 多久一个周期?

患者:挺规律的,都是 28 天,很准时。

医生:月经量呢? 几天结束?

患者:量还行吧,5 天就干净了。

医生:经血是什么颜色呢? 鲜红色,淡红色,还是发暗呢?

患者:颜色很红,鲜红鲜红的。

医生:家里人有什么疾病吗? 例如心脏病、高血压、癌症、肝脏疾病、结核、糖尿病等。

患者:都身体健康。

医生:你有兄弟姐妹吗?

患者:我有一个哥哥,身体挺好的。

医生:嗯,你平时血压、血糖正常吗?

患者:没什么事儿。因为家里有老人,所以常备血压计和血糖仪,自己也偶尔会测一下。

医生:有没有反酸、嗳气或是腹胀?

患者:没有。

医生:麻烦你伸出舌头我看一下。

患者:好的。(舌质红,苔黄腻)

医生：请让我试一下你的脉象。

患者：好的。（脉弦数）

医生：我总结一下，你这次来看病，主要是因为生完小孩半个月，乳头皲裂，乳汁不通，左侧乳房出现肿块，红肿，自己觉得发热、疼痛，你看是这样吗？

患者：是的。

医生：有关你的健康还有没有别的问题？我们遗漏了什么吗？

患者：没有了。我到底是什么情况呢？

医生：初步诊断是急性乳腺炎，中医上叫"乳痈"。稍后我会进行体格检查以及有关的各项检查，然后进一步针对你的病情向你详细说明情况，很快给你治疗。

患者：好，太感谢了。

**相关问题：**

1.乳痈的辨证分型及治法方药。

2.针对哺乳期的妇女，应该如何预防急性乳腺炎的发生？

3.如何为患者提供整体照顾，从而改善患者情况？

**应掌握的相关知识：**

1.以问题为导向的系统思维，以证据为基础的辨治思维。

2.以人为中心的整体照顾。

3.以人为中心的应诊方法。

4.学会与焦虑的患者进行沟通，从科学的角度帮助患者打消顾虑，实现医患间的互相信任。

（刘淑媛）

# 案例二　丹毒

**案例涉及章节：**第二章"以人为中心的健康照顾"的第一节"全科医疗的诊疗思维"。

**案例教学内容：**以问题为导向的系统思维。

**适用的教学对象：**中医学、中西医结合医学专业本科生。

**案例适用范围：**课上问诊并讨论。

**教学背景知识：**全科医学的诊疗思维。

案例正文：

# 一、案例简介

1.一般情况

患者李某,32岁,男性。

体温38.6 ℃,脉搏96次/分,呼吸18次/分,血压130/85 mmHg。

2.现病史

患者既往左足部瘙痒,未经系统治疗。2日前瘙痒加重,难以忍受,抓破皮肤后左足局部见小片红斑,继则迅速蔓延至小腿形成大片红斑。发热,自服头孢拉定胶囊0.25 g,每日一次,体温控制不佳。现症见:左侧足部及小腿大片鲜红斑,边界清楚,略高于皮肤,压之褪色,抬手颜色恢复。足部及小腿患处皮肤肿胀,触痛明显,皮肤温度高。恶寒发热,无胸闷胸痛,无反酸嗳气,无咳嗽咳痰,口干不苦,平素易怒,纳眠可,小便黄,大便偏干,2～3日一行。舌红,苔黄腻,脉滑数。

3.既往史

患者平素健康状况良好,无肝炎、结核病史。无药物及食物过敏史。无冠心病、糖尿病等病史。

4.个人史

患者出生并长于济南,近14天无新冠病毒感染病例接触史,近14天无新冠病毒感染中高风险地区或其他有本地病例持续传播地区旅居史,近28天无境外旅居史,生活及工作环境良好。

5.婚姻史

适龄婚育,育有一子一女,配偶及子女均体健。

6.家族史

父亲、母亲及一兄均体健。

7.体格检查

患者为青年男性,营养良好,表情自如,神志清楚。口唇及甲床无发绀,口腔及黏膜无红肿;颈部、颌下及双侧腋下可触及数个花生米大小的淋巴结,活动度好,无触痛;无颈静脉怒张,颈无抵抗,柯氏征、布氏征均阴性,咽部无充血,双侧扁桃体无肿大;胸廓对称,无畸形,双肺呼吸音清,未闻及干、湿啰音,叩诊心浊音界不大,心率 96 次/分,律齐,各瓣膜区未闻及病理性杂音,未闻及胸膜摩擦音;腹部柔软,全腹无压痛及反跳痛,肝肋下及边,质软,无触痛,脾脏肋下未触及,移动性浊音阴性,肠鸣音正常,3~4 次/分;四肢及关节活动自如,关节无肿大,双侧膝腱反射对称存在,双侧巴宾斯基征阴性,四肢肌力及肌张力正常;双下肢无水肿。神经系统查体:生理反射存在,病理反射未引出。

专科检查:左侧足部及小腿肿胀焮红,皮肤红肿以中心最为明显,四周较浅,边缘清,范围约 12 cm×10 cm,中心有硬结,触痛明显。

实验室检查:①胸部 X 线片:未见异常。②心电图:正常心电图。③血常规:白细胞总数 $14.2×10^9/L$,中性粒细胞 $0.8×10^9/L$,淋巴细胞 $0.14×10^9/L$,单核细胞 $0.06×10^9/L$。④尿常规及肝肾功能均未见异常。

## 二、剧本

医生:你好,我是你的主治大夫,请问你的姓名?

患者:医生好,我叫××。

医生:请问你今年多少岁了?

患者:今年 32 岁了。

医生:好的。现在我想了解一下你的病情,请你告诉我,今天来你主要哪里不舒服?

患者:我这几天突然有点发烧,今天早上自己测了体温,39 ℃,然后左脚和小腿这里发红一片,感觉又肿又胀的,还火辣辣地痛。

医生:你这种情况是从什么时候开始的?

患者:从 2 天前开始,现在左腿这红肿的范围越来越大了。

医生:这次发热是红斑先出现然后发热还是先发热的呢?

患者:脚和腿先肿的,然后发热了。

医生:体温多少度?

患者:昨天和今天都是 38 ℃以上。

医生:怕冷吗?

患者:怕冷。

医生:头痛吗?

患者:不头痛。

医生:感觉乏力吗?

患者:不乏力。

医生:各个关节活动怎么样? 疼不疼?

患者:都没事儿。

医生:嗓子疼不疼? 张嘴我看一下。(充分做好手部消毒,取出一次性无菌压舌板)

患者:不疼。啊——

医生:这几天咳嗽吗?

患者:不咳嗽。

医生:那你最初红肿有什么诱因吗? 接触了什么吗?

患者:我有脚癣,经常烂脚丫子,痒的时候我就一直挠,最后把脚给挠破了,没多久就肿起来了,紧接着小腿也跟着肿了,还疼。

医生:你这脚癣之前发作过几次?

患者:这是第三次了,这次感觉比往常严重,这回小腿都跟着起红斑了,还发烧,我有点害怕,可别严重到截肢了!

医生:先不要紧张,放轻松,那你过去治疗过吗? 都用的什么方法呢?

患者:以前发作的时候吧,我就自己买点硝酸咪康唑乳膏涂一涂,晚上用温水洗洗脚,慢慢就好了。不过这次太痒了,没忍住,一直挠,结果给挠破了。

医生:那针对这次发病你做过什么检查和治疗吗?

患者:没有做过检查,我觉得可能是发炎了,就在家里吃了一点头孢拉定胶囊。

医生:头孢拉定胶囊你是怎么吃的呢? 一天吃几次? 一次吃几粒? 到目前一共吃了几天?

患者:每天一次,都是午饭之后吃的,吃两天了。

医生:药带过来了吗? 可以给我看一下吗?

患者:好。(从包里拿出药)

医生:嗯,我知道了。麻烦你脱一下鞋子,裤腿卷起来我看一下。

患者:好的。

医生:(观察小腿及足部患处皮肤,双手搓热后轻轻触摸并稍加用力按压患处皮肤)我这样摸有什么感觉吗?

患者:压的时候有点疼,但是感觉你的手比我的腿凉一点,还挺舒服。

医生:除了我按压的时候疼,不按压的时候呢?

患者:只有碰的时候疼,这中间最疼了。火辣辣地痛,还感觉里面胀胀的。

医生:最近这几天脚和腿有接触过什么之前不常接触的东西吗?

患者:没有过。

医生:以往对什么东西过敏吗?

患者:没有。

医生:这两天有没有吃鱼虾排骨之类的食物?

患者:没有,这几天都吃的菜。

医生:最近体重有什么变化吗?

患者:没有。

医生:好的,一会我需要给你先查个体,之后我会安排你做一些检查。

患者:好,谢谢。

医生:你平时吃饭怎么样?

患者:我吃饭一直都还行。

医生:你的睡眠怎么样?

患者:睡眠可以。

医生:你的大小便情况如何?

患者:小便黄;大便比较干,两三天解一次。

医生:你还有其他感觉不舒服的地方吗?

患者:我总感觉口干,特别想喝水。

医生:口苦吗?

患者:不苦。

医生:你平日里好着急吗?

患者:对,我的脾气比较急,很容易发火。

医生:好的。因为这是我们第一次会面,我想了解一些你以及你家人过去的健康情况。

患者:好的。

医生:你过去的健康情况总体来说怎么样?

患者:身体一直挺好。

医生:你曾经住过院或做过什么手术吗?

患者:没有。

医生:你对青霉素或其他东西过敏吗?

患者:没有,我打过青霉素,对青霉素不过敏。

医生:以前得过结核病吗? 以往免疫功能怎么样?

患者:都没事儿。

医生:你现在从事什么职业?

患者:程序员。

医生:你出生在什么地方? 到过哪些地方长久居住?

患者:一直在本地居住。

医生:你有什么特殊嗜好吗? 比如烟酒方面?

患者:喜欢喝酒。

医生:结婚了吗?

患者:嗯,有一个儿子和一个女儿。

医生:你的父母还健在吗?

患者:都健在。

医生:家里人得过什么疾病吗? 例如心脏病、高血压、癌症、肝脏疾病、结核、糖尿病等。

患者:都身体健康。

医生:你有兄弟姐妹吗?

患者:我有一个哥哥,身体也挺健康。

医生:嗯,你之前血压、血糖、血脂怎么样?

患者:我们单位每年都组织我们体检,都没事儿。

医生:你以前有过心脏或肺部方面的疾病吗?

患者:没有。

医生:有没有反酸、嗳气或腹胀?

患者:没有。

医生:麻烦你伸出舌头我看一下。

患者:好的。(舌质红,苔黄腻)

医生:请让我试一下你的脉象。

患者:好的。(脉滑数)

医生:我认为你这次来看病,主要是左足部及左小腿红肿热痛伴发热,你这个病反复发作与足癣瘙痒挠破造成皮肤黏膜破损有关,你看是这样吗?

患者:是的。

医生:有关你的健康还有没有别的问题? 我们遗漏了什么吗?

患者:我认为没有遗漏任何问题。

医生:我们已谈了许多有关你的情况,你还有什么问题吗?

患者:没有了,你问得已经很细致了。

医生:我想我们应该进行体格检查以及有关的各项检查,然后进一步向你说明诊治问题,尽快给你治疗,行吗?

患者:可以,太感谢了。

**相关问题:**

1.丹毒与哪些因素有关?

2.发热伴皮疹的临床诊疗过程通常包括哪些环节?

3.如何为患者提供整体照顾,从而改善患者的情况?

**应掌握的相关知识:**

1.以问题为导向的系统思维,以证据为基础的辨治思维。

2.以人为中心的整体照顾。

3.以人为中心的应诊方法。

4.学会与焦虑的患者进行沟通,从科学的角度帮助患者打消顾虑,实现医患间的互相信任。

(刘淑媛)

# 案例三　崩漏

**案例涉及章节:**第二章"以人为中心的健康照顾"的第二节"因人制宜的诊疗策略"。

**案例教学内容:**以人为中心的健康照顾。

**适用的教学对象:**中医学、中西医结合医学专业本科生。

**案例适用范围:**课上问诊并讨论。

**教学背景知识:**全科医学的诊疗思维。

**案例正文：**

# 一、案例简介

**1.一般情况**

患者吕某,32 岁,女性,公务员。

体温 36.3 ℃,脉搏 78 次/分,呼吸 19 次/分,血压 112/83 mmHg。

**2.现病史**

患者于 1 个月前无明显诱因出现阴道流血,量时多时少,劳累及情绪激动后加重,无腹痛,偶有腹胀及胁肋部胀痛,未系统治疗。现症见:阴道不规则出血,颜色鲜红,质稍稠;腰膝酸痛,偶有头晕,胁肋部胀痛,潮热盗汗,手足心热,口干口苦,五心烦热;纳可,眠差,多梦易醒;小便黄少,大便干结;舌质暗红,少苔,脉弦细数。B 超提示:子宫附件未见异常。

**3.既往史**

患者 1 年前因劳累出现崩漏,服用中药后好转。否认高血压、冠心病、糖尿病等病史。否认肝炎、结核等传染病史。

**4.个人史**

患者生于并长居济南市,无疫区疫水接触史,无烟酒等不良嗜好,否认药物及食物过敏史。

**5.婚姻史**

适龄婚育,育有一子一女,配偶及子女均体健,避孕套避孕。

**6.月经史**

患者平素月经规律,15 岁月经初潮,周期 25～30 天,经期 3～5 天。经血量中,色红,质可。无痛经,末次月经 2020 年 4 月 20 日。白带无异常。

**7.家族史**

患者否认家族遗传病史。

**8.体格检查**

患者为青年女性,发育正常,营养良好,神志清楚,查体合作。口唇及甲床无发绀,无皮下出血点,无颈静脉怒张,双侧甲状腺无肿大。胸廓对称,无畸形,双肺呼吸音清。心前区无隆起,心尖冲动位于左侧第 5 肋间锁骨中线稍内侧 0.5 cm处。心前区未触及震颤。叩诊浊音界不大,听诊心率为 78 次/分,律齐。各瓣膜听诊区均未听到杂音及心包摩擦音。腹部平坦、柔软,全腹无压痛及肌紧张,肝、脾不大。四肢活动自如,双下肢无水肿,肛门未见异常。

专科检查:外阴已婚已产式,阴道有少量血迹,子宫颈光滑,子宫及附件有血未查。

## 二、剧本

医生:你好,我是主治医师×××。请问你的姓名?

患者:医生你好,我叫××。

医生:请问你多大年龄?从事什么工作?

患者:我32岁了,是公务员。

医生:好的。现在我想了解一下你的病情,请你告诉我,今天来,你感觉哪儿不舒服?

患者:我这次来月经,一直没有干净。

医生:你这种情况持续了多长时间了?

患者:一个多月了。

医生:你最近一次来月经是什么时候?

患者:4月20日。

医生:平时有性生活吗?

患者:有。

医生:那有采取什么避孕措施吗?

患者:一直都是避孕套避孕。

医生:你这次来月经之前有没有受凉、劳累呢?

患者:受凉倒是没有,但是前一阵忙着工作,经常熬夜,可能有点累着了。

医生:你现在流血量多吗?

患者:有时多有时少。

医生:什么情况下出血会增多呢?

患者:特别累的时候,或者生气着急的时候会增多。

医生:那你平时脾气怎么样啊,容易生气吗?

患者:是的,医生,其实我这个人脾气比较急,容易着急上火,生气后会觉得心烦。

医生:嗯,那经血是什么颜色的呢?

患者:鲜红的,有点黏稠。

医生:你这次来月经腹痛吗?

患者:不痛。

医生:胀吗?

患者:是的,就是有点胀。

医生:那乳房或者其他地方胀吗?

患者:这两边也有点胀。(指着两胁)

医生:你过去曾有过类似的情况吗?

患者:有过。

医生:什么时候呢?

患者:一年前吧。

医生:有几次这种情况呢?

患者:就那一次。

医生:好的,当时是怎么治疗的?

患者:医生开了点中药。

医生:吃了药效果怎么样呢?

患者:吃完药,就不流血了。

医生:你还记得当时是什么原因引起这样的症状吗?

患者:当时也是工作压力大,可能因为太累了。

医生:那你最近工作、生活压力也很大吗?

患者:对啊,我不是说了嘛,最近工作忙,经常加班、熬夜,你怎么又问啊?

医生:不好意思,你先别急,我确定一下这次是不是也是劳累导致的。除阴道流血外,你会觉得腰疼或腿疼吗?

患者:嗯,有点腰痛,膝盖还很酸痛。

医生:头晕吗?

患者:有时候会头晕,但不严重。

医生:你平时出汗多吗?

患者:晚上出汗多,尤其是后半夜,就觉得热,出一身汗。

医生:平时有觉得怕冷或者怕热吗?

患者:我不怕冷,手心脚心感觉比较热,这些跟我的病有关系吗?

医生:问这些是为了给你辨证,更好地了解你身体的具体情况。平时吃饭怎么样？

患者:吃饭还行。

医生:睡觉呢？

患者:睡觉不怎么样,老是睡不着,睡着了就做梦。

医生:有觉得口干、口苦吗？

患者:有,经常口渴,有时候觉得口苦。

医生:你的大小便情况如何？

患者:小便有点发黄;大便比较干,两三天一次。

医生:你第一次来月经是多大年龄？

患者:15 岁。

医生:你一般多久来一次月经？

患者:25～30 天。

医生:一般持续几天干净？

患者:3～5 天。

医生:你之前经血的量、颜色、质地怎么样,有特殊气味吗？

患者:量还可以,色红,没有血块,没有特殊气味。以前都很好,就这个月这样了。

医生:你这次月经,经血的量、颜色和之前相比有什么变化吗？

患者:量比之前多,鲜红色,时多时少,一直到现在都没有干净。

医生:其他不舒服的症状,会在月经期间加重吗？

患者:好像是吧,之前也失眠多梦,但是一来月经就特别严重。

医生:你平时白带的量、色、质怎么样？ 有没有异味？ 有没有瘙痒的症状？

患者:都没有,量还可以,有时比较黏稠,偶尔颜色发黄。

医生:那这次生病有去医院看过吗？ 做过什么检查或者吃着什么药吗？

患者:就做了个 B 超,没吃药。(拿出 B 超结果)

医生:好的,B 超没什么问题。因为这是我们第一次会面,我想了解你过去的健康情况。

患者:好的。

医生:你结婚了吗？

患者:结婚了,25 岁结的婚。

医生:有几个孩子？

患者:有两个孩子。

医生:孩子都多大啦?

患者:第一个女孩 5 岁了,第二个男孩 2 岁了。

医生:都是顺产吗?

患者:是的。

医生:除了这两次以外有没有再怀过孕?

患者:没有,就怀过两次孕。

医生:你怀孕期间有没有高血压、糖尿病等之类的疾病?

患者:没有。

医生:两次产后出血多不多?

患者:两次出血都不多。

医生:你过去的健康情况总体来说怎么样?

患者:身体一直挺好,没有什么疾病。

医生:也没有得过什么传染病吧,肝炎、肺结核之类的?

患者:没有。

医生:你做过什么手术或者输过血吗?

患者:没有。

医生:你对什么东西过敏吗?

患者:没有。

医生:你出生在什么地方? 到过哪些地方长久居住?

患者:一直在济南市居住。

医生:你有什么特殊嗜好吗? 比如烟酒方面?

患者:没有,都没有。

医生:孩子身体怎么样?

患者:孩子身体都挺健康的。

医生:丈夫身体如何?

患者:挺好的。

医生:你父母身体情况怎么样?

患者:还可以吧。

医生:家里人有什么遗传病吗?

患者:没有。

医生:你有兄弟姐妹吗?

患者:有,一个姐姐。

医生:身体也挺好吧?

患者:挺好的。

医生:好的,你的病史及家人的情况我都了解了。再麻烦你伸出舌头我看一下。

患者:好的。(舌质暗红,少苔)

医生:请让我试一下你的脉象。

患者:好的。(脉弦细数)

医生:我总结一下你现在的情况,主要是近1个月阴道不规则流血,量时多时少,颜色鲜红,质稍稠,腰膝酸痛,偶有头晕,胁肋部胀痛,口干口苦,潮热盗汗,手足心热,纳可,眠差,多梦易醒,小便黄少,大便干结,劳累后症状加重。你看是这样吗?

患者:是的。

医生:有关你的健康还有没有别的问题?我们遗漏了什么吗?

患者:我认为没有遗漏任何问题。

医生:我们已谈了许多有关你的情况,你还有什么问题吗?

患者:你认为我的病是不是有什么变化?比上次严重吗?我还应该做哪些检查?

医生:我想我们应该进行体格检查以及有关的各项检查,然后进一步向你说明诊治问题,行吗?

患者:可以,谢谢你了。

**相关问题:**

1.患者的崩漏与哪些因素有关?

2.如何同妇科疾病患者解释病情,实现良好的沟通?

3.如何为患者提供整体照顾,从而改善患者的崩漏症状?

**应掌握的相关知识:**

1.以问题为导向的系统思维,以证据为基础的辨治思维。

2.以人为中心的整体照顾。

3.以人为中心的应诊方法。

4.医患沟通技巧。注意妇科隐私问题的沟通技巧。

(吕智敏)

# 案例四　失眠

**案例涉及章节**:第二章"以人为中心的健康照顾"的第二节"因人制宜的诊疗策略"。

**案例教学内容**:以人为中心的健康照顾。

**适用的教学对象**:中医学、中西医结合医学专业本科生。

**案例适用范围**:课上问诊并讨论。

**教学背景知识**:中医全科医学的诊疗思维。

**案例正文**:

## 一、案例简介

1.一般情况

患者车某,53 岁,女性,退休人员。

体温 36.8 ℃,脉搏 64 次/分,呼吸 16 次/分,血压 120/80 mmHg。

2.现病史

患者于 5 年前受惊吓后开始出现入睡困难,甚至彻夜不寐,病情时轻时重。曾去过多家医院诊治,疗效不佳,症状逐渐加重,每晚睡眠约 3 小时,需服用镇静催眠药方可入睡。患者逐渐出现胆怯易惊的症状,临睡时略有声响即惊悸不安。现症见:虚烦不寐,触事易惊,终日惕惕,胆怯心悸,伴头晕,气短自汗,倦怠乏力,纳食可,二便调。舌淡苔薄白,脉弦细。

3.既往史

患者平素身体健康,否认肝炎、结核病史。无食物及药物过敏史。无冠心病、糖尿病等慢性病史。

4.个人史

患者出生于济南市,无长期外地居留史。

5.婚育史

适龄婚育,育有一子,配偶及儿子均体健。

6.月经史

患者 14 岁月经来潮,现已停经 4 年。

7.家族史

患者的父亲有高血压病,母亲身体健康,有一个弟弟且体健,否认家族遗传病史。

8.体格检查

患者发育正常,营养良好,神志清晰,精神不振。头颅大小及形态正常。皮肤黏膜无黄染及出血点。胸廓对称,无畸形,双肺呼吸音清。心前区无隆起。心前区未触及震颤。叩诊心浊音界不大,听诊心率为64次/分,律齐。各瓣膜听诊区均未听到杂音及心包摩擦音。腹部平坦、柔软,全腹无压痛及反跳痛,肝、脾未触及。四肢活动自如,双下肢无水肿。神经系统查体:生理反射存在,病理反射未引出。

## 二、剧本

医生:你好,我是你的主治医师,请问你的姓名?

患者:我叫××。

医生:请问你多少岁?

患者:我今年53岁。

医生:从事什么工作呢?

患者:退休在家啦。

医生:请问你是哪里人?

患者:我是济南本地人。

医生:好的。现在我想了解一下你的病情,请你告诉我,你感觉到哪里不舒服呢?

患者:我失眠很久了,一直很难睡着觉,已经很多年了。

医生:你是从什么时候出现这种情况的?

患者:大约5年前。

医生:你失眠具体是什么表现? 一天可以睡几个小时?

患者:我很难睡着。我一般晚上10点多就上床躺下了,但是一直要到12点多甚至1点多才能睡着,一般只能睡3个小时左右,醒了就很难再睡着了。也有的时候一整晚都睡不着,即使睡着了,也特别容易被惊醒。

医生:你觉得你是因为什么原因而失眠的?

患者：5 年前我受过一次惊吓，从那以后睡觉就开始出现问题，越来越难以入睡。

医生：你从 5 年前开始到现在，病情有什么变化吗？有没有加重的情况？

患者：我的病情有时候厉害，有时候会减轻，时轻时重，但最近失眠的情况越来越严重了。

医生：你最近遇到了让你觉得有压力的事情吗？

患者：除了睡不好觉，其他的没有了。

医生：那你之前看过医生，治疗过吗？

患者：有的，我看过很多医生，给我开了不少镇静的安眠药，我现在还在吃。

医生：那你觉得那些药有效果吗？

患者：有一定效果，但我的睡眠还是不好。

医生：那你除了失眠，还有什么其他不舒服的表现吗？比如出汗多吗？

患者：嗯，我特别容易出汗，不管天气冷热都一直出。

医生：你什么时间出汗较多？

患者：主要是白天出汗。

医生：晚上睡觉醒来时有没有发现出汗？

患者：一般没有。

医生：你觉得你的体力怎么样？容易感到没力气吗？

患者：是的，我一直特别容易累，走路要慢一点，说话说多了也觉得喘不过气来。

医生：那你还有别的不舒服吗？

患者：我经常觉得心烦，还会有害怕的感觉，并且越来越严重了。尤其是睡觉时，稍有动静我就会觉得心里非常不安。

医生：那你会有心慌的感觉吗？

患者：是的，我经常会感到心慌，尤其是受到惊吓时会更加严重。对了，我还会头晕。

医生：你一直头晕吗？

患者：不是的。我有时会感到头晕，尤其是睡不好觉的时候。

医生：请问你现在是否还有月经？

患者：没有了，我 4 年前就停经了。

医生：你还记得你第一次来月经是多大年龄吗？

患者：我第一次来月经是在 14 岁。

医生:你月经一次来多长时间?

患者:每次 5～7 天。

医生:两次月经间隔多长时间?

患者:两次间隔 1 个月左右,时间还是挺准的。

医生:好的,现在我想了解一下你的饮食情况。你胃口如何? 有没有什么特别爱吃的东西?

患者:我胃口还行,平常什么都吃,也不挑食。

医生:那你大小便的情况怎么样?

患者:我觉得都挺正常的,没有什么异常。

医生:好的,因为我们是第一次见面,我想要全面了解一下你的健康情况。

患者:好的。

医生:你觉得你的健康状况总体来说怎么样?

患者:除了失眠比较严重,其他都挺好的。

医生:你曾经住过院或做过什么手术吗? 输过血吗?

患者:没有。

医生:你对什么东西过敏吗? 比如药物、食物。

患者:没有。

医生:你有什么特殊嗜好吗? 比如烟酒方面。

患者:没有。

医生:你出生在什么地方? 到过哪些地方长久居住?

患者:一直在济南。

医生:你爱人身体健康状况怎么样?

患者:挺好的。

医生:你有孩子吗? 有的话,孩子的身体健康状况怎么样?

患者:我有一个儿子,他身体也挺好的。

医生:你和你的丈夫、儿子一起住吗?

患者:是的。

医生:你和你的丈夫、儿子关系怎么样?

患者:挺好的,我丈夫挺关心我的,孩子也很孝顺我。

医生:你是否有过流产的情况?

患者:没有。

医生:你父母身体健康状况怎么样? 有什么家族的遗传病吗?

患者:我父亲有高血压病,我母亲身体挺好的,家里也没有遗传病。

医生:你有兄弟姐妹吗? 身体怎么样?

患者:我有一个弟弟,身体也挺好的。

医生:好的,现在麻烦你伸出舌头给我看一下。

患者:好的。(舌淡,苔薄白)

医生:请让我试下你的脉象。

患者:好的。(脉弦细)

医生:我认为你这次来看病,主要是5年来入睡困难,睡眠质量差,容易惊醒,伴有汗多、乏力、心慌、心烦,容易受到惊吓,偶尔还有头晕。你看是这样吗?

患者:是的。

医生:我们已谈了许多有关你的情况,你还有什么问题吗?

患者:大夫,你看我是不是得了什么大病,我为什么一直睡不好,我太难受了。我的病怎么才能好呢? 我还要做哪些检查啊?

医生:先别着急,我先给你进行体格检查,再做相关的检查,然后进一步向你说明诊治问题,行吗?

患者:可以,太感谢了。

**相关问题:**

1.患者的失眠与哪些因素有关?

2.如何跟患者解释病情,实现良好的沟通?

3.如何为患者提供整体照顾,从而改善患者睡眠?

**应掌握的相关知识:**

1.以问题为导向的系统思维,以证据为基础的辨治思维。

2.以人为中心的整体照顾。

3.以人为中心的应诊方法。

4.失眠的中西医治疗方案。

5.学会与焦虑的患者进行沟通,从科学的角度帮助患者打消顾虑,实现医患间的互相信任。

(王晓妍)

# 案例五　月经后期

**案例涉及章节**：第二章"以人为中心的健康照顾"的第三节"全科医疗中的医患沟通"。

**案例教学内容**：医患沟通与接诊技巧。

**适用的教学对象**：中医学、中西医结合医学专业本科生。

**案例适用范围**：课上问诊并讨论。

**教学背景知识**：以人为中心的应诊方法及医患关系。

**案例正文**：

## 一、案例简介

1.一般情况

患者林某,22 岁,女性,大四学生。

体温 36.8 ℃,脉搏 70 次/分,呼吸 18 次/分,血压 115/70 mmHg。

2.现病史

患者月经延后 25 天,伴小腹隐痛不适、腰酸无力。患者自述平素月经基本规律,量少色黯夹有血块。近半年来月经量减少,色淡质稀,伴有腰酸无力,小腹冷痛,尤其月经第 1～2 天明显,喜温喜按。乳房偶尔胀痛,不明显。畏寒,四肢冷痛,小便清长,面色㿠白。近半年间断服用中药(具体不详)调理月经,效果不佳。半个月前外出滑雪受寒感冒,服药(中成药)一周后痊愈。末次月经 2022 年 12 月 3 日,量少有血块,3 天结束,伴小腹坠胀不适。平素喜冷饮。无胸痛、胸闷、心悸,无发热及咳嗽,亦无反酸及嗳气,食欲可,睡眠可,大便正常。舌淡苔白,脉沉迟无力。

3.既往史

患者平素健康状况良好,无肝炎、结核病史,否认手术及输血史。无食物及药物过敏史。无冠心病、糖尿病等慢性病史。

4.个人史

患者家住黑龙江省哈尔滨市,在济南上大学,平素无不良嗜好。有固定男朋友,有性生活。

5.婚育史

未婚未育。

6.月经史

患者 12 岁月经初潮,月经周期为 30～35 天,每次行经 5～7 天,末次月经 2022 年 12 月 3 日。

7.家族史

患者父母健在,身体健康,母亲月经正常,有一妹妹(5 岁)身体健康,否认家族遗传病及传染病史。

8.体格检查

患者发育正常,营养良好,表情自如,神志清晰。口唇及甲床无发绀,无颈静脉怒张。甲状腺无肿大,无结节、压痛、血管杂音。胸廓对称,无畸形,双肺呼吸音清。心前区无隆起,心尖冲动位于左侧第 5 肋间锁骨中线处。心前区未触及震颤,听诊心率为 70 次/分,律齐。各瓣膜听诊区均未听到杂音及心包摩擦音。腹部柔软,全腹无压痛及反跳痛,肝、脾、肾及胆囊均未触及,墨菲氏征阴性。

妇科常规检查:外阴发育正常。B 超示:子宫后位,大小形态正常,质软,活动度可,无压痛;双侧附件区无压痛。HCG:(—)。

## 二、剧本

医生:你好,我是你的主治医师,请问你的姓名?

患者:我叫××。

医生:请问你多少岁?

患者:我今年 22 岁。

医生:从事什么工作啊?

患者:正在上大四。

医生:请问你是哪里人?

患者:我是哈尔滨人。

医生:好的,现在我想了解一下你的病情,你哪里不舒服?

患者:大夫,我这次月经已经拖后 20 多天了,我觉得小肚子不舒服,还有腰酸。

医生:你是第一次出现这种情况吗?

患者:是的,以往我的月经还是很准时的,偶尔一两次拖后,但是没有像这次这样拖了这么久还没来。

医生:以往你的月经多久来一次?

患者:都是一个月多几天,我用手机记录发现每次来月经都会拖后 3～5 天。

医生:你第一次来月经时多少岁?

患者:12 岁。

医生:那么以往你的月经一般几天结束?

患者:5～7 天。

医生:经血颜色是什么样的? 量怎么样?

患者:暗红色的。以前月经量还可以,但是最近半年,月经量变少了,颜色也变淡了,还有血块。

医生:那你之前看过医生,进行治疗了吗?

患者:有的,我看过医生,给我开了中药调理月经,我断断续续地吃了一段时间,也没什么效果。

医生:那么近半年,来月经的时候你有什么不舒服吗? 比如肚子疼或腰疼?

患者:我的小肚子疼,也觉得腰酸,怕冷。

医生:来月经这几天肚子一直疼吗?

患者:一直不舒服,但是来月经头两天疼得厉害,我用热水袋暖暖就能好些。

医生:来月经之前或者来月经的过程中有没有乳房胀痛?

患者:乳房偶尔胀痛,但是不明显。

医生:最近这一个月你的生活发生变化了吗? 比如说,特别劳累、压力大或者生病?

患者:最近没什么压力,只是半个月前外出滑雪受寒感冒,吃了中成药,大概一周就好了。

医生:那你还有别的不舒服吗? 有没有胸痛、胸闷、心悸?

患者:没有。

医生:那你会反酸及嗳气吗?

患者:没有。

医生:吃饭怎么样?

患者:挺好的,和以前一样。

医生:你在饮食方面有什么喜好?

患者:我喜欢喝冷饮。

医生:睡眠怎么样?

患者:挺好的。

医生:大小便怎么样?

患者:大便正常,最近小便有点多。

医生:小便时有疼痛吗? 尿液颜色什么样?

患者:不疼,颜色淡黄。

医生:你还有什么别的不舒服的吗?

患者:没有了。

医生:好的,因为我们是第一次见面,我想要全面了解一下你的健康情况。

患者:好的。

医生:你曾经住过院或做过手术吗? 输过血吗?

患者:没有。

医生:你对什么东西过敏吗? 比如药物、食物。

患者:没有。

医生:你有什么特殊嗜好吗? 比如烟酒方面。

患者:没有。

医生:你有男朋友吗?

患者:有。

医生:有采取避孕措施吗?

患者:有的。

医生:采取什么方法避孕?

患者:安全套。

医生:最近你和你的男朋友有在一起吗?

患者:没有。

医生:最近有做过什么检查吗?

患者:我昨天刚刚在医院查过尿,化验单 HCG 为阴性,我应该没有怀孕。

医生:你是否有过流产的情况?

患者:没有。

医生:你父母身体健康状况怎么样? 有什么家族的遗传病吗?

患者:他们身体都挺好的,家里也没有什么遗传病。

医生:你有兄弟姐妹吗? 身体怎么样?

患者:我有一个妹妹,5岁,身体健康。

医生:好的,现在麻烦你伸出舌头给我看一下。

患者:好的。(舌淡,苔白)

医生:请让我试下你的脉象。

患者:好的。(脉沉迟无力)

医生:我知道了,你这次来看病是因为月经拖后了20多天,最近这半年月经量比之前明显减少,是这样吗?

患者:是的。

医生:我们已谈了许多有关你的情况,你还有什么问题吗?

患者:医生,你认为我的病应该如何治疗? 我还应该做哪些检查?

医生:我想我们应该进行体格检查以及有关的各项检查,然后进一步向你说明诊治问题,行吗?

患者:可以,太感谢了。

**相关问题:**

1.当问及患者隐私的时候,如何打消患者的顾虑,使其能够配合医生?

2.问诊过程中的语言沟通及非语言沟通技巧。

3.问诊过程中如何将开放式问诊与封闭式问诊有机结合?

**应掌握的相关知识:**

1.关注女性患者的心理特点。

2.掌握涉及患者隐私的沟通技巧。

3.月经病问诊要点。

(王晓妍)

# 案例六　咳嗽

**案例涉及章节:**第二章"以人为中心的健康照顾"的第三节"全科医疗中的医患沟通"。

**案例教学内容:**以人为中心的健康照顾。

**适用的教学对象:**中医学、中西医结合医学专业本科生。

**案例适用范围**：课上问诊并讨论。

**教学背景知识**：全科医学的诊疗思维。

**案例正文**：

## 一、案例简介

**1.一般情况**

患儿范某，8岁，男性，学龄期儿童。

体温36.5℃，脉搏85次/分，呼吸27次/分，体重24 kg。

**2.主诉**

咳嗽2天。

**3.现病史**

患儿4天前无明显诱因出现发热，体温最高达38℃，头痛，咽痛，家长自予清开灵颗粒口服，热退。2天前咳嗽不爽，痰黄黏稠，不易咳出，咽痛减轻，略鼻塞，流浊涕，口渴，纳眠可，二便调。舌红，苔薄黄，脉浮数。

**4.既往史**

患儿既往新生儿黄疸、吸入性肺炎病史，2016年1月因"急性上呼吸道感染""粒细胞减少症"住院治疗，病情好转后出院。否认肝炎、结核传染病史及密切接触史，否认手术史，否认重大外伤史及输血史，有鸡蛋、牛奶过敏史，否认药物过敏史，预防接种史随当地。

**5.个人史**

患儿出生并长于济南，第1胎第1产，足月剖宫产，出生体重4.6 kg，出生情况良好，无缺氧、窒息史；母乳喂养，6个月添加辅食，生长发育同正常同龄儿。

**6.家族史**

患儿父母均体健，否认家族遗传病史。

**7.查体**

患儿发育正常，营养良好，自主体位，查体合作。全身皮肤及黏膜无黄染，未见皮疹，未见皮下出血。全身浅表淋巴结未触及肿大。外耳道通畅，无分泌物。呼吸平稳，未见鼻扇及吸气性三凹征，鼻腔欠通畅，可见浆液性分泌物。咽略充血，咽后壁见滤泡，双侧扁桃体无肿大，表面未见脓性分泌物。双肺呼吸音粗，未闻及干、湿啰音。心率85次/分，心界不大，心音有力，各瓣膜区未闻及病理性杂音。腹部平坦、柔软,无压痛及反跳痛,无腹肌紧张,肝脾未及。神经系统查体未见异常。

## 二、剧本

医生:你好,我是主治医师×××,请问你孩子的姓名?

患儿家长:你好,我的孩子叫××。

医生:请问你的孩子几岁啦?

患儿家长:8 岁。

医生:××家长,现在我想了解一下孩子的病情,今天来,孩子感觉哪儿不舒服?

患儿家长:我孩子前几天发烧了,还头痛、嗓子痛,本来想着再观察观察,可这温度突然到了 38 ℃,有点吓到我们了,所以就给孩子吃了"清开灵",2 天后体温就降下来了。但是现在又开始咳嗽、咳痰了,我们就担心是不是有肺部炎症了呀,就赶紧来看看。

医生:孩子发热是从什么时候开始的?

患儿家长:4 天前开始的。

医生:突然发热吗? 有没有什么病因?

患儿家长:不知道为啥就突然发热了。

医生:孩子现在咳嗽是一阵一阵,还是一直咳嗽呢? 以前有没有过这样的情况呢?

患儿家长:是一阵一阵的,以前感冒了也会这样咳嗽。2016 年有一次患"急性上呼吸道感染"住过院,当时也有咳嗽,所以就挺担心的,就来看了。

医生:那孩子一般什么时候咳嗽得厉害? 白天还是晚上?

患儿家长:一般是白天咳嗽得厉害,咳嗽起来就得一大阵,感觉肺要咳出来了,很不舒服的感觉。

医生:孩子咳痰多吗,什么颜色的呢?

患儿家长:痰少,黄色,很黏稠,不容易咳出,所以咳起来很是难受,就只能让他多喝水了。

医生:孩子咳嗽有逐渐加重的趋势吗?

患儿家长:目前没有。

医生:××,来,你告诉医生,咳嗽的时候想不想吐呀?

患儿:不想吐。

医生:××,你有出汗的感觉吗?

患儿:没有什么感觉。

医生:那小宝贝儿口干、口苦吗?

患儿:这个也没有呀,但是口渴,我想喝水。

医生:××真乖,××家长,孩子大小便情况怎么样?

患儿家长:大小便还好,都是正常的。

医生:那孩子的胃口和睡眠情况怎么样?

患儿家长:还行,挺能吃能睡的,是吧,××。

患儿:嗯。

医生:平时孩子的饮食情况怎么样?

患儿家长:挺好的,也不挑食,但是对鸡蛋、牛奶过敏,可愁人了,一点儿也不敢吃。

医生:当时你给孩子除了服用"清开灵"还有别的什么药物吗? 或者去附近的医院就诊了吗?

患儿家长:没有去医院,只给孩子喝了"清开灵",别的药物也不敢给呀。

医生:除了上述的症状,孩子还向你描述过其他不舒服的感觉吗?

患儿家长:××,给医生说说,还有哪里不舒服来着?

患儿:我鼻子不通气,还流鼻涕。

医生:你的鼻涕是什么颜色的呢?

患儿:是黄色的鼻涕。

医生:鼻涕容不容易流出来呀?

患儿:黏在鼻子里面出不来。

医生:好的,放心吧,等我们治好了,它就能通气了,也不流鼻涕了。

医生:××家长,你的孩子做过检查吗? 比如血常规、胸片。

患儿家长:还没有做检查。

医生:好的。因为这是我们第一次会面,我想了解孩子过去的健康情况。

患儿家长:好的。

医生:孩子过去的健康情况总体来说怎么样? 因为什么原因住过院吗?

患儿家长:刚出生时得过"新生儿黄疸"和"吸入性肺炎",2016 年 1 月因为

"急性上呼吸道感染""粒细胞减少症"住院治疗了一段时间,好了以后就出院了。

医生:孩子做过什么手术或输过血吗?

患儿家长:住过院,但没有做过手术和输血。

医生:孩子这几年患过其他的疾病吗? 比如肝炎、结核。

患儿家长:没有。

医生:孩子除了对鸡蛋、牛奶过敏,还对其他什么食物或药物过敏吗?

患儿家长:其他的暂时没有发现。

医生:孩子的预防接种情况怎么样?

患儿家长:一直按计划免疫进行,接种后没有不良反应。

医生:孩子出生在什么地方? 到过哪些地方长久居住?

患儿家长:出生在济南,也一直在济南居住。

医生:你和孩子爸爸身体如何?

患儿家长:都挺健康。

医生:下面我要提出一些问题,请告诉我这些问题的答案。

患儿家长:好的。

医生:××是你怀的第几个孩子?

患儿家长:第一个。

医生:孩子的生产方式及出生时的体重、状况。

患儿家长:足月生产,但是是剖宫产,出生时体重大概 4.6 kg。虽然是剖宫产,但是出生时情况挺好的。

医生:孩子是如何喂养的呢? 比如母乳喂养、混合喂养、人工喂养。

患儿家长:母乳喂养。

医生:孩子几个月时添加的辅食?

患儿家长:大概 6 个月。

医生:孩子生长发育跟同龄孩子相比怎么样?

患儿家长:差不多,感觉还行,但是不能吃鸡蛋、牛奶这些有营养的东西,平时吃东西就很麻烦,老是害怕营养跟不上,但好在跟同龄的孩子比起来身高、体重都没有太大的区别。

医生:麻烦让孩子伸出舌头,大声喊"啊"让我看一下鼻子、嗓子和舌苔。

患儿家长:好的。××,"啊"一下,给医生看看。(鼻腔欠通畅,可见浆液性

分泌物;咽略充血,咽后壁见滤泡,双侧扁桃体无肿大,表面未见脓性分泌物;舌红苔薄黄)

医生:把孩子的外套脱一下,请让我给你的孩子听听肺。

患儿家长:好的。(双肺呼吸音粗,未闻及干、湿啰音;心率85次/分)

医生:我认为你带孩子这次来看病,主要是因4天前出现发热、头痛、咽痛;2天前出现咳嗽不爽,痰黄黏稠,不易咳出,咽痛减轻,略鼻塞,流浊涕,口渴。你看是这样吗?

患儿家长:是的。

医生:有关孩子的健康还有没有别的问题? 我们遗漏了什么吗?

患儿家长:没有了。

医生:我们已谈了许多有关你孩子的情况,你还有什么问题吗?

患儿家长:医生,这孩子不会是肺部感染了吧? 会不会又是上呼吸道感染? 上次住院就挺折腾人的,希望这次不会了。

医生:我们会进行体格检查以及有关的各项检查,然后进一步向你说明诊治问题。别担心,我们有病治病,我们会尽全力的,你放心。

患儿家长:太感谢了,我们相信你们。

医生:你在家的时候多给孩子拍拍后背,鼓励他把痰咳出来。平时要注意保暖,加强锻炼,预防感冒,身体素质得上来。

患儿家长:好的,谢谢医生。××,看,医生让咱多锻炼,加强身体素质,咱可不能懒了哦。

患儿家长:谢谢医生,麻烦你了。

医生:没事儿,××要好好听话哟。

患儿:谢谢医生,我会好好听话的。

**相关问题:**

1.患儿的咳嗽与哪些因素有关?

2.如何跟患儿家属解释病情,实现良好的沟通?

3.如何为患儿提供整体照顾,从而缓解病情和降低复发率?

**应掌握的相关知识:**

1.以问题为导向的系统思维,以证据为基础的辨治思维。

2.以人为中心的整体照顾。

3.以人为中心的应诊方法。

4.医患沟通技巧。接诊儿科患者,要善于利用沟通技巧与患儿的家属进行沟通,注意患儿的紧张情绪、家属的焦虑情绪,从共情角度出发,注重情感交流。

(李惠)

# 案例七　泄泻

**案例涉及章节**:第二章"以人为中心的健康照顾"的第三节"全科医疗中的医患沟通"。

**案例教学内容**:以人为中心的健康照顾。

**适用的教学对象**:中医学、中西医结合医学专业本科生。

**案例适用范围**:课上问诊并讨论。

**教学背景知识**:全科医学的诊疗思维。

**案例正文**:

## 一、案例简介

1.一般情况

患儿史某,10个月,男性。

体温38.0 ℃,脉搏120次/分,呼吸35次/分,体重9 kg。

2.主诉

排水样便伴发热2天。

3.现病史

患儿昨日无明显诱因出现发热,测体温37.8 ℃,大便水样,色黄,大便4次,量多,家长予"头孢类抗生素、蒙脱石散"口服,效不佳。现症见:发热,体温38 ℃;大便次数增加,色黄,水样,气味臭秽,量多,一日10余次,无黏液脓血;今日呕吐1次,呕吐物为胃内容物,非喷射状;小便短黄,食欲缺乏,眠差,舌红,苔黄腻,指纹紫滞,见于风关。查大便常规未见异常。

4.既往史

患儿既往身体健康。无重大病史可载,否认肝炎、结核传染病史及密切接触史。否认手术史。否认重大外伤史及输血史。否认药物过敏史、食物过敏史。预防接种按计划免疫进行,接种后无不良反应。

5.个人史

患儿出生并生长于济南,第 1 胎第 1 产,足月剖宫产,出生体重 3.5 kg,出生情况良好,无缺氧、窒息病史,混合喂养,6 个月添加辅食,生长发育同正常同龄儿。

6.家族史

患儿父母体健,否认家族遗传病及类似病史。

7.查体

患儿发育正常,精神倦,营养良好,抱持体位,查体欠合作。皮肤弹性可。全身浅表淋巴结未触及肿大。前囟未闭合,大小约 2 cm×2 cm,平坦。眼睑无水肿,眼窝无凹陷,鼻腔通畅,无分泌物,咽略充血。双肺呼吸音粗,未闻及干、湿啰音。心率 120 次/分,律齐,心界不大,心音有力,各瓣膜区未闻及病理性杂音。腹部平坦、柔软,无压痛及反跳痛,无腹肌紧张,肝脾不大。


## 二、剧本

医生:你好,我是主治医师×××。请问你孩子的姓名?

患儿家长:你好,我的孩子叫××。

医生:请问孩子几个月啦?

患儿家长:10 个月。

医生:××家长,现在我想了解一下孩子的病情,请你告诉我,孩子感觉哪儿不舒服?

患儿家长:我孩子昨天突然发热了,体温 37.8 ℃,拉肚子,特别严重,刚开始一天 4 次,现在一天 10 多次了,又多又臭,还吐了一次,太愁人了。

医生:孩子发热的时候出汗吗?

患儿家长:好像还行,也没有注意到有没有出汗。

医生:大便颜色是什么样的? 很稀吗?

患儿家长:大便黄色,像水一样,很臭,味儿很大,我和孩子他妈可太焦心了,你说照这样拉下去,不得脱水吗?

医生:以前有过这样的情况吗?

患儿家长:以前没有过这样的情况,我在想是不是吃错了什么东西,还是带他的时候不小心凉到了胃。

医生:那昨天有给孩子吃什么特别的东西吗?

患儿家长:也没有呀,都是正常的辅食,就很奇怪啊。

医生:那孩子的妈妈昨天有吃什么特别的东西吗?

患儿家长:应该也没有,饮食控制非常小心,平时也注意忌口了。

医生:行,你们也要注意一些,毕竟进嘴的东西,孩子也还小,消化系统功能也不是很完善,平时也注意注意手卫生。

患儿家长:好的医生,会的,会注意的。

医生:孩子小便情况怎么样?

患儿家长:小便啊,量少而且颜色很黄。

医生:孩子的饮食、睡眠情况怎么样?

患儿家长:胃口不怎么样,吃不下,睡觉也不安稳。

医生:除了上述的症状,还有其他的症状吗?

患儿家长:好像没有了。医生,现在就是这个大便啊,控制不住呀,太让人焦虑了!

医生:你给孩子服用什么药物或者去附近的医院就诊了吗?

患儿家长:没有去医院,就在家给孩子用了头孢类抗生素和蒙脱石散,因为刚开始没有现在这么严重。

医生:别动不动就给抗生素,以后还是先去医院看过医生再用药。

患儿家长:好,以后还得听你们的意见。这不吃了药没什么效果,烧也没有退,拉肚子次数还增加了,愁死了。

医生:你这就是典型的胆大,这么小的孩子也敢自己随便用药?不过也别太担心,都到医院了,我们会尽力医治的,治病也有一个过程,慢慢来,急不得。

患儿家长:好,谢谢医生。

医生:好的。因为这是我们第一次会面,我想了解你孩子过去的健康情况。

患儿家长:嗯,好。

医生:孩子过去的健康情况总体来说怎么样?

患儿家长:以前健康状况挺好的,也没有生过大病。

医生:孩子做过什么手术或输过血吗?

患儿家长:没有做过手术,也没有输过血。

医生:孩子患过其他的疾病吗?

患儿家长:没有,孩子挺健康的。

医生:孩子对什么食物或药物过敏吗?

患儿家长:暂时没有发现过敏情况。

医生:孩子的预防接种情况怎么样?

患儿家长:一直按计划免疫进行,接种后也没有不良反应。

医生:孩子出生在什么地方? 到过哪些地方长久居住?

患儿家长:出生在济南,也一直在济南居住。

医生:你和孩子妈妈身体如何?

患儿家长:还好,都挺健康。

医生:××是你的第几个孩子呢?

患儿家长:第一个,啥也不太熟悉,以为小孩子跟大人一样,用点对症的药,病就会好。

医生:好,以后要注意了,这样专业的事情,还是交给医生来做。然后孩子的生产方式及出生时的体重状况怎么样呢?

患儿家长:足月生产,是剖宫产,出生时体重 3.5 kg,出生情况挺好的。

医生:孩子是如何喂养的,母乳喂养、混合喂养还是人工喂养?

患儿家长:混合喂养的。

医生:孩子几个月时添加的辅食?

患儿家长:大概 6 个月吧。

医生:孩子生长发育跟同龄孩子相比怎么样?

患儿家长:差不多,体检的时候说没有问题。

医生:来,咱让孩子伸出舌头,我尽量看一下鼻子、嗓子和舌苔。

患儿家长:好的。(鼻腔通畅,无分泌物,咽略充血,舌红,苔黄腻)

医生:我再看看孩子的手。

患儿家长:好的。(指纹紫滞,见于风关)

医生:把孩子的外套脱一下,请让我听一下孩子的肺部呼吸音及心率。

患儿家长:好的。(双肺呼吸音粗,未闻及干、湿啰音;心率 120 次/分)

医生:我认为你这次带孩子来看病,主要是因为孩子昨日出现发热,测体温 37.8 ℃,大便水样,色黄,大便一日 4 次,量多。今日仍发热,体温 38 ℃,大便次数增加,色黄,水样,气味臭秽,量多,一日 10 余次,伴呕吐 1 次,小便短黄,吃饭不好,睡眠也不好。你看是这样吗?

患儿家长:是的,主要是这个发热和这个大便,很让人着急呀。

医生:行,我知道了,有关你孩子的健康还有没有别的问题？我们遗漏了什么吗？

患儿家长:我认为没有遗漏的问题了。

医生:我们已谈了许多有关你孩子的情况,你还有什么问题吗？

患儿家长:你认为我孩子的大便情况该怎么办呢？还应该做哪些检查呀？

医生:我们会进行体格检查以及有关的各项检查,然后进一步向你说明诊治问题,放心。

患儿家长:行,太谢谢医生了,麻烦了！

**相关问题:**

1.患儿的发热与哪些因素有关？

2.如何跟患儿家长解释病情,实现良好的沟通？

3.如何为患儿提供整体照顾,从而缓解病情和降低复发率？

**应掌握的相关知识:**

1.以问题为导向的系统思维,以证据为基础的辨治思维。

2.以人为中心的整体照顾。

3.婴幼儿的健康管理方法。

4.医患沟通技巧。接诊儿科患者,要善于利用沟通技巧与患儿的家属进行沟通,注意患儿的紧张情绪、家属的焦虑情绪,从共情角度出发,注重情感交流。

（李惠）

# 案例八　消渴

**案例涉及章节:**第三章“以家庭为单位的健康照顾”的第二节“家庭生活周期及其健康问题”。

**案例教学内容:**以家庭为单位的健康照顾。

**适用的教学对象:**中医学、中西医结合医学专业本科生。

**案例适用范围:**课上问诊并讨论。

**教学背景知识:**全科医学的诊疗思维。

案例正文：

## 一、案例简介

### 1.一般情况

患者李某,46 岁,女性,济南交通银行部门经理。

体温 36.1 ℃,脉搏 67 次/分,呼吸 13 次/分,血压 120/80 mmHg,身高 165 cm,体重 52 kg。

### 2.现病史

患者 1 个多月前,无明显诱因出现疲劳感,时常乏力,自觉双腿无力,多食易饥,饮水多,24 小时饮水 4 L,多尿,夜尿 4 次,小便异味,一个月内体重减轻了 3 kg。3 日前就诊于当地社区医院,测空腹血糖 12 mmol/L。甲状腺功能正常。口服"盐酸二甲双胍片""阿卡波糖片"治疗,未见明显好转,遂至中医院就诊。入院症见:多食易饥,口渴引饮,形体消瘦,倦怠、四肢乏力,气短,易汗出,眠欠安,多梦易醒,小便量多,有甜味,大便略溏。舌质红,苔白而干,脉细数。

### 3.既往史

患者平素身体健康,否认肝炎、结核病史。无药物过敏史。无冠心病、高血压等疾病史。

### 4.个人史

患者出生于济南市,久居本地。无烟酒嗜好。工作压力大,生活作息不规律,较少运动。平素喜食米面等糖类食物。

### 5.婚姻史

适龄婚育,配偶 48 岁,患有高血压。育有一女,18 岁,有过敏性哮喘史。

### 6.月经史

月经初潮 14 岁,末次月经 2022 年 2 月 20 日,平素月经周期 25～30 天,经期 3～5 天,经量不多,色可,无血块,无腹痛。白带无异常。

### 7.家族史

父亲 78 岁,糖尿病病史 20 年。母亲 75 岁,高血压病史 15 年。

### 8.体格检查

患者发育正常,营养一般,神志清晰。双侧瞳孔等大等圆,直径约 2 mm,对光反射灵敏,巩膜无黄染。口唇及甲床无发绀,无颈静脉怒张。胸廓对称,无畸形,双肺呼吸音清,未闻及干、湿啰音。心前区无隆起,也未触及震颤。叩诊心浊音界不大,听诊心率 67 次/分,律齐。各瓣膜听诊区均未听到杂音及心包摩擦音。腹部稍膨隆,柔软,全腹无压痛及肌紧张,肝脾不大。四肢活动自如,双下肢无水肿。无胫前色素沉着斑,双侧足背动脉搏动正常。无足部溃疡。神经系统查体:生理反射存在,病理反射未引出。

## 二、剧本

医生:你好,我是主治医师××。请问你的姓名?

患者:医生,你好。我叫××。

医生:请问你多少岁?

患者:46 岁。

医生:好的。现在我想了解一下你的病情,请你告诉我,你感觉哪儿不舒服?

患者:我感觉自己吃得很多,特别容易饿,喝水也很多,小便也很多。

医生:你这些症状是从什么时候开始的?

患者:从 1 个多月前开始的。

医生:你可以具体说说这 1 个多月身体都有什么明显的变化吗?

患者:刚开始就觉得没劲儿,疲惫,然后就是一直饿,吃饭很多,喝水也多,后来发现小便有点甜味。

医生:那么你告诉我,你每天能喝多少水呢,是觉得口渴吗?

患者:每天喝 3 水壶,大概能有 4 L 吧,口渴啊,一直渴,喝多少水都没用。

医生:你吃饭这么多,体重有什么变化吗?

患者:体重减轻了,一个月来瘦了 3 kg,吃那么多怎么还瘦了呢?

医生:你感觉除了乏力,还有什么其他地方不舒服吗,头、胸、四肢有什么不舒服吗?

患者:就感觉累,还气短,全身都没有力气,尤其是腿,都快抬不起来了。

医生:你最近生活习惯有什么变化吗,或者有工作压力大、劳累等情况吗?

患者:生活习惯没怎么变,本来我就不爱动,最近工作特别累,就更不爱动了。

医生:有去医院看过吗? 做过检查吗? 比如查血糖、甲状腺功能等。

患者:查了查了,我到家附近的医院查了血糖和甲状腺功能,大夫说我血糖

高,空腹血糖为 12 mmol/L,甲状腺功能正常,这是当时的化验单。(拿出来给医生看)

医生:当时怎么治疗的?效果怎么样?

患者:查完之后就开了药,让我长期服用,有阿卡波糖片、盐酸二甲双胍片。医生你说那个医院就测了个血糖,怎么就让我吃这么多药,还一直吃,我这吃了也没觉得好转啊?

医生:你先别着急,请告诉我,你还有其他不舒服的感觉吗?

患者:别的没什么了,就是最近心情一直不好,怎么都生病啊!

医生:家里还有人生病吗?

患者:有啊,我丈夫刚查出来高血压,女儿还有过敏性哮喘。

医生:你别太担心了,咱有病就治,治病总有一个过程。我们医院对高血压、哮喘都有比较系统的治疗方法,平时要注意规范服用药物,改变生活方式,相信我们可以控制得很好的。

患者:好的,谢谢大夫。

医生:这个病对你的日常生活有什么影响吗?

患者:有一些影响,我什么都不想做,就是乏力。

医生:你平时怕冷或者怕热吗?容易出汗吗?

患者:没觉得明显的怕冷或者怕热,出汗多,白天出,晚上也出。

医生:你饮食怎么样啊,有什么特别喜欢吃的吗?除了口渴,有口苦吗?

患者:我打小就喜欢吃大米,吃面条。最近就是吃得多啊,吃完就饿,没觉得口苦。

医生:你的大小便情况如何?

患者:小便多,晚上能有 4 次呢,还有甜味,大便有点稀。

医生:你睡觉怎么样啊?

患者:睡不着啊医生,每天躺下 1 个多小时都睡不着,睡着了就做梦,天天做梦,然后一有动静就醒了。

医生:好的。因为这是我们第一次会面,我想了解你过去的健康情况。

患者:好的。

医生:你过去的健康情况总体来说怎么样?

患者:身体一直挺好。

医生:你曾经住过院或做过什么手术吗?

患者:没有。

医生:得过什么传染病吗?

患者:没有。

医生:你对什么东西过敏吗?

患者:没有。

医生:你正在服用什么药吗?

患者:只有之前说的降糖药。

医生:你出生在什么地方? 到过哪些地方长久居住?

患者:一直在济南市居住。

医生:你有什么特殊嗜好吗? 比如烟酒方面。

患者:没有。

医生:什么时候结的婚?

患者:26 岁结的婚。

医生:有几个孩子?

患者:有一个女儿。

医生:女儿多大了,除了过敏性哮喘,身体健康状况怎么样啊?

患者:上高中了,其他的没什么,平时身体也挺好的。

医生:你丈夫除了高血压还有别的疾病吗?

患者:没有了,就这就够发愁的了。

医生:你第一次来月经是什么时候? 平时规律吗?

患者:第一次是 14 岁,一直挺规律的,差不多 4 个星期一次。

医生:量怎么样? 有腹痛或者什么不舒服吗? 最近一次是什么时候?

患者:量不是很多,3～5 天吧,没有腹痛,上次是 2 月 20 号来的。

医生:白带正常吗,有没有异味?

患者:没有,挺正常的。

医生:你的父母还健在吗?

患者:是的。

医生:家里人得过什么疾病? 例如心脏病、高血压、肝脏疾病、结核、糖尿病等。

患者:我父亲就有糖尿病,都 20 年了,母亲高血压 15 年,这会不会是遗传啊?

医生:有遗传因素发病概率更大,但不一定会发病,可能有一些影响。麻烦你伸出舌头我看一下。

患者:好的。(舌质红,苔白而干)

医生:请让我试一下你的脉象。

患者:好的。(脉细数)

医生:我认为你这次来看病,主要是自1个多月之前开始,食量多,易饥饿,饮水多,小便多,伴有体重减轻,查空腹血糖高于正常,甲状腺功能正常。现在仍有易饥多食,口渴多饮,形体消瘦,四肢乏力,易疲劳,气短,易汗出,多梦易醒,小便多,有甜味,大便略稀。你看是这样吗?

患者:是的。

医生:有关你的健康还有没有别的问题? 我们遗漏了什么吗?

患者:我认为没有遗漏任何问题。

医生:我们已谈了许多有关你的情况,你还有什么问题吗?

患者:之前社区医院给我开的药是不是没有用? 我的病是不是以后都好不了了? 我听说糖尿病还会造成心脏病、脑梗死,还有好多后遗症呢,我可怎么办啊,医生?

医生:你先别着急,没有那么可怕。针对血糖高,社区医生给你开的药没有问题。你说的那些病,都是长期糖尿病得不到控制,最终可能会造成的并发症,并不是有糖尿病就会得的。我想我们应该进行体格检查以及其他有关的各项检查,明确诊断后,再进一步制订更详细的诊疗计划,行吗?

患者:可以,太感谢了。

**相关问题:**

1.患者的糖尿病与哪些因素有关?

2.如何跟患者解释病情,实现良好的沟通?

3.该患者处于哪个家庭周期,家庭有哪些压力事件以及面临哪些家庭危机?

**应掌握的相关知识:**

1.以问题为导向的系统思维,以证据为基础的辨治思维。

2.以家庭为单位的健康照顾。

3.家庭生活周期的特点,对家庭压力事件进行评估。

4.医患沟通技巧。与情绪焦虑的患者沟通时,运用开放式的引导,注重情感交流。

(吕智敏)

# 案例九　心律失常

**案例涉及章节**:第五章"以预防为导向的卫生服务"的第三节"常见慢性病的中医药防治"。

**案例教学内容**:心律失常的问诊要点。

**适用的教学对象**:中医学、中西医结合医学专业本科生。

**案例适用范围**:课上问诊并讨论。

**教学背景知识**:心律失常的中西医认识。

**案例正文**:

## 一、案例简介

### 1.一般情况

患者王某,17 岁,男性,高中生。

体温 36.6 ℃,脉搏 72 次/分,呼吸 16 次/分,血压 128/80 mmHg。

### 2.现病史

患者心慌发作 1 周。患者 1 周前无明显诱因出现心慌,伴乏力感,每日不定时发作,一日 3～4 次。现症见:心慌伴有乏力,无胸闷、憋气,无头晕、头痛,无腹痛、腹泻。饮食量少,睡眠可,大小便正常。舌淡红,苔白,脉弦。

### 3.既往史

患者既往体健,无高血压、糖尿病等慢性病史,否认结核、肝炎病史,预防接种随当地。

### 4.个人史

患者出生于济南市,否认吸烟、饮酒史,咖啡每日 1～2 杯,无外地长期居住史。

### 5.婚育史

未婚未育。

### 6.家族史

父亲 43 岁,母亲 44 岁,均体健。否认家族遗传病史。

### 7.体格检查

患者发育正常,营养良好,表情自如,神志清晰。口唇及甲床无发绀,无颈静脉怒张。胸廓对称,无畸形,双肺呼吸音清。心前区无隆起,心尖冲动位于左侧第 5 肋间锁骨中线稍内侧 0.5 cm 处。心前区未触及震颤。叩诊心浊音界不大,听诊心率 72 次/分,律不齐。各瓣膜听诊区均未闻及杂音及心包摩擦音。腹部稍膨隆,柔软,全腹无压痛及肌紧张,肝脾不大。四肢活动自如,双下肢无水肿。

## 二、剧本

医生:你好,我是你的主治医师××。请问你的姓名?

患者:你好,我是××。

医生:请问你多少岁?

患者:我 17 岁。

医生:现在我想了解一下你的病情。请你告诉我,今天来,你感觉哪儿不舒服?

患者:我最近感觉心慌。

医生:你第一次感到心慌是什么时候?

患者:从 1 周前开始。

医生:还记得当时是在什么情况下出现的心慌吗?

患者:是在坐着学习的时候出现的。

医生:请告诉我,你心慌时,还有什么不舒服吗?

患者:我感觉浑身没劲。

医生:心慌时感觉胸闷、憋气吗?

患者:没有。

医生:头痛、头晕吗?

患者:没有。

医生:你通常在什么情况下会出现心慌?

患者:每天不一定什么时间出现,上午、下午、晚上都会出现。

医生:一天发作几次?

患者:一天三四次吧。

医生:每次心慌大概持续多久?

患者:有时候 1 分钟,有时候 3～5 分钟,不一定。

医生:心慌出现后你一般都怎么做?

患者:我一般会休息一会儿,如果在家里我就躺一会儿。

医生:出现心慌之前一段时间有过感冒吗?

患者:一个月之前感冒过,吃药了,大概一周就好了。

医生:有腹痛、腹泻吗?

患者:没有。

医生:你的饮食情况怎么样?

患者:最近这一周不太好,没有胃口。以前挺好的。

医生:胃胀吗?

患者:有点胀。

医生:胃疼吗?

患者:不疼。

医生:你的睡眠怎么样?

患者:睡眠质量还可以。但是学习功课很多,睡不够。

医生:你的大小便情况如何?

患者:我认为还可以,没有什么特别的。

医生:你对你的这些症状感到担心吗? 之前到医院看过医生吗?

患者:我确实担心这个病是不是很严重,但是因为学习太忙,一直没有及时到医院检查,今天是向老师请假到这儿看病的。

医生:你的这些症状影响你的学习吗? 对你的日常生活有什么影响吗?

患者:我虽然心慌,但还能应付,基本上能完成平时的功课。但是我担心加重,而且最近总觉得累。我以前还喜欢打篮球,最近不敢活动了。

医生:因为这是我们第一次见面,我想了解你过去的健康情况。

患者:好的。

医生:你过去的健康情况总体来说怎么样?

患者:挺健康的。

医生:你曾经住过院或做过什么手术吗?

患者:没有。

医生:你对什么东西过敏吗?

患者:没有。

医生:你正在服用什么药吗?

患者:没有。

医生:你出生在什么地方? 到过哪些地方长久居住?

患者:我在济南出生、长大,没有到外地长期住过。

医生:你有什么特殊嗜好吗? 比如烟酒方面。

患者:不吸烟、不饮酒,但是我每天会喝1~2杯咖啡提神。

医生:在上学吗?

患者:正在上高二。

医生:你的父母身体怎么样?

患者:都挺好的。

医生:家里人得过什么疾病? 例如心脏病、高血压、癌症、肝脏疾病、结核、糖尿病等。

患者:没有。

医生:你之前患过严重的疾病吗? 比如心脏病、高血压、甲亢、肝炎、结核。

患者:没有。

医生:有过呼吸困难吗? 有过气短或咳嗽吗?

患者:没有。

医生:有反酸、嗳气或腹胀吗?

患者:没有。

医生:大便多久一次? 容易排便吗?

患者:每天都有大便,比较容易排。

医生:麻烦你伸出舌头我看一下。

患者:好的。(舌淡红,苔白)

医生:请让我试一下你的脉象。

患者:好的。(脉弦)

医生:你感觉你的压力大吗?

患者:是的,医生。

医生:你的压力都来自哪些方面?

患者:我现在上高二,学习很紧张,压力也很大,同学们内卷得厉害。我平时住校,晚上有的同学睡得很晚,他们学习的灯光也会影响到我休息。

医生:这些压力的确很大。你觉得你的心慌跟这些压力有关吗?

患者:我说不好,可能有点关系吧。

医生:我认为你这次来看病,主要是因心慌发作已经1周了。你看是这样吗?

患者：是的。

医生：有关你的健康还有没有别的问题？我们遗漏了什么吗？

患者：我认为你没有遗漏什么问题。

医生：我们已谈了许多有关你的情况，你还有什么问题吗？

患者：你认为我得了什么病？我还应该做什么检查？我真的想知道我得了什么病，我有点担心。

医生：你不要担心，你还很年轻，从你的症状来分析，是因为压力大、劳累导致的心律失常。我先给你进行体格检查，然后你需要再做心电图、心脏彩超等检查，根据你的检查结果，我再向你说明你的诊断及治疗问题，行吗？

患者：可以的，太感谢了。

**相关问题：**

1.青少年心律失常的常见病因。

2.心律失常的问诊要点。

3.如何安慰患者并帮助患者打消顾虑。

**应掌握的相关知识：**

1.青少年心律失常的常见病因及影响因素。

2.心律失常的中西医诊疗方案。

3.青少年心律失常的全科医学照顾。

（王晓妍）

# 案例十　十二指肠溃疡

**案例涉及章节：**第五章"以预防为导向的卫生服务"的第三节"常见慢性病的中医药防治"。

**案例教学内容：**十二指肠溃疡的问诊要点。

**适用的教学对象：**中医学、中西医结合医学专业本科生。

**案例适用范围：**课上学习并讨论。

**教学背景知识：**十二指肠溃疡的中西医认识。

案例正文：

## 一、案例简介

1.一般情况

患者刘某某,38 岁,男性,银行职员。

体温 36.6 ℃,脉搏 78 次/分,呼吸 18 次/分,血压 120/85 mmHg。

2.现病史

患者间断性上腹痛 4 年,加重 3 个月。患者 4 年前饮食不当后出现上腹胀痛,伴恶心、嗳气,无呕吐,自服药物后好转,此后常于入冬时出现上腹胀痛,伴有反酸、胃灼热,空腹加重,餐后减轻,食欲可,进食减少,曾出现便血。发作期间体重略有下降(减重 2~3 kg),症状缓解后体重可恢复。3 个月前劳累后再次出现上述症状,疼痛持续发作。现症见:上腹胀痛,伴有反酸、胃灼热,空腹加重,餐后减轻,食欲可,进食减少,二便正常。舌质红,苔薄黄,脉滑。

3.既往史

患者既往患过甲型肝炎,曾行阑尾炎手术。吸烟史 5 年。对磺胺类药物过敏。

4.个人史

患者出生在江苏,大学毕业后就一直生活在济南。

5.婚育史

适龄婚育,育有一子一女,配偶及子女均体健。

6.家族史

患者父亲有胃癌病史,经手术治愈;母亲患有糖尿病。

7.体格检查

患者体形瘦高,发育正常,营养良好,无贫血貌,神志清晰,精神良好。头颅大小形态正常。皮肤黏膜无黄染及出血点,浅表淋巴结不大。胸廓对称,无畸形,双肺呼吸音清。心前区无隆起,也未触及震颤。叩诊心浊音界不大,听诊心率 78 次/分,律齐。各瓣膜听诊区均未听到杂音及心包摩擦音。腹部平坦、柔软,剑突下压痛(+),无反跳痛,肝脾肋下未及,墨菲氏征阴性,肠鸣音 4 次/分。四肢活动自如,双下肢无水肿。神经系统查体:生理反射存在,病理反射未引出。

血常规:血红蛋白(Hb) 135 g/L,白细胞(WBC) $7.2 \times 10^9$/L,血小板 $200 \times 10^9$/L,

中性粒细胞 65％,淋巴细胞 35％。腹部 B 超:肝、胆、脾、胰、肾未见异常。血生化检测无异常。乙肝五项:乙肝表面抗体(＋)。大便潜血试验(＋)。

## 二、剧本

医生:你好,我是消化内科的医生。请问你的姓名?

患者:我叫×××。

医生:你哪儿不舒服?

患者:这次来主要是因为心口有点疼痛,有一段时间了,来看看到底是什么问题。

医生:请指给我看看具体是哪儿疼。

患者:这里疼。(手指剑突附近)

医生:这种情况有多久了?

患者:大约有 4 年了,反反复复,时好时坏,每年入冬的时候都会比较重,最近 3 个月一直疼。

医生:4 年前是因为什么原因发病的?

患者:那次是因为和朋友一起吃饭,吃得太多、太杂,还喝了很多酒,之后心口就特别难受,后来我自己吃了一些胃药就好了。

医生:你回忆一下什么情况可能会引发你的心口疼?

患者:工作忙时就厉害一些,吃药就好一些,但最近这次吃药也没有以前那么管用了。

医生:你能讲一讲都怎么疼吗? 是一阵阵地疼还是持续疼?

患者:一直疼,有时轻有时重。

医生:这种疼痛你能忍受吗?

患者:能忍受,还感觉有点胀。

医生:你能想起来这次疼痛是什么导致的吗?

患者:这次疼可能是因为我那段时间连续工作很累,没休息好。

医生:你回忆一下哪些因素使你疼痛加重?

患者:饿的时候疼得重,夜间有时会疼醒,还有吃油腻的东西后疼得重。

医生:除了心口疼,你还有什么不舒服吗?

患者:我还经常胃灼热、打嗝、恶心。吐过一次酸水,大概有一茶杯。

医生:多大的茶杯?

患者:大约 100 mL 吧。

医生:你能不能说说你之前都用过什么药物治疗?

患者:4 年前在社区医院看过,医生给开的兰索拉唑肠溶片,那时候每天吃 1 片,后来每天吃 2 片。我还喝过得乐冲剂、胃炎合剂这些药。

医生:你觉得效果怎么样?

患者:刚开始还行,现在没有那么好用了。

医生:哪些方法能使你的心口疼痛减轻呢?

患者:吃点饭或吃点饼干就能好些,所以我兜里总装些饼干。休息得好,工作不紧张就可以缓解。吃的饭软一些,多吃好消化的食物也能好一些。

医生:4 年中除了心口疼痛,还有其他的不舒服吗?

患者:曾经有过两回大便带血。

医生:你怎么知道大便有血?

患者:到医院检查了,一次是一年前,另一次是半年前,在市医院验的大便,大便颜色发黑。

医生:治疗后怎么样?

患者:黑便很快变成了黄便,但是出院后一段时间仍然会心口疼。

医生:你最近大便发黑吗?

患者:没有。

医生:好的,现在麻烦你伸出舌头给我看一下。

患者:好的。(舌质红,苔薄黄)

医生:请让我试下你的脉象。

患者:好的。(脉滑)

医生:你最近做过检查吗? 请把检查结果给我看看。

患者:好的,这是我一周前做的检查。血常规:Hb 135 g/L,WBC $7.2 \times 10^9$/L,血小板 $200 \times 10^9$/L,中性粒细胞 65%,淋巴细胞 35%。腹部 B 超:肝、胆、脾、胰、肾未见异常。血生化检测无异常。乙肝五项:乙肝表面抗体(+)。大便潜血试验(+)。

医生:你以前得过什么病吗?

患者:我 16 岁的时候得过肝炎住院一个月,当时诊断是甲型肝炎。

医生:之后还做过什么检查吗?

患者:化验过血,出院后也查过几次,都正常。没有什么问题,现在就不查了,每年体检肝功能也正常。

医生:当时在哪里住院的?

患者:市人民医院。

医生:除了肝炎,还有其他的什么病吗?

患者:10年前做过阑尾炎手术。

医生:你对某种药物或食物过敏吗?

患者:对磺胺类药物过敏。

医生:什么时候?

患者:是小时候,在上小学的时候,因扁桃体发炎,医生给吃了磺胺类药物。

医生:当时有什么症状? 你怎么知道过敏了?

患者:身上起了很多皮疹,医生说是过敏。

医生:其他的呢,有没有做过预防接种?

患者:打过乙肝疫苗,小时候常规的疫苗都打过。

医生:你有什么特殊的爱好吗? 比如吸烟或者喝酒吗?

患者:喜欢抽烟,现在少了,以前多的时候每天1包,现在正在控制,一般在10支以下。我觉得抽烟与我的心口疼也有关系,我正在考虑戒烟。

医生:那你结婚多久了?

患者:已经10年了。

医生:你妻子身体好吗?

患者:她身体挺好的。

医生:你父母身体怎么样?

患者:我父母都退休在家。父亲10多年前查出胃癌,当时做了手术,这么多年过去了,也没复发,现在身体挺好的。我母亲有糖尿病,身体不太好。

医生:你对你的身体有什么担忧吗?

患者:我父亲得过胃癌,我担心我也会得胃癌,我挺害怕的。

医生:你不要太过担心,要想弄清楚你的病情,我认为你还需要做进一步检查,首先应该考虑做个胃肠镜。

患者:大夫,胃肠镜必须做,是吗? 之前的大夫就建议我做,但是我听说太痛苦了,就一直没有做。

医生:是有点痛苦,但是对大多数人来说是可以忍受的。如果你特别紧张,可以考虑做全麻的。

患者：嗯，好的。我也想做个胃肠镜看看我到底哪里出了问题。大夫，你给我说说我提前需要做什么准备？

医生：你要空腹 6～8 小时。今天我给你开好利多卡因，做胃镜前我们指导你喝下，可以使咽部的敏感性降低，这样的话你在插镜的时候就不会那么难受。在做肠镜之前，你需要用药物清肠，我给你开好了，一会儿你去拿了药回来，我指导你如何服用。

患者：好的，太感谢了。

**相关问题：**

1.诊断消化道疾病常用哪些检查方法？

2.如何收集患者的病史资料？

3.问诊过程中如何将开放式问诊与封闭式问诊有机结合？

**应掌握的相关知识：**

1.胃溃疡与十二指肠溃疡的鉴别。

2.消化性溃疡的病因及影响因素。

3.问诊的技巧。

4.十二指肠溃疡的中西医诊疗方案。

（王晓妍）

# 参考文献

## 一、古籍

[1]（唐）王冰.黄帝内经素问［M］.戴铭,张淑贤,林怡,等点校.南宁:广西科学技术出版社,2016.

## 二、现代著作

[1]陈华栋.课程思政［M］.上海:上海交通大学出版社,2020.

[2]陈志强,杨关林.中西医结合内科学［M］.10 版.北京:中国中医药出版社,2016.

[3]杜震宇.生物学科课程思政教学指南［M］.上海:华东师范大学出版社,2020.

[4]王吉耀.内科学［M］.2 版.北京:人民卫生出版社,2010.

[5]严文庆.大学英语课程思政教学指南［M］.上海:华东师范大学出版社,2021.

[6]张伯礼,吴勉华.中医内科学［M］.4 版.北京:中国中医药出版社,2017.

## 三、论文

[1]安益强.新医科背景下校企协同对医学生创新创业能力培养研究——以徐州医科大学为例［J］.中国中医药现代远程教育,2021,19(14):180-181.

[2]陈喜,谭丽玲,李佳,等.CBL 与 Seminar 整合教学方法在临床医学概论教学中的应用［J］.中国高等医学教育,2021(4):123-124.

[3]陈奕汀,罗中华.疫情防控常态化背景下医学人文精神重塑研究[J].中国医学伦理学,2022,35(10):1124-1130.

[4]崔正贤,马万利.新时代课程思政建设的功能效用、问题症结与着力方向研究[J].中国电化教育,2022(11):82-89.

[5]高金霞,李秀元,孙立新,等."健康中国"视域下以课程为切入点的精准教育模式对全科医学人才培养的效果分析[J].中国医学教育技术,2022,36(3):356-360.

[6]顾丹丹,钮晓音,郭晓奎,等."新医科"内涵建设及实施路径的思考[J].中国高等医学教育,2018(8):17-18.

[7]郭栋,刘更生,张蕾.师承教育融入高等中医全科人才培养的探索[J].中国中医药现代远程教育,2014,12(20):86-87.

[8]郭庆峰,郭劲松,薄红,等.形成性评价在本科临床医学教育中实施现状及提升策略[J].卫生职业教育,2020,38(18):47-50.

[9]胡珊,练伟,周毅,等."新医科"时代医学信息技术课程体系变革与思考[J].医学信息学杂志,2020,41(7):88-91.

[10]胡旭,周慧敏,李昊,等.新形势下中医全科医学人才培养模式的研究与探讨[J].甘肃科技,2021,37(11):39-41.

[11]鞠香丽,裴冬梅.全科医学课程思政的建设途径探索[J].全科医学临床与教育,2022,20(10):865-867.

[12]李俊杰,李霄,赵威,等.CBL联合PBL教学模式在普通外科教学中的应用[J].基础医学教育,2013,15(4):410-413.

[13]李玲,唐慧,刘欢,等.医学免疫学实验课程内容改革的探索与实践[J].农垦医学,2017,39(2):180-182.

[14]李培育,赵广阳.PBL-CBL联合MDT教学模式在神经内科教学中的应用[J].黑龙江医药科学,2019,42(1):49-50.

[15]李忠玉,向宇燕,刘彦,等.地方高校应用型全科医学人才培养模式的探索与实践[J].中国继续医学教育,2021,13(30):195-198.

[16]梁晶晶.中医药文化自信的本质内涵与提升路径[J].中国医学伦理学,2022,35(9):1023-1027.

[17]林雅,王维,赵利,等."共融-共学-共情"药理学课程教学模式的探索和实践[J].中医教育,2022,41(5):51-55.

[18]刘洪帅,王华生.医学课程思政的建构原则探讨[J].产业与科技论坛,2022,21(17):233-234.

[19]刘辉,朱汉祎,佟矿.医学院校课程思政教学改革探索与实践[J].高教学刊,2022,8(26):126-129+133.

[20]刘文忠,谢勇,陆红,等.第五次全国幽门螺杆菌感染处理共识报告[J].中华消化杂志,2017,37(6):364-378.

[21]马树同.乡土文化融入大学生家国情怀培育的逻辑、困境与路径[J].金华职业技术学院学报,2022,22(4):55-61.

[22]孟凡荣,杨馨妍,苗秋实,等.医学生学业成绩多元化评价体系的研究与探索[J].中国高等医学教育,2022(8):20-22.

[23]钮晓音,郭晓奎."新医科"背景下的医学教育改革与人才培养[J].中国高等医学教育,2021(5):1-2.

[24]彭树涛.加快建设"新医科"着力培养卓越医学创新人才[J].中国高等教育,2020(9):35-37.

[25]齐晓岚,张婷,洪伟,等.精准医学背景下医学院校医学分子生物学教学改革浅析[J].黔南民族医专学报,2022,35(2):147-148.

[26]邵丽军,李猛,李恒,等.新医科背景下医学检验技术课程整合体系构建[J].卫生职业教育,2021,39(10):40-41.

[27]沈瑞林,王运来."新医科"建设逻辑、问题与行动路径研究[J].医学与哲学,2020,41(12):69-73.

[28]舒兴盛,陈思,高毅,等.CBL、Seminar 与 LBL 三轨立体模式在生理学教学的应用[J].基础医学教育,2021,23(4):219-222.

[29]覃思,徐俊芳,郭孝鹏,等.医学统计学教学中"数据素养-统计思维-分析方法"三段式教学方法的应用与实践[J].卫生职业教育,2022,40(1):41-43.

[30]陶光均,蒋逸璠,潘治劝,等.新医科背景下"学赛研创"四进阶式人才培养路径研究[J].中阿科技论坛(中英文),2022(7):167-171.

[31]汪悦.开设全科中医学专业培养高层次中医全科人才[J].中医教育,2002(6):30-31.

[32]王伟.将制度自信贯穿于思政理论课教学体系始终[J].高教学刊,2022,8(25):180-184.

[33]韦焘,张璐平,黄芩,等.循证医学课程中证据分类的教学内容改革探

索[J].高教学刊,2021,7(35):112-115+119.

[34]徐慧明,李莉,曹文群.中医全科对推动全科医学发展的思考[J].上海医药,2014,35(6):19-21.

[35]续岩,王维民,王宪.全科医学课程体系建设的探索与实践[J].中华医学教育杂志,2012(3):321-323.

[36]薛琦,谭萍芬,蔡少华.全科医学课程体系的探索及建设[J].江西中医药大学学报,2018,30(1):107-110.

[37]闫景瑞,张纬,胡莹莹,等.基础医学拔尖创新人才培养实验教学体系的构建与实施[J].大学教育,2022(5):200-203.

[38]杨澄,罗梅梅,王芳,等.基于学习科学的教学方法在中医全科医学教学中的应用[J].卫生职业教育,2020,38(17):37-39.

[39]杨琰,王优,迟宏罡.多元化评价方案在临床医学线上教学的探索与实践[J].中国多媒体与网络教学学报(上旬刊),2020(9):35-36+39.

[40]姚刚,陈青华,王永生,等.团队精神在课程思政教学中的实践研究[J].教育教学论坛,2022(4):13-16.

[41]依秋霞.基于PBL的对分课堂与SP相结合模式在中医诊断学教学中的应用[J].中国中医药现代远程教育,2022,20(6):42-44.

[42]喻罡,肖嘉莹,黄忠朝,等.医工融合创新人才课程体系建设——以医学图像处理为例[J].中国医学教育技术,2020,34(4):422-424.

[43]曾嘉霖,陈旻,苏萍,等."新医科"背景下互动式临床教学模式的探索[J].中国高等医学教育,2021(8):103-104.

[44]张春艳,伦志强,吕艳欣,等.以科研素质培养为目标的医学细胞生物学实验教学改革[J].医学信息,2022,35(4):17-19.

[45]张贵锋,李力强,祝晓忠,等.基层中医全科医学人才培养模式改革探索与实践[J].卫生职业教育,2019,37(19):25-28.

[46]张坤,高小惠,闫宏宇,等.医学院校建立教学视频资源库的思考和建议[J].医学信息学杂志,2021,42(9):90-93.

[47]张丽雯,阮梅花,刘加兰,等.糖尿病领域研发态势分析[J].遗传,2022,44(10):824-839.

[48]张文风,孙宏志,周丹,等.新医科背景下"新师承"人才培养路径初探[J].时珍国医国药,2020,31(9):2240-2242.

[49]张玉莲,邓玮.全科医学课程思政的探索与实践[J].卫生职业教育,2022,40(21):34-36.

[50]赵拥军,唐军,冯学斌.21世纪临床医学专业全科医学方向本科教育中课程体系的建设与实践[J].中外医疗,2010,29(3):124-125.

[51]郑晓丹,罗小安,赖颖真,等."新医科"背景下OBE＋BOPPPS教学模式在口腔正畸学教学中的应用与探索[J].中国医学教育技术,2022,36(3):351-355.